Nina Winkler

Women'sHealth

BETTER BODY WORKOUT

30–20–10: Mit der Power-Formel direkt zur Wunschfigur

Mit Spaß effektiv trainieren

Smart ernähren

Richtig Pause machen

pietsch

Covermotiv: Shutterstock/Rapeepat Pornsipak

Alle Abbildungen von Leon Tröster,
außer:

Getty Images: 16: Pekic; 23: svetikd; 26: Delmaine Donson

Shutterstock: 6/7: Margo Basarab; 8, 25 (o.): Aldona Griskeviciene; 9: Khosro; 10/11: Tress Toons; 15: Alushka; 18; 25 (u.): Blamb; 27: DmitryStock; 28/29: Admiral; 30: astarot; 31: StockFamily

Tanita: 19

Darstellerin der Übungen: Dorothee Günther

ISBN 978-3-613-50954-2

Postfach 103743, 70032 Stuttgart

Ein Unternehmen der
Paul Pietsch Verlage GmbH & Co. KG

1. Auflage 2023

Sie finden uns im Internet unter
www.pietsch-verlag.de

Lektorat: Niko Schmidt
Einbandgestaltung: Kornelia Erlewein
Layout und Satz: Sabine Ufer
Printed by GPS in Bosnia-Herzegovina

INHALT

EINLEITUNG

Power pur: Mit dieser geballten Sammlung an Kraftübungen kannst du dein Workout mit rund 180 Übungen gestalten oder erweitern. Das Prinzip dahinter ist einfach: Du kombinierst 30 Minuten Cardiotraining, 20 Minuten Kräftigung und 10 Minuten Stretching in einem einzigen cleveren Workout. So schnell hast du noch nie trainiert! Das Beste daran: Alle Übungen kannst du auch zu Hause im Home-Gym absolvieren, denn ein erfolgreiches Trainingsprogramm kommt auch ohne Geräte aus. Der Fokus dieses Ratgebers liegt auf Bodyweight-Übungen, also Bewegungen, die mit dem eigenen Körpergewicht ausgeführt werden können. Dazu gibt es ergänzende Übungen mit klassischen Trainingsgeräten wie Kurzhanteln und die gute alte Langhantel. Diese Tools sind empfehlenswert als Ergänzung zu deinem »Workout ohne alles« und werden dir helfen, noch bessere Ergebnisse zu erzielen. Ergänzt wird das Übungsportfolio durch Übungen mit einem Widerstandsband und der Kettlebell. Die besten Bodyweight-Übungen wie zum Beispiel Klimmzüge, erfordern auch, dass du Zugang zu einer Klimmzugvorrichtung hast: Es gibt jedoch meistens Alternativen, die komplett ohne Geräte auskommen. Ob du dein Workout zu Hause oder im Studio durchführen möchtest, hier findest du die Grundlagen dazu. Für alle Übungen dieses Buches gilt:

- Du findest Übungen für alle Körperpartien und Muskeln.
- Vor allem Sportskanonen werden viel Freude mit diesem Buch haben: Es gibt zahlreiche Varianten von Klassikern und kleine Abwandlungen, die auch eine angestaubte Fitness-Routine auf ein ganz anderes Level heben können.
- Alle Übungen haben einen funktionellen, sozusagen natürlich anmutenden Effekt: Sie kommen ohne absichernde, führende Vorrichtungen wie beim Training am Fitnessgerät aus, ohne Metallschienen, Ketten oder Blöcke. Die Bewegungen werden komplett frei ausgeführt, und jeder Kraftaufwand und jegliche Stabilisation, die du dafür benötigst, kommt aus der Power deines eigenen Körpers.
- Dein Trainingsziel steht im Vordergrund: Ob du abnehmen möchtest, eine allgemeine Athletik ausbilden willst oder gezielt Muskulatur für eine bestimmte Sportart entwickeln möchtest, von Kraftausdauer bis Maximalkraft kannst du mit diesem Übungsportfolio alles erreichen.

Das Prinzip 30–20–10 im Überblick

Die Zahlen des Trainingskonzepts stehen für Minuten: Sie werden den Trainingsformen Cardio, Muskeltraining und Stretching zugeordnet. Zuerst kurbelst du deinen Stoffwechsel an. Dann ermüdest du deine Muskulatur. Zum Schluss sorgst du für die Gesundheit der Muskeln, Bänder, Sehnen und Gelenke, indem du dich intensiv dehnst. Dieses System ist die Grundlage von 30–20–10: Die »30« steht für 30 Minuten, in denen du dich auspowerst und deinen Stoffwechsel im maximal aeroben und auch im ananeroben Bereich forderst. Das garantiert einen maximalen Energieverbrauch und sorgt dafür, dass dein Metabolismus auch noch lange nach dem Workout auf Hochtouren läuft. Anschließend forderst du deine Muskeln bis an ihre Grenzen: 20 Minuten definieren die »20« in deinem Trainingsprinzip. Jetzt hast du die Gelegenheit, die letzten Reserven aus der Muskulatur herauszuholen, die vom Cardio-Training schon ordentlich gepusht wurde.
Die »10« im Trainingsprinzip steht für 10 Minuten Dehnung im Yogastil. Jetzt ziehst du die beanspruchten Muskeln wieder in ihre ursprüngliche Form, verbesserst deine Beweglichkeit und sorgst dafür, dass Stoffwechsel-Nebenprodukte besser abgebaut werden können und sich dein Muskelkater in Grenzen hält. Wichtig: Das Programm funktioniert am besten, wenn du es morgens absolvierst und deine Ernährung optimierst. Mehr Infos dazu findest du im Trainingskapitel.

Wie ist *Better Body* aufgebaut?

Im ersten Kapitel lernst du die Grundlagen eines effektiven Trainings nach dem Prinzip 30–20–10 kennen. Im Fokus stehen grundlegendes Wissen der Anatomie, die theoretischen Basics der Trainingslehre und die praktische Umsetzung, die Trainingsgestaltung:

- In den anatomischen Grundlagen erfährst du, wie deine Muskeln funktionieren, wie sie zusammenarbeiten, wo sie liegen, wie sie heißen und welche Rolle das verbindende Fasziengewebe dabei spielt.
- Damit kannst du dein Training strukturieren und planen: Es wird deutlich, was du benötigst, um erfolgreich zu trainieren und wie du Trainingspläne und Workouts optimal gestaltest.
- Die praktische Durchführung einer Trainingseinheit mit ihren verschiedenen Elementen (Warm-up, Hauptteil und Cool-down) wird ausführlich erklärt.
- Es wird beschrieben, warum Warm-up, Stretching und Faszientraining nicht nur schmückendes Beiwerk sind, sondern einen hohen Stellenwert in deinem Training einnehmen sollten.

In Kapitel zwei geht es dann zur Sache. Du findest rund 180 Übungen, die meisten davon sind bebildert. Das Herzstück des Buches bildet eine 4-seitige Tabelle, die alle Übungen zusammenfasst und dir einen großartigen Überblick über die *Better-Body*-Welt liefert. Das ist besser als ein Übungsverzeichnis, denn du kannst hier auch ablesen, welche Körperbereiche du mit welcher Übung trainierst, welchen Funktionskreisen die Übung zuzuordnen ist und welchen Schwerpunkt sie bearbeitet. Natürlich erkennst du auch, ob es sich um eine Übung handelt, die für Cardio-Training oder Muskelkräftigung geeignet ist – oder ob es sich um eine Dehnübung handelt. So kannst du schnell und effektiv deinen eigenen Workout-Plan zusammenstellen und musst nicht lange überlegen. Unser Tipp: Lege dir die Übungen bereits am Vorabend deines Trainings zurecht, dann hast du morgens mehr Zeit, um deinen Kaffee zu genießen!

Krafttraining: Lauter Pluspunkte

Du wirst stärker, klar. Aber Krafttraining formt nicht nur einen athletischen Körper, der ziemlich attraktiv aussieht. Es hat noch viele andere Vorteile:

→ **Knochendichte:** Krafttraining ist das beste Vorsorgetraining gegen Osteoporose, denn es sorgt für starke, stabile Knochen, beugt Knochenschwund und Bruchgefahr nachgewiesenermaßen vor.

→ **Schutzkorsett:** Trainierte Muskeln schützen dein Skelett und deine inneren Organe wie ein Panzer unter der Haut.

→ **Fatburner:** Die neuen Muskelzellen brauchen Energie, wirken wie ein Beschleuniger für deinen Stoffwechsel. Ein erhöhter Kalorienverbrauch macht es dir leichter, dein Gewicht zu halten – und du hast im Alltag deutlich mehr Power.

→ **Herzensangelegenheit:** Du trainierst auch dein Herz, das Risiko für Herzinfarkt und Schlaganfall sinken. Deine Lungenfunktion verbessert sich, du kannst tiefer atmen und mehr Sauerstoff ins Blut pumpen.

→ **Nervensache:** Durch das Training wird die Reizweiterleitung verbessert, dein Gehirn wird stimuliert und die Wahrnehmungsfähigkeit verbessert.

→ **Relax, Baby!** Das Training lehrt deinen Körper, mit Stresssituationen besser umzugehen und erhöht deine Widerstandsfähigkeit.

→ **Konzentration pur:** Auch die Konzentrationsfähigkeit wird durch Krafttraining verbessert. Dein Gefäßsystem wird gestärkt, die Blutversorgung verbessert.

→ **Starke Abwehr:** Die kleinen Risse im Muskelgewebe, die durch das Training entstehen, nimmt dein Körper als kleine Entzündungen wahr und bekämpft diese. Ein Dauer-Bootcamp für dein Immunsystem!

→ **Rückenpower:** Durch das Training wird deine Haltung verbessert, deine Core-Spannung aktiviert. Das Ergebnis: Du gehst und stehst aufrechter, Rückenschmerzen werden gelindert oder verschwinden.

→ **Alltagsfit:** Normale Tätigkeiten, beispielsweise das Tragen eines Wasserkastens, Treppen steigen oder Dinge vom Boden aufheben werden dir nicht mehr auffallen, denn durch regelmäßiges Training fällt dir das deutlich leichter.

→ **Tschüss, Wollpulli!** Durch den Aufbau von Muskeln züchtest du deine körpereigenen Heizkörper, die auch feuern, wenn du nicht sportelst: Frieren kann einpacken, mit regelmäßigem Training wird dir so schnell nicht mehr kalt.

KAPITEL 1

ANATOMIE, TRAININGSLEHRE UND TRAININGSGESTALTUNG

Ohne Fleiß kein Preis: Um das eigentliche Training kommst du nicht herum, aber nur mit einem Grundschatz an Wissen um den Körper ist eine effektive Trainingsplanung überhaupt möglich. In diesem Kapitel bekommst du einen Crashkurs in Anatomie. Lerne deine Muskeln mit Namen kennen und erfahre, wie Muskeln arbeiten und welches Zusammenspiel zwischen ihnen nötig ist. Anschließend liest du, was du an Grundkenntnissen über Kraft- und Muskelaufbau wissen musst, damit ein Training sinnvoll ist und du deine persönlichen Ziele effektiv verfolgen kannst. Ob du dein Gewicht reduzieren oder deine Formen verändern möchtest: Du bekommst die optimalen Planungs-tools an die Hand.

Im letzten Part des Kapitels treffen sich beide Wissensgebiete und du bekommst wichtige Infos zur Trainingsplanung und zur Gestaltung deiner 30–20–10-Workouts.

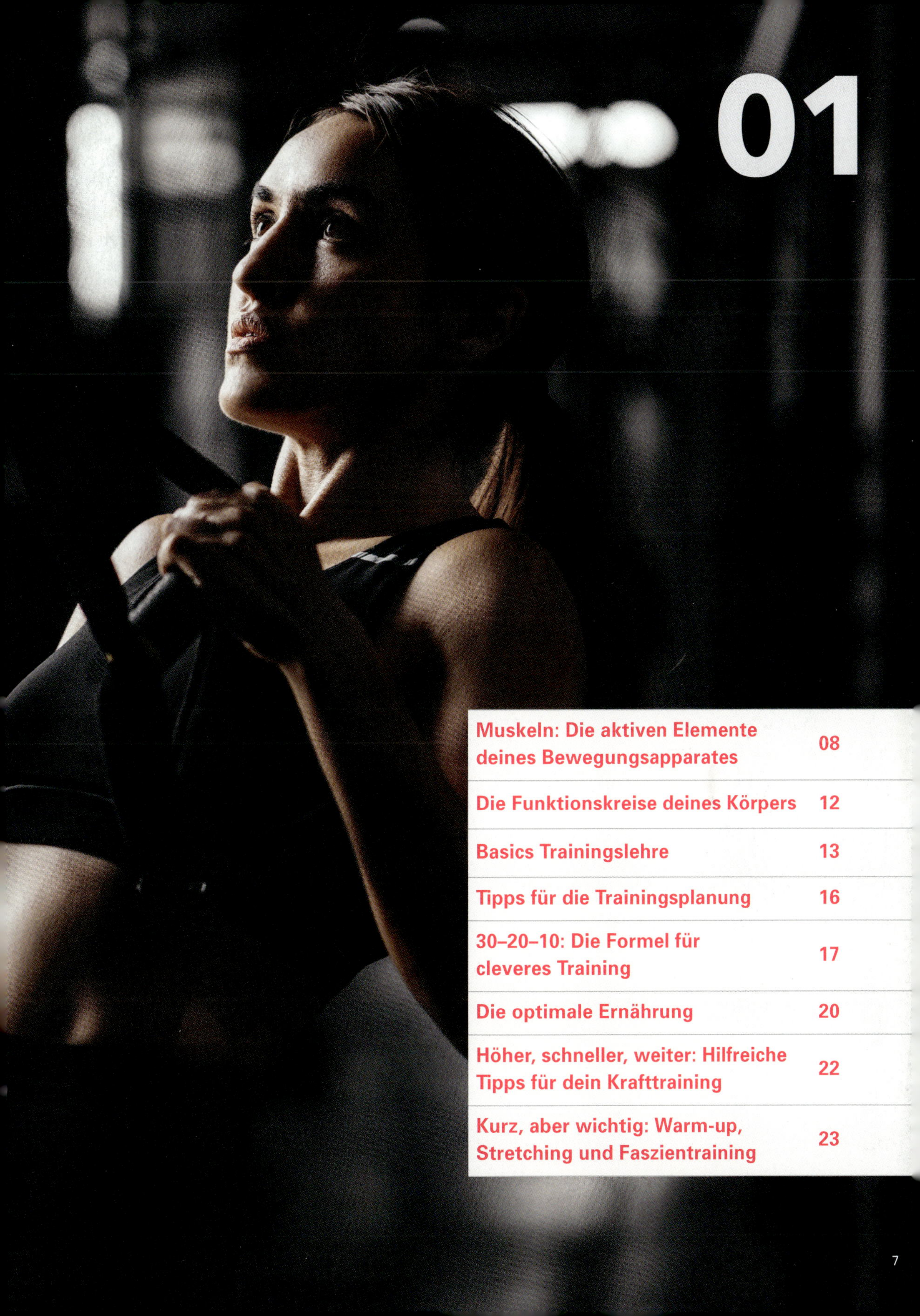

01

Muskeln: Die aktiven Elemente deines Bewegungsapparates

Bühne frei für deine Muskeln: Sie stehen im Vordergrund beim 30–20–10-Workout. Im Gegensatz zu beispielsweise niedrigintensiven Ausdauertraining, bei dem dein Stoffwechsel die Hauptrolle spielt und die Muskulatur zwar auch trainiert wird, aber die Leistungssteigerung des kardiovaskulären Systems, namentlich Herz und Lunge und damit zu einem Großteil die Sauerstoffaufnahmekapazität deines Körpers im Vordergrund steht. Welches der unterschiedlichen Ziele du mit deinem Krafttraining verfolgst, ist erstmal Nebensache. Dein Körper besteht aus über 600 Muskeln; diese alle durchzusprechen, würde den Rahmen dieses Buches sprengen. Daher konzentrieren wir uns im Folgenden auf die wichtigsten Muskeln und die größten Muskelgruppen: Viele Bewegungen des Körpers sind willkürlich steuerbar. Dazu benötigst du die sogenannten Skelettmuskeln, die auf der folgenden Doppelseite abgebildet sind. Um diese Muskeln funktionstüchtig zu erhalten, musst du sie regelmäßig beanspruchen, denn eigentlich will der Körper so wenig Gewicht wie möglich mit sich herumschleppen. Der Grund: Muskelgewebe futtert deine Energiereserven auf und ist somit stoffwechselaktiv, verbrennt also rund um die Uhr Kalorien. Der Körper ist jedoch auf langes Überleben ohne Nahrungszufuhr geeicht und will immer Energie einsparen: Deswegen wirft er überflüssigen Ballast über Bord, sobald Zweifel am Nutzen der jeweiligen Muskelzellen bestehen.
Je älter man wird, desto radikaler geht der Körper dabei vor: Bereits ab 25 bis 30 Jahren fängt der Körper an, Muskelmasse zu reduzieren. Das nennt sich Sarkopenie und kostet rund 1 % Muskelmasse pro Jahr, wenn du nicht gegensteuerst. Deswegen ist es gesund und richtig, früh mit dem Training anzufangen und die Trainingspausen so gut wie möglich zu beschränken. Also schnell ran an die Hanteln!

Muskeln sind Teamplayer

Jeder Muskel kann nur eine Bewegung, auch wenn die Sehnen, die ihn mit dem Skelett verbinden, immer über mindestens ein Gelenk verlaufen. Dein Bizeps beispielsweise beugt den Arm, wenn er sich zusammenzieht: Das war's auch schon! Wenn es da nicht den Trizeps gäbe, der den Arm wieder streckt: Kontrahiert sich dieser, muss sich der Bizeps wieder langziehen lassen. Das Ganze hat System, es nennt sich Spieler-Gegenspieler-Prinzip und findet sich am ganzen Körper. Der Spieler, der aktive Muskel, der die Bewegung verursacht, wird als Agonist bezeichnet. Derjenige, der den Ursprungszustand wieder herstellt, ist der Antagonist. In unserem Beispiel ist der Bizeps also der Agonist, der Trizeps der Antagonist. Darüber hinaus gibt es Muskeln, die Bewegungen anderer

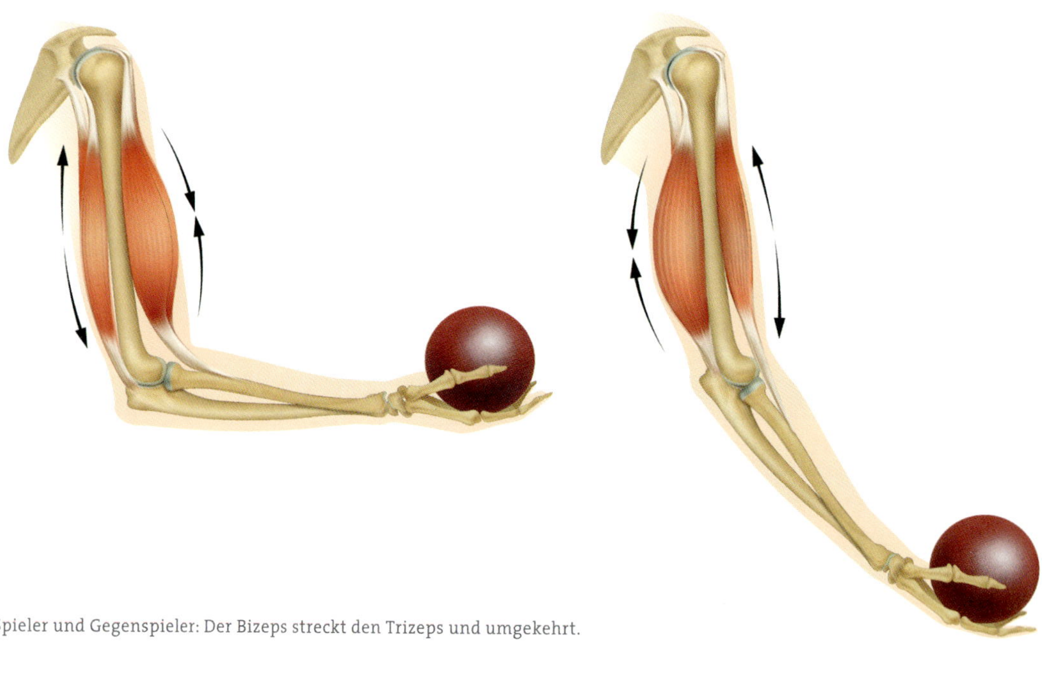

Spieler und Gegenspieler: Der Bizeps streckt den Trizeps und umgekehrt.

Muskeln unterstützen: Diese werden als Synergisten bezeichnet. Sie werden benötigt, um eine ansonsten abrupte Bewegungsausführung geschmeidiger zu machen. Beim Klimmzug im Untergriff übernimmt beispielsweise der Bizeps diese Aufgabe. Oder aber im Alltag, wenn du eine Trinkflasche greifen willst: Führst du sie zum Mund, bremst und feinjustiert der Armstrecker, dein Trizeps, diese Bewegung, damit du dir das Wasser nicht ungebremst über den Frack schüttest.

Das Prinzip von Spieler und Gegenspieler gilt nicht nur für einzelne Muskeln, sondern auch für Muskelgruppen und Muskelketten. Beispielsweise arbeiten die Brustmuskeln im Team drückend nach vorn, während die Rückenmuskulatur gemeinsam ziehend nach hinten arbeitet. Im Endeffekt arbeitet kein Muskel in der Realität komplett allein, löst niemals eine Bewegung solo aus: Das geschulte Zusammenspiel mehrerer Muskeln ist es, das dich in Bewegung bringt. Diese Grundkenntnis kannst du dir beim Training zunutze machen. Möchtest du beispielsweise definierte Schultern haben, ist es immer auch sinnvoll, die Muskulatur der Brust, des oberen Rückens und der Arme zu trainieren.

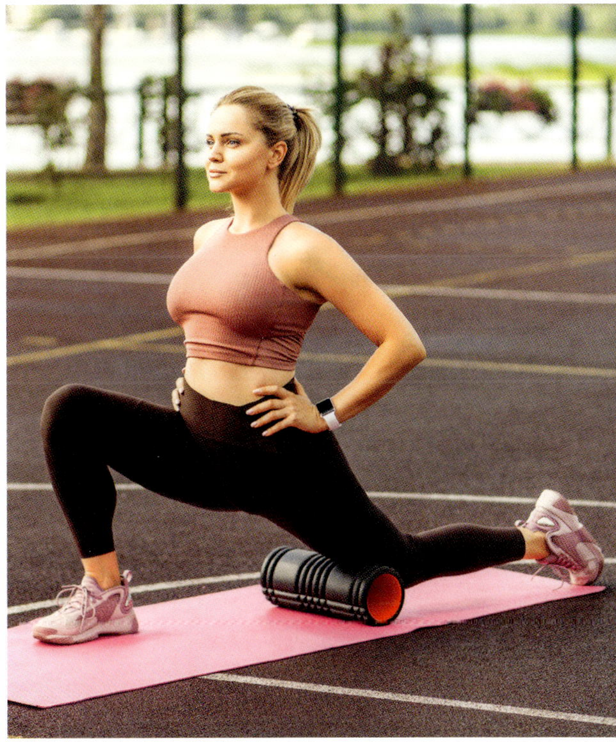

Mit einer guten Faszienrolle kannst du deine Muskeln pflegen.

Faszinierend und verbindend: die Faszien

Sie sind überall. Sie umhüllen die Muskeln, sie betten die Organe weich, sie füllen ungenutzten Raum und sie reichen bis hinunter in die Zellebene: Die Rede ist von den Faszien, auch Bindegewebe genannt. Dieses Gewebe ist aber nicht nur für die Verbindung von Gewebearten zuständig, sondern spielt auch beim Training eine Rolle. Die sogenannten Myofaszien sind um und in deine Muskulatur eingewoben: »Myo« ist griechisch und bedeutet Muskel. Jeder Muskel, jedes Muskelbündel, jede Muskelfaser ist von Bindegewebe umgeben und an den Enden der Muskulatur verdichtet es sich zu Sehnen, verbindet sich nahtlos mit angrenzenden Muskeln und Gelenken. Insgesamt sind alle Teile des Körpers durch Fasziengewebe verbunden und miteinander vernetzt, du steckst gewissermaßen in einem Internet aus Myofaszien, über die die Zellen auch miteinander kommunizieren können. Auch die Impulsweiterleitung ans Gehirn wird hier ausgelöst und unterstützt. Unzählig viele Sensoren und Rezeptoren stecken im Bindegewebe, deutlich mehr als im Muskelgewebe selbst. Das ist extrem wichtig für die Reizweiterleitung und unterstützt die Steuerungsfähigkeit im Gehirn, sorgt so dafür, dass Muskeln nicht unsinnig nacheinander, sondern sinnvoll zusammen ausgelöst werden und deine Bewegungen dadurch sauber und kontrolliert ausgeführt werden können.

Interessant dabei: Über 80 % der Überlastungsschäden im Sport sind fasziale Verletzungen. Wenn das Fasziengewebe nicht trainiert wird, verändert es seine Struktur. Von einer geschmeidigen, scherengitterartigen Struktur wie bei einer reißfesten Damenstrumpfhose ist dann nichts mehr zu sehen. Die Faszien ähneln dann eher einem verfilzten Wollpullover, den du zu heiß gewaschen hast. Den Schlüssel für ein gesundes, geschmeidiges Bindegewebe sehen Experten in der richtigen Trainingsform: Dynamisch-federnde Bewegungen, die Entwirrung der Faszien mithilfe einer Schaumstoffrolle, funktionelle Dehnübungen wie Yoga und ein Achtsamkeitstraining sind die vier Grundpfeiler eines effektiven Faszientrainings. Die Faszienplatte an den Oberschenkeln ist zudem maßgeblich am Look der Oberschenkel beteiligt: In Kombination mit wenig Körperfett sorgen trainierte Faszien an den Beinen für ein glattes Erscheinungsbild. Der wichtigste Pluspunkt des Trainings: Das Fasziengewebe wird elastischer und das Verletzungsrisiko sinkt merklich.

Die Skelettmuskulatur des Körpers von vorn

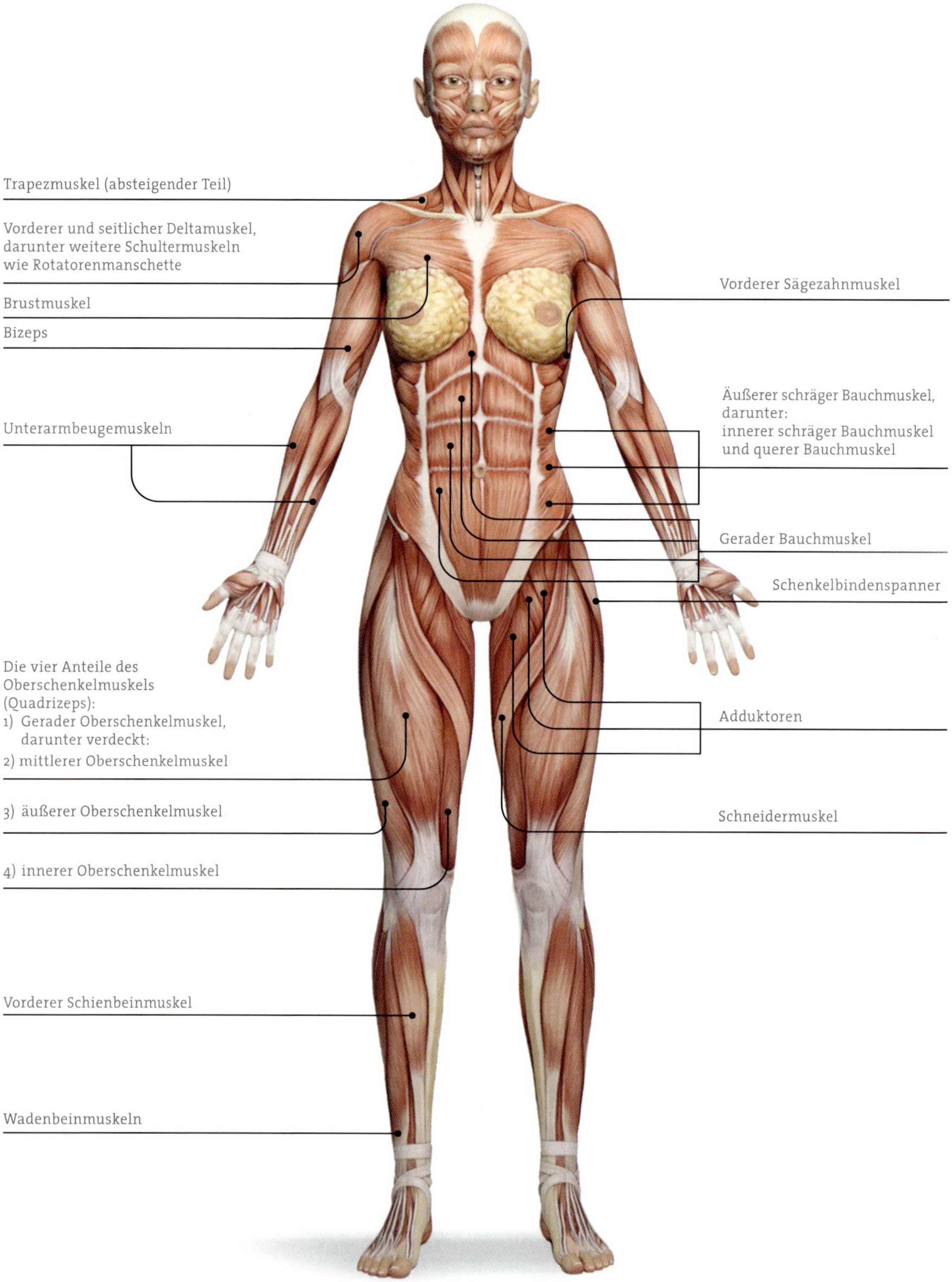

Die Skelettmuskulatur des Körpers von hinten

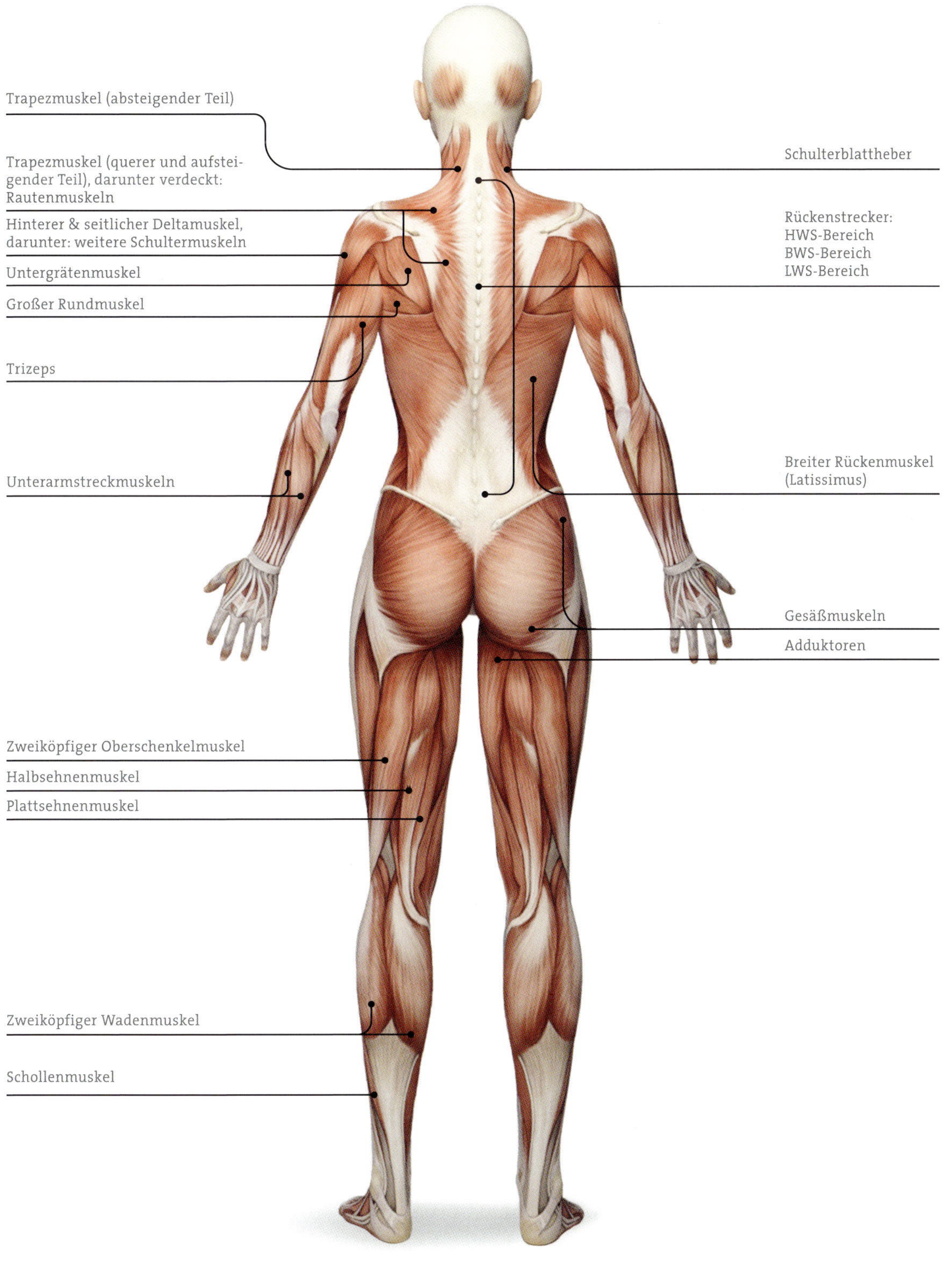

Die Funktionskreise deines Körpers

Dein Körper arbeitet sehr komplex. Viele Muskeln arbeiten im Team, wie bereits erklärt wurde, oder eben in Gruppen. Um präzise Bewegungen und Übungen mit mehreren Bewegungsschritten akkurat ausführen zu können, wollen wir den Körper in mehrere Arbeitsbereiche, in die sogenannten Funktionskreise untergliedern. Das bedeutet keinesfalls, dass diese Bereiche isoliert voneinander arbeiten, sondern ist ausschließlich für das bessere Verständnis und die leichtere Erklärungsweise gedacht. Es gibt immer Schnittmengen, Muskeln, die vom einen in den anderen Funktionskreis reichen und wie oben bereits beschrieben, ist dank des cleveren Fasziennetzes alles miteinander verbunden. Deswegen sind die Farbkreise auch überlappend angeordnet. In diesem Buch haben wir versucht, auch die Fitnessübungen den entsprechenden Funktionskreisen zuzuordnen. Bei vielen Übungen werden zwei oder mehrere Funktionskreise angesprochen; in diesem Fall haben wir uns darauf beschränkt, den überwiegenden Funktionskreis anzugeben, wenn dies der Schwerpunkt bei der Übung sein soll, oder zwei Kreise zu benennen, wenn das dem Verständnis der Übung dient. Wichtig zu wissen: Bereits die Art der Ausführung, also ob ein Ausfallschritt aus dem Stand beispielsweise nach vorn oder nach hinten ausgeführt wird, entscheidet über die Belastung der einen oder anderen Körperseite, auch wenn der gleiche Funktionskreis angegeben ist. Im Vergleich dazu kann beispielsweise ein Ausfallschritt, bei dem du zusätzlich die Arme hebst, selbstverständlich zwei oder mehrere Funktionskreise ansprechen: Trotzdem ändert das Armeheben nichts daran, dass die Hauptbelastung auf dem Funktionskreis Beine liegt.

Die Funktionskreise

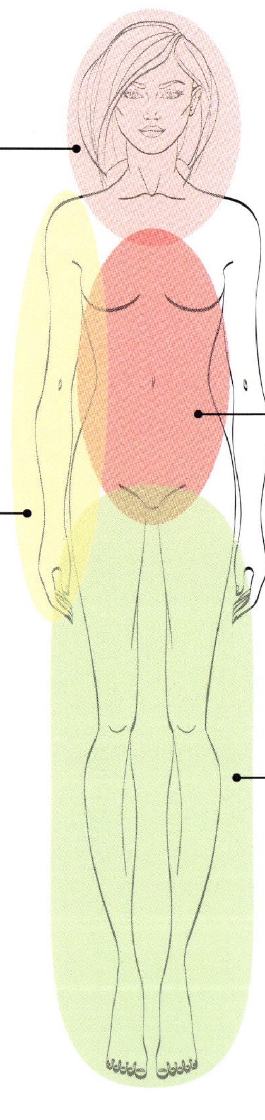

Funktionskreis Kopf

Funktion: Steuerzentrale (Gehirn), Erfassung der Umwelt (Augen, Ohren)
Knochenstruktur: Kopf, Halswirbelsäule, oberste Brustwirbel
Muskelgruppen: Hals- und Nackenmuskulatur

Funktionskreis Rumpf

Funktion: Stabilisierung

Knochenstruktur: Brust- und Lendenwirbelsäule, Rippen / Brustkorb, Becken-Hüft-Bereich

Muskelgruppen: Bauch, Rückenstrecker, weitere rumpfstabilisierende Muskeln

Funktionskreis Arme

Funktion: Kontaktaufnahme mit der Umwelt

Knochenstruktur: Schulterblatt und Schlüsselbein, Arm- und Handknochen

Muskelgruppen: Brust, oberer Rücken, Schultern, Arme und Hände

Funktionskreis Beine

Funktion: Fortbewegung

Knochenstruktur: unterste Lendenwirbel, Becken-Hüft-Bereich, Bein- und Fußknochen

Muskelgruppen: Gesäß, Hüftbeuger, Beine und Füße

Bei komplexen Bewegungen ist es daher manchmal gar nicht mehr klar ersichtlich, welcher Hauptfunktionskreis angesprochen wird, was die eigentliche Grundübung ist: bei Burpees beispielsweise. Handelt es sich um eine Stütz- oder Sprungübung oder doch eher eine Kniebeuge? Bei mehr als zwei relativ gleichmäßig angesprochenen Funktionskreisen während einer Übung sprechen wir daher von einer Ganzkörperübung.

Basics Trainingslehre

Auf der Basis anatomischer Grundsätze fußen die folgenden Trainingsprinzipien. Diese sind immer und für jeden gültig, finden auf jedem Trainingsniveau Anwendung.

Prinzip 1: Ausreichend trainieren

Gemäß dem sportwissenschaftlich untermauerten »Prinzip des trainingswirksamen Reizes« muss ein Workout intensiv genug sein, um den Körper zur Muskelbildung zu bringen. Konkret gesagt: Von nichts kommt nichts, und wer sich bei »sanften Trainingsformen« nebenher locker unterhalten oder noch einen Kaffee holen könnte, wird wohl eher keine Ergebnisse sehen. Das Training muss den Körper aus der Bequemlichkeit herausholen, einen Reiz setzen und eine Form von Anstrengung wie beispielsweise schwitzen oder außer Atem kommen auslösen. Ist das nicht der Fall, passiert auch muskulär nichts. Wie kannst du dich absichern, dass du ausreichend trainierst? Beobachte einfach zwei Dinge: Zum einen den Widerstand, mit dem du trainierst, respektive das Gewicht von Hanteln und Co. Zum anderen sieh dir die Dauer an, in der deine Muskeln unter Spannung stehen. Es geht übrigens bei diesem Trainingsprinzip auch um das rechte Maß: Viel hilft nicht unbedingt viel, wenn du dabei über deine persönliche Belastungsgrenze zu oft und zu weit hinaus gehst. Das verursacht dann im Gegenteil schmerzhafte und lästige Verletzungspausen. Hör auf deinen Körper, achte auf deine individuellen Grenzen!

Darf es ein wenig mehr sein? Das richtige Trainingsgewicht finden

Mit dem Gewicht deiner Trainingsgewichte kannst du – wie beschrieben – deine Intensität steuern. Dazu musst du zuerst das Gewicht herausfinden, das deine Obergrenze bestimmt. Achtung: Diese Größe ändert sich natürlich, wenn du eine Weile trainierst! Bestimme dein Maximaltrainingsgewicht daher mindestens einmal alle drei Monate! Dieses Gewicht ist natürlich für unterschiedliche Übungen unterschiedlich hoch, schließlich kann dein Bizeps nicht so viel stemmen wie beispielsweise deine Oberschenkel. Wenn du also dein maximales Gewicht für die jeweilige Übung bestimmt hast, wird das als »one repetition maximum« bezeichnet. Von dieser einen maximalen Wiederholung lassen sich die geringeren Wiederholungszahlen für dein Trainingsziel ableiten, mit denen du wirksam dein Trainingsziel verfolgen kannst.

Wiederholungszahlen in Relation zur Maximalkraft beim Krafttraining

Wiederholungsmaximum	Entspricht einem Anteil an der Maximalkraft von	Hauptsächliche Wirkung
1–2	95–100 %	Kraftzuwachs
3–4	90 %	Kraftzuwachs
5–6	85 %	Kraftzuwachs/ Hypertrophie
7–8	80 %	Hypertrophie
9–10	75 %	Hypertrophie
11–13	70 %	Hypertrophie/ Kraftausdauer
14–16	65 %	Kraftausdauer/ Gesundheit
17–20	60 %	Kraftausdauer/ Gesundheit

Spannung aufbauen, aber richtig

Die Zeit, die du deine Muskeln bei einer Übung unter Spannung setzt, hat ebenfalls großen Einfluss auf die Effektivität deines Trainings. Diese »time under tension« (abgekürzt TUT) steht in einem gegensätzlichen Verhältnis zum Trainingsgewicht. Im Klartext: Je mehr Gewicht du stemmst, desto kürzer kann dein Muskel die Spannung halten oder das Gewicht bewegen. Dabei hängt die TUT nicht nur von der Zahl deiner Wiederholungen und Sätze ab, sondern auch vom Bewegungstempo:

12 Wiederholungen à 1 Sekunde dauern nur halb so lang wie 6 Wiederholungen mit jeweils 4 Sekunden. In der folgenden Tabelle findest du die Trainingsgewichte und Belastungszeiten, auf die jeweiligen Ziele des Trainings zugeschnitten. Beim 30–20–10-Prinzip trainierst du im Bereich Muskelaufbau und schrammst manchmal am Maximalkrafttraining vorbei: Wähle deine Trainingsgewichte entsprechend aus und versuche vor

allem, dich nicht zu unterfordern! Es ist günstiger, zur Not ein Kilogramm Gewicht im Training zu reduzieren, als sich zu unterfordern und keine Trainingseffekte zu erzielen.

Trainingsvorgaben für klassische Krafttrainingseinheiten

Merkmale	Ziele des Krafttrainings		
Primäre Trainingsziele	Kraftausdauer	Muskelaufbau (Hypertrophietraining) & Kraft	(Maximal-)kraft (Training der intramuskulären Koordination, kurz IK-Training)
Gewicht (in % von 1RM)	60–70 %	70–85 %	85–100 %
Wiederholungen pro Satz	15–25 und mehr	8–12, maximal 15	1–4 (maximale Intensität) 5–8 (submaximale Intensität)
TUT pro Satz	60 bis 100 Sekunden und mehr	30–60 Sekunden	bis etwa 20 oder 30 Sekunden
Bewegungstempo	je mehr Wiederholungen, desto zügiger: von langsam (bis 4 Sekunden rauf, bis 4 Sekunden runter) bei 15 Wiederholungen bis schnell (1 Sekunde rauf, 1 Sekunde runter und schneller) bei deutlich über 25 Wiederholungen	Eher langsam-kontrolliert: mindestens 1–2 Sekunden hoch, wenigstens 2–3 Sekunden runter	Eher zügig kontrolliert: 1 Sekunde hoch, 1–2 Sekunden runter
Sätze	1–5 oder mehr	Einsteiger 1–2, Fortgeschrittene 2–4	3–8
Satzpausen	10 Sekunden bis 1 Minute	1–3 Minuten	3–5 Minuten oder mehr
Ideale Organisationsformen	Ganzkörpertraining, ggfs. auch Splittraining Zirkeltraining, auch Stationstraining	Ganzkörper- oder Splittraining Stationstraining, auch Pyramidentraining	Splittraining Pyramiden- und Stationstraining

Prinzip 2: Regelmäßig trainieren

Jede Bewegung ist besser als keine Bewegung – aber beim Training musst du noch etwas anders denken. Jedes Workout zählt, aber in den Workout-Pausen schaltet dein Körper optimierungsbewusst sehr schnell wieder in den Sparmodus und fängt an, Muskulatur abzubauen und Energie einzusparen. Das sinnvolle Setzen von Trainingsreizen, die Planung von Workouts und das gezielte Setzen von Pausentagen ist also sehr wichtig, wenn du deine Trainingsziele erreichen möchtest. Wie häufig du sporteln solltest, kannst du der folgenden Tabelle entnehmen.

Die Wirkung regelmäßigen Trainings

Anzahl der Einheiten	Wirkung
Minimum: 1 × pro Woche	Damit erhältst du (lediglich) den Status quo und vermeidest, dass du vorhandene Strukturen verlierst.
Ideal: 2–3 × pro Woche	Damit hast du bei vielen Zielen (abgesehen von sehr ambitionierter Leistungssteigerung) schon ziemlich repektable Erfolge.
Maximum: 4–5 × pro Woche	Optimal für ambitioniertes Training, mehr besser nicht. Warum? Regenerationszeiten sind ebenso wichtig wie das Training – und würden sonst einfach zu kurz kommen.
Zu viel: 6–7 × pro Woche	Nur für Profis geeignet, denn Übertraining droht!

Prinzip 3: Steigere dich!
Regelmäßiges, optimiertes Training macht dich immer leistungsfähiger. Deswegen solltest du auch deine Belastung immer wieder hinterfragen und gegebenenfalls anpassen und erhöhen, ansonsten reicht der Trainingsreiz nicht mehr aus, um eine positive Anpassung zu erzielen. Die Sportwissenschaft nennt dies das »Prinzip der progressiven Belastungssteigerung«. Die Übungen, die du absolvierst, solltest du auch von Zeit zu Zeit entweder austauschen oder abändern, um keinen Gewöhnungseffekt zu erzielen. Die sogenannten Belastungsnormative sind dabei Parameter, mit denen du spielen kannst, unter anderem:

- Höheres Gewicht oder längere TUT bei einer Übung
- Wiederholungen oder Sätze einer Übung steigern
- Übungen erweitern, mehr Übungen absolvieren oder intensiver, eventuell auch gezielt an einem bestimmten Muskelbereich arbeiten
- Trainingseinheiten pro Woche erhöhen
- Belastung steigern, beispielsweise durch kürzere Pausen zwischen Sätzen und Übungen

Es ist empfehlenswert, sich kontinuierlich und maßvoll zu steigern. Gerade als Workout-Neuling sind große Fortschritte zu Beginn des Fitnesstrainings kein Zeichen für übermäßige Steigerung: Gerade, wenn du zuvor nicht oder nur wenig trainiert hast, ist dein Körper trotzdem noch verletzungsanfällig und braucht länger, um zu regenerieren. Vor allem Sehnen, Gelenke und auch die Knochen benötigen einen längeren Zeitraum, um sich anzupassen und in den Sportmodus zu schalten. Wenn du unsicher bist, nimm die Hilfe eines Trainers in Anspruch: Es ist immer gut, sich ab und zu von einem Profi beobachten zu lassen und mögliche Fehler in der Ausführung oder bei der Planung zu vermeiden oder zu korrigieren.

Prinzip 4: Mach mal Pause!
Grundsätzlich gilt: Muskeln wachsen nach dem Training. Die Trainingspausen und die Versorgung des Körpers mit den richtigen Bausteinen, der richtigen Nahrung sind essenziell, um beim Training Erfolg zu haben. Zum einen kommt es während des Muskeltrainings zu winzigen Mikro-Verletzungen im Muskelgewebe, die geheilt werden wollen: Dort wächst dein Muskel dann. Es bilden sich außerdem Abfallprodukte des Stoffwechsels, die entfernt werden müssen und durch neue, leistungsfähigere Strukturen ersetzt werden wollen. Wie lange eine Trainingspause dauern sollte, hängt von mehreren Faktoren ab: Zum einen deinem Trainingsniveau, dann aber auch von deinem Alter und deiner Gesundheit, deiner Tagesform, der Intensität deines Trainings und der Trainingsform. Die folgende Tabelle dient dir als grober Anhaltspunkt.

Optimale Regenerationszeiten

Training, von dem du dich erholen musst	Regenerationsbedarf
Lockeres Fitnesstraining: Aktivierung des Körpers ohne große Belastung	Trainierte: keine Erholung nötig Untrainierte: 12 Stunden
Kraftausdauertraining	Trainierte: 24 Stunden Untrainierte: 24–48 Stunden
Hypertrophietraining	Trainierte: 36–48 Stunden Untrainierte: 48–72 Stunden
Maximalkrafttraining	Trainierte: 48–72 Stunden Untrainierte: 72–96 Stunden

Die oben genannten Empfehlungen gelten für den trainierten Körperbereich: Plane dein Workout daher so, dass du nicht zweimal die gleiche Körperpartie beanspruchst. Setze für jedes Workout einen Schwerpunkt und orientiere dich dabei an den Funktionskreisen: Bei drei Trainings könntest du einmal Beine, einmal Arme und einmal Rumpf/Kopf als Schwerpunkt setzen.

Prinzip 5: Input, bitte!
Du brauchst also viel Energie, um Muskulatur aufzubauen und die Reparaturarbeiten im Körper zu unterstützen. Die richtigen Nahrungsquellen sind der dritte Part für erfolgreiches Training. Nicht nur Training und natürlich die Regeneration, sondern gerade auch dein Essen und Trinken entscheidet, was dein Körper daraus macht. Komplexe Kohlenhydrate und ausreichend Proteine, sowie eine ausreichende Versorgung mit Wasser, Vitaminen und Mikronährstoffen sind wichtig, um deine Zielsetzung nicht zu beeinträchtigen. Es kommt hier auch sehr auf deine Trainingsabsicht an: Vielleicht setzt du dich mit dem Thema Ernährung ja nochmal gesondert auseinander oder buchst dir einen geschulten Ernährungsberater, um die richtigen Entscheidungen beim Essen zu treffen. Im Internet gibt es viele gute Hinweise. Behalte aber bitte im Kopf, dass es auch viele Nahrungsergänzungsmittel gibt, die weniger deine sportlichen Ziele, sondern eher deinen Geldbeutel im Visier haben: Deine Ernährung zu ergänzen macht nur Sinn, wenn du dich sehr gut auskennst und bereits ausgewogen und vollwertig isst. Wir empfehlen dir, dich von einem Profi beraten zu lassen.

Tipps für die Trainingsplanung

Wie du in der Einleitung gelesen hast, gibt es unterschiedliche Ausprägungen von Kraft. Du kannst dein Training also sehr unterschiedlich planen: Hier siehst du im Folgenden, welche grundsätzlichen Methoden dir zur Verfügung stehen, auch wenn wir nicht alle denkbaren individuellen Gestaltungswünsche ansprechen können. Eine Kurzanleitung macht es dir möglich, für verschiedene Ziele nach unterschiedlichen Kriterien einen passenden Plan zusammenzustellen.

1) Individuelle Ziele setzen
Natürlich geht es dir darum, Krafttraining zu absolvieren, sonst würdest du ein anderes Buch in den Händen halten. In der Tabelle auf Seite 14 wird klar ersichtlich, dass es unterschiedliche Arten von Trainingsgestaltung und auch von Kraft gibt. Bestimme selbst, ob die Kraftausdauer dein Ziel sein soll – oder ob du allgemeinen Kraftaufbau, Muskelaufbau oder die Erhöhung deiner Maximalkraft als Ziel bestimmst.

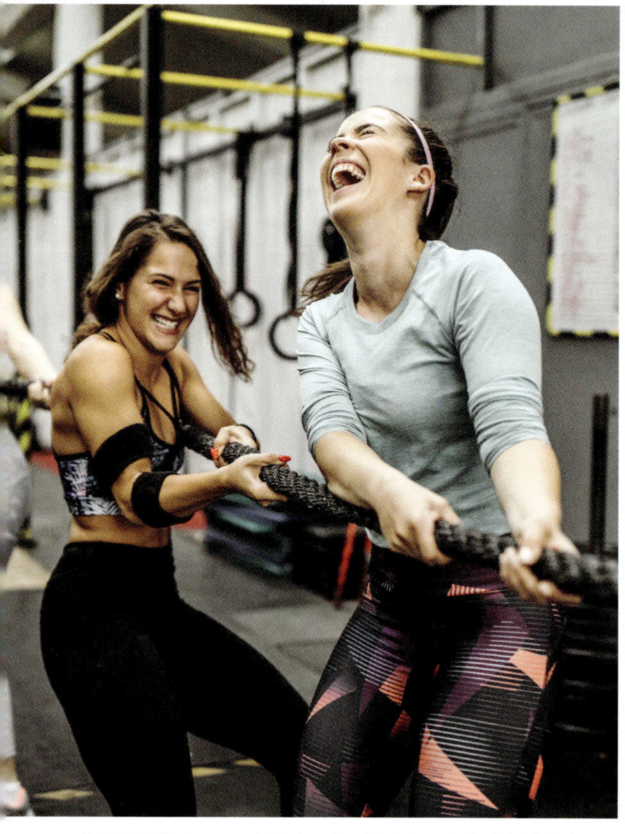

Team up: Zusammen ist intensives Training einfach leichter!

2) Genug Zeit investieren
Wenn du ernsthaft trainieren willst, dauert das pro Workout in diesem Fall 60 Minuten je Trainingseinheit. Wichtiger als die Dauer deines Trainings ist jedoch die Intensität innerhalb deines Workouts, denn nur wenn du Gas gibst, kann die 30–20–10-Methode richtig wirken. Überlege dir auch, wie oft du pro Woche deinen Sport ausführen möchtest: Bei zwei bis drei Trainings pro Woche kannst du dich weiterentwickeln. Möchtest du deinen ganzen Körper in einem einzigen Durchgang bearbeiten – oder lieber die Körperpartien auf Trainingstage verteilen? Beide Methoden sind gut, aber die Aufteilung macht die Trainingsplanung etwas leichter.

3) Cardio und Kraft im Einklang
Suche dir Cardio-Übungen und Kräftigungsübungen für die gleiche Körperpartie innerhalb eines Trainings aus! So stellst du sicher, dass die jeweilige Muskelpartie komplett ausgepowert wird. Das ist wichtig, damit die Muskulatur bis zum Anschlag gefordert wird und deine Ergebnisse richtig gut werden.

4) Guter Stil
Sportklamotten machen Sinn, weil sie deine Bewegungsfreiheit unterstützen. Baumwollshirts kleben schwer am Körper, wenn sie nassgeschwitzt sind – und manche Leggins wird durchsichtig, wenn du Squats machst. Sportschuhe sind ein Muss beim Workout: Beim Cardio-Training sollten die Schuhe dämpfend wirken, beim Workout Führung geben.

5) Ausgewogen trainieren
Versuche, in jeder Woche jeden Funktionskreis mindestens einmal abzudecken, falls das nicht ohnehin durch die Trainingsform gegeben ist. Versuche, identische Bewegungsmuster in den einzelnen Workouts zu vermeiden (also mehr als eine Liegestützvariante zu absolvieren) und gezielt genau diese Varianten einzubauen, wenn du eine Übung mehrfach in deinem Trainingsplan stehen hast, beispielsweise bei einem Ganzkörperprogramm.

6) Stretching und Mobility sind super wichtig
Wenn du deine Muskeln nicht nur in Form bringen, sondern auch gut inszenieren willst, solltest du viel Wert auf Dehnübungen legen: Diese verbessern nicht nur deine Haltung, sondern auch deine Ausstrahlung. Außerdem sorgen sie für eine optimale Bewegungsfreiheit deiner Gelenke: Wer regelmäßig stretcht, pflegt seinen Body aktiv.

30–20–10: Die Formel für cleveres Training

Wer nicht zu viel Zeit ins Training investieren will, kann mit dieser Methode arbeiten. Im Prinzip funktioniert das ganz einfach: 30 Minuten Cardio, 20 Minuten Kräftigung und zehn Minuten Mobilisation und Stretching werden in einer Stunde Workout miteinander verbunden. Mit zwei Einheiten kannst du dadurch deine bestehende Form halten, mit drei bis vier Trainings pro Woche verbesserst du dich. Was dir bei der Trainingsplanung sonst noch hilft:

- **Lege einen Schwerpunkt!**
  Wenn du dir für die gesamte Woche und alle drei bis vier Workouts schon vorher zurechtlegst, welche Körperpartie wann trainiert werden soll, machst du dir die Planung leichter.
- **Von der größten zur kleinsten Muskulatur!**
  Trainiere die größten Muskelpartien immer zuerst: Gesäß und Po kommen also vor den Beinen dran, Brust und Rücken vor den Armen. Das verhindert, dass die großen Muskelbereiche schon ermüdet sind, bevor sie eigentlich dran sind.
- **Bauch zum Schluss!**
  Die Bauch- und Coremuskulatur ist eigentlich an jeder Bewegung beteiligt und wird fast immer benötigt, manchmal auch nur Teile davon. Deswegen ist sie die einzige Körperregion, die eine Ausnahmeregelung bekommt: Sie wird idealerweise ganz zum Schluss des Trainings bearbeitet.
- **Timing ist alles!**
  Lege dir eine große Uhr oder einen Trainingstimer zurecht, damit du ganz sicher weißt, wann es Zeit für Anstrengung und wann Pause angesagt ist.
- **Vorbereitung spart Zeit!**
  Wenn du im Studio trainierst, richte dir dein Equipment vor dem Üben her und denk daran, dir Wasser und ein Handtuch mitzunehmen. Hinterher das Aufräumen nicht vergessen, die Trainer danken es dir!
- **Stoßzeiten vermeiden!**
  Solltest du im Gym üben, macht es absolut Sinn, wenn du dich vorher über die Auslastung informierst, damit du ungestört trainieren kannst und keinen Druck vom Nachfolger an der Hantelbank bekommst.
- **Mitstreiter motivieren!**
  Ein Trainingsprogramm kann viel motivierender sein, wenn man sich gemeinsam durch die Übungen durchkämpft – und hinterher austauschen kann, wie sich das Training am nächsten Tag anfühlt, welche Fortschritte du beobachtest etc.
- **Hinterher nicht gleich essen!**
  Wenn du nach dem Training auf Kohlenhydrate und kohlenhydratreiche Getränke verzichten kannst, läuft dein Stoffwechsel noch stundenlang auf Hochtouren. Zwei Stunden Esspause »danach« sind eine super Zielzeit!

Die 30 Erste Wahl: intensives Cardio-Training

Intensives HIIT-Cardio-Training pusht den Stoffwechsel und sorgt dafür, dass dein Körper auch noch lange nach dem Workout auf Hochtouren läuft und Energie verbrennt. Das ist der Beschleuniger für den Kalorienverbrauch, besonders wenn du deine Trainingszeit entsprechend clever wählst: Wer das Training morgens absolviert, ist den gesamten restlichen Tag über auf den Beinen und aktiv, der Körper kann das Potenzial des Stoffwechsel-Workouts voll ausnutzen. Wer eher spät nachmittags oder abends trainiert, verringert diese Aktivzeit.

Welche Übungen für ein Cardio-Training geeignet sind, kannst du bei den einzelnen Übungen ablesen oder auch der Tabelle (ab Seite 32) entnehmen: Überall, wo ein Kreuzchen in der Cardio-Spalte angezeigt wird, findest du eine geeignete Übung. Bei der jeweiligen Übungsbeschreibung findest du die Vorgehensweise, mit der diese Methode arbeitet: Eine intensive Minute Training wechselt sich mit 20 Sekunden Pause ab, das Ganze wird dreimal wiederholt. Wichtig: Bei jeder Minute, die du durchpowerst, solltest du wirklich absolut alles geben und dich nicht zurückhalten oder für den nächsten Durchgang schonen! Wenn deine Energie bei Runde drei ein wenig nachlässt, ist das ganz normal: Mach einfach mit maximaler Power weiter und gib dein Bestes. Wenn du auf Nummer sicher bei der Intensität gehen möchtest: Alle Cardio-Aktivitäten dieses Trainingsprogramms zielen auf bestimmte Zielzonen deiner Herzfrequenz ab. Wenn du diese ganz zuverlässig überwachen möchtest, empfehlen wir dir ein Messgerät, das aus Brustgurt und Empfänger (in Form einer Uhr) besteht. Die Zielzone liegt bei 70 bis 90 % deiner maximalen Herzfrequenz.

In 30 Minuten wirst du ungefähr acht Übungen schaffen, die du dir vorher aussuchen solltest. Nach jeder dritten, voll ausgeführten Übung machst du eine etwas längere Pause von ungefähr einer Minute: Jetzt ist es Zeit, einen Schluck zu trinken und kurz durchzuatmen. Nach der letzten Cardio-Übung solltest du dir ebenfalls eine kurze Pause gönnen, eine Minute wäre wieder ideal. Dann geht es weiter mit dem Kräftigungsteil der Methode.

Band aufs Herz: Was willst du erreichen?

Pulsmessgeräte funktionieren am besten, wenn sie mit einem Gurt unter der Brust arbeiten. Hier ist ein Sender angebracht, der den Herzschlag so nah wie möglich am Ursprung aufnimmt und an den Empfänger in Form einer Uhr am Handgelenk weiterleitet. Im Grunde entspricht das fast einem EKG beim Arzt. Wer im **grün-gelben** Bereich trainiert, betreibt Grundlagenausdauertraining: Das verbessert die Ausdauer auf der langen Distanz bei niedriger Intensität. Im **orangen** Bereich wird der Stoffwechselt geschult: Hier wird die Fettverbrennung für lange Distanzen geübt, aber insgesamt gesehen ist der Kalorienverbrauch nicht sehr hoch. Der **rot** gefärbte Bereich zeigt den Fitnesstrainingsbereich an: Hier erhöht sich der Kalorienverbrauch, aber der Anteil der aus Fettreserven gewonnenen Vorräte ist geringer. Du kommst hier an die Grenze des **violetten** Bereichs, der der anaeroben Energiegewinnung zugeordnet ist. Hier werden viele Kalorien verheizt, allerdings nur aus den kurzfristig verfügbaren Reserven. Das ist nur über einen sehr kurzen Zeitraum möglich. Anaerobe Intervalle haben aber einen anderen unschätzbaren Vorteil: Sie wirken noch lange nach und halten den Stoffwechsel dazu an, die Muskulatur dauerhaft mit Energievorräten zu befüllen – und der Energieverbrauch zur Regenerierung vom anaeroben Training dauert länger als beim aeroben Training, hilft also noch auf der Couch, weiterhin Kalorien zu verbrennen. Voraussetzung ist dann aber, dass der Stoffwechsel nicht durch zucker- oder stärkehaltige Nahrungsmittel oder Getränke gestoppt wird: Dazu zählt auch das (alkoholfreie) Feierabend-Bierchen.

Herzfrequenz-Zonen

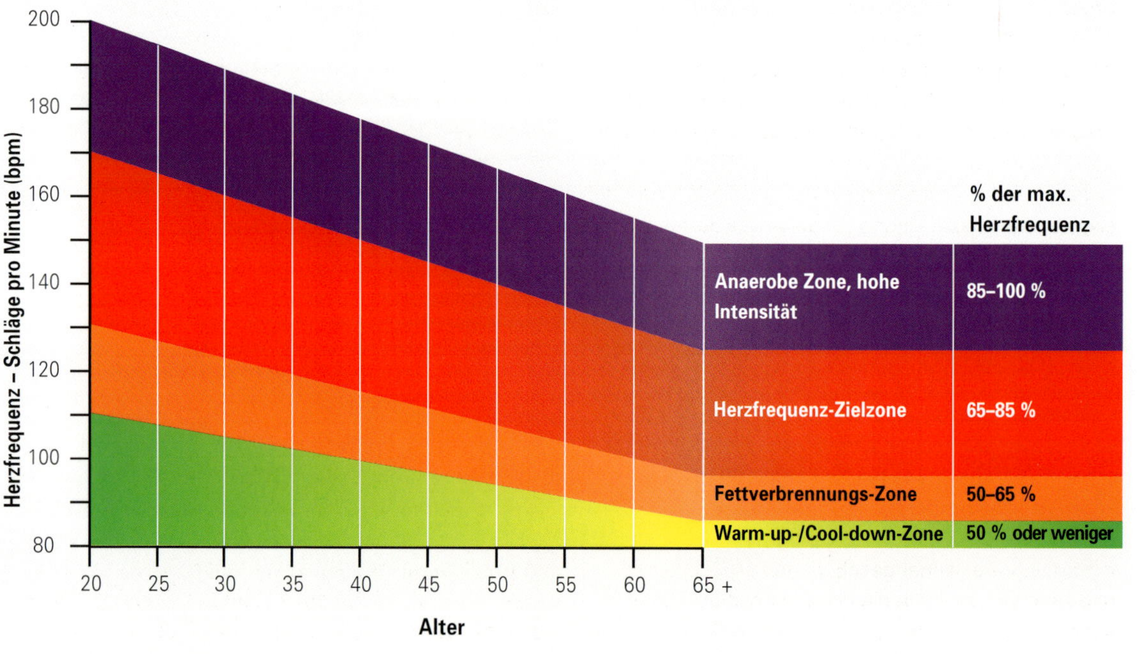

Die 20 Workout für schöne Muskeln

Um die Muskulatur in Form zu bringen, Fettpolster ab- und Muskeln aufzubauen, kommt nach dem schweißtreibenden Cardio-Teil der muskelfordernde Kraftteil des Trainings. Hier baust du den Körper zum Sportmodell um: Nicht nur die Formen deines Körpers werden sich nachhaltig verändern, auch die internen Kraftwerke des Stoffwechsels, die Mitochondrien, vermehren sich und werden leistungsfähiger. Das bedeutet auf lange Sicht einen höheren Energieverbrauch,

auch wenn du dich ausruhst. Aber zuerst musst du etwas dafür tun …
Bei der Kräftigung solltest du 20 Minuten intensiv trainieren und dabei nach Möglichkeit jede Körperpartie, jeden Funktionskreis mindestens einmal gezielt ansprechen. Pausen sind hier nicht eingeplant, du absolvierst einfach zügig eine Übung nach der anderen. Bei der Übungsauswahl hilft dir wieder die Tabelle. Ungefähr sechs Übungen wirst du in den 20 Minuten Training schaffen: Denke daran, dass du bei einer einseitigen Übung auch die andere Seite noch bearbeiten wirst. Dadurch wird die Gesamtzahl der Übungen weniger. Versuche auch, einen Ablauf beim Training einzuhalten. Ideal wäre, wenn du zuerst die Beine, dann Arme und Oberkörper und anschließend Bauch und Rücken bearbeitest. Die angegebenen Wiederholungen bei den einzelnen Übungen beziehen sich immer auf einen Satz: Absolviere von jeder Übung zwei Sätze und achte unbedingt darauf, dass das Gewicht so hoch wie möglich ist. Wenn du in der ersten Runde die letzten beiden Wiederholungen gerade so schaffst und im zweiten Satz eher noch weniger Gewicht verwenden willst, liegst du genau richtig. Für Übungen ohne Gewichte gilt: Wenn du zwei Sätze locker schaffst, suche dir entweder eine Alternative, bei der Gewichte verwendet werden können, oder absolviere einen dritten Satz. Dieser sollte dich dann allerdings fordern: Ist das nicht der Fall, solltest du beim nächsten Workout eine andere, intensivere Übung für die jeweilige Körperpartie auswählen.

Muskeln wiegen mehr als Fett

Vor Muskelbergen brauchst du übrigens keine Angst zu haben: Zum einen absolvierst du viele funktionelle Übungen, bei denen Muskelketten aktiviert werden und für den Körper eher der Aufbau von Verknüpfungen und die Verbesserung der körperinternen Muskelkoordination auf dem Plan stehen. Zum anderen sorgt das abschließende Dehnprogramm für die Entzerrung der übereinander geschobenen Muskelfasern und zieht sie wieder in die richtige Position. Gewicht könntest du allerdings durchaus zulegen: Muskeln wiegen grundsätzlich mehr als Fett, und selbst mit einem Körperfettanteil von unter 15 % und toller Definition am ganzen Körper könntest du mehr wiegen als zu deinen moppeligsten Zeiten. Deswegen: Wenn schon Waage, dann bitte eine ordentliche in Studioqualität und mit Körperanalyse! Bioelektrische Impedanzanalyse nennt sich das, und dazu stehst du barfuß und mit Handsensoren in den Händen auf der Waage. Die Messung

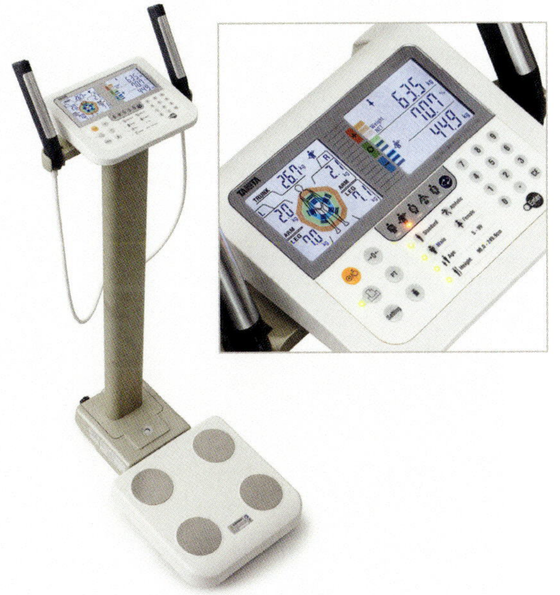

Waage für bioelektrische Impendanzanalyse.

zeigt dir auch gleich, wie sich Muskeln und Fettgewebe im Körper verteilen, wie viel Wasser du im Körper hast und wie es um die Knochendichte bestellt ist. Manche Fitness-Center bieten das als externe Leistung an: Absolut empfehlenswert, wenn du einen Überblick über deinen Muskelzustand bekommen möchtest.

Die 10 Mobilisation und Stretching für geschmeidige Bewegungen

Der dritte und letzte Teil deines Workouts ist zeitlich betrachtet auch der kürzeste Teil, gleichzeitig aber der wichtigste. Jetzt ist es an der Zeit, die beanspruchten Muskelpartien zu lockern und in die Länge zu ziehen. Dabei gibt es zwei wichtige Unterscheidungsmerkmale: Ist eine Übung in der Beschreibung als Mobilisationsübung gekennzeichnet, kannst und solltest du sie sinnvoll dort einsetzen, wo sie hingehört: Nach dem Warm-up und vor deinem eigentlichen Training. Versuche, die Bewegungen je nach den Körperpartien auszuwählen, die in deinem Training enthalten sind. Machst du beispielsweise Langhantelübungen oder Klimmzüge, ist eine Mobilisation der Handgelenke direkt vor der jeweiligen Übung sinnvoll. Diese Übung ziehst du dann mit einer Minute von deinem Stretching-Programm ab, da du sie ja bereits vor dem Training absolviert hast. Maximal drei Mobilisationsübungen solltest du pro Workout absolvieren.

Stretching und Yoga finden grundsätzlich nach dem Workout statt: Wenn die Anstrengung vorüber ist, folgen Dehnung und schlussendlich auch Entspannung. Die Zeit reicht für vier, maximal fünf Übungen aus, die so ausgeführt werden, wie du der Übungsbeschreibung entnehmen kannst. Vergiss auch hier nicht, bei einseitigen Übungen die Seite zu wechseln!

Eine Besonderheit gilt für den Sonnengruß: Wenn du Erfahrung im Yoga mitbringst und deine Routine sicher und flüssig ist, kannst du diese Sequenz anstelle oder ergänzend zu einem Warm-up ausführen. Dazu solltest du die einzelnen Schritte dann mit der Atmung kombinieren, mit einer Einatmung starten und einer Ausatmung wieder im Stand enden. Wenn du weitere Bewegungen ausführen möchtest, übe zuerst den Sonnengruß und im Anschluss alle anderen Bewegungen.

Möchtest du den Sonnengruß als Stretching-Einheit verwenden, musst du keine weiteren Haltungen auswählen. Der Unterschied liegt hier in der Ausführung: Arbeite sehr langsam und lass dir auf jeden Fall Zeit für die einzelnen Bewegungsabschnitte. Wenn du in der stehenden Vorbeuge und später im Hinabschauenden Hund angelangt bist, nimmst du dir drei bis fünf tiefe Atemzüge, bevor du weitermachst. Auch das Zurückschreiten in die Bretthaltung kann eine angenehme Dehnung für die Hüftbeuger werden: Wenn es dir angenehm ist, bleibe auch hier für einen oder zwei Atemzüge und fühle in die Dehnung hinein.

Darf's noch etwas mehr sein?

Vielleicht hast du Hobbys, die sportlicher Natur sind. Das ist klasse, vor allem für deinen Trainingsfortschritt! Wenn du zusätzlich zu diesem Workout rund zwei Stunden lockere Bewegung absolvierst, unterstreichst du deine Stoffwechselaktivität, lockerst du deine Muskeln und unterstützt damit die Effektivität deiner Workouts. Ganz vorne mit dabei: Cardio-Sportarten wie Radfahren, Laufen oder Rudern. Aber auch zügige Spaziergänge mit dem Hund zählen: Jede Bewegung ist gute Bewegung!

Die optimale Ernährung

Für richtig gute Trainingsresultate solltest du deine Ernährung besonders gut im Blick behalten: Nur wenn du hier die richtige Wahl triffst, kann dein Workout seine maximale Wirkung entfalten. Die richtigen Energiequellen auszuwählen und für eine ausreichende Versorgung mit Mineralstoffen, Nährstoffen und Ballaststoffen zu sorgen, steht dabei im Vordergrund.

Energiequellen im Überblick

Der Körper kann aus drei unterschiedlichen Quellen Energie gewinnen: Aus Kohlenhydraten, aus Fett und aus Proteinen. Da die Proteine auch für den Muskelaufbau wichtig sind, ist dein Körper bemüht, die benötigte Power aus Kohlenhydraten und Fetten, bevorzugt körpereigenen Fettreserven zu beziehen. Eine Proteinmenge von 1,4 bis 1,8 Gramm je Kilogramm Körpergewicht solltest du täglich in deiner Ernährung berücksichtigen, wenn du deine Muskeln auch von innen pflegen willst.

Aerober und anaerober Stoffwechsel

Trainierst du deinen Körper mit dem 30–20–10-Workout, werden zunächst alle schnell verfügbaren Energiequellen angezapft: Das sind die Kohlenhydratvorräte, die als Blutzucker und als Energiereserven in den Kraftwerken der Muskulatur vorhanden sind. Diese Vorräte sind sehr begrenzt und rasch aufgebraucht. Für ihre Nutzung ist ein aerober Stoffwechselzustand nötig, den du beim Training an die Grenze zum anaeroben Stoffwechsel und darüber hinaus pushen wirst. Sind die Kohlenhydrate aufgebraucht, schaltet der Körper auf die Fettreserven als Energiequelle um. Mach dir nicht zu viele Gedanken, ob du in der richtigen Stoffwechselzone trainierst: Sorge einfach dafür, dass du dich richtig intensiv anstrengst und beim Training nicht schonst, keine Komfortzone nutzt und voll durchpowerst! Dein Empfinden bei der Belastung und deine Herzfrequenz zeigen dir sehr deutlich, in welcher Zone du dich gerade befindest. Wenn es sich sehr anstrengend anfühlt und du immer kurz vor dem Gefühl von »mehr geht jetzt wirklich nicht!« bist, liegst du genau richtig. In Herzfrequenz-Zahlen ausgedrückt: Liegt deine Belastung beim Powern anfangs bei 70, später eher bei 85 bis 90 %, passt alles.

Kohlenhydrate sind Zucker

Die Energiequelle der Kohlenhydrate ist vielfältig und besteht aus zwei Gruppen. Zum einen dem einfachen Zucker, der ganz simpel beschrieben süß schmeckt, und Mehrfachzuckern, die aus zwei oder mehr Zuckermolekülen bestehen. Dazu zählt Fruchtzucker, aber auch Stärke (bspw. in Brot, Kartoffeln, Gemüse, Reis, Obst, Nudeln enthalten). Der wichtigste Unterschied ist, dass die Einfachzucker sofort ins Blut übergehen können und zur Verfügung stehen, die Mehrfachzucker dagegen einen Umweg über die Leber nehmen müssen, um zerlegt zu werden und als Energie zur Verfügung zu stehen. Je nach Länge der Zuckerart dauert es länger oder kürzer, bis du auf die Energiereserven zugreifen kannst. Daher macht es Sinn, die Mahlzeit vor dem Training (etwa zwei Stunden zuvor wäre ein guter Abstand) mit reichlich langkettigen Kohlenhydraten anzureichern und eine halbe Stunde zuvor vielleicht noch mal kürzerkettige Kohlenhydrate zu futtern, beispielsweise eine Banane oder einen Apfel.

Fett hat viel Power

Wenn du viele Fette in deiner Ernährung findest, solltest du dir über die fette Ausbeute des Energieträgers im Klaren sein: Aus 1 g Fett kann der Körper 0,9 g energetisch verwerten – zum Vergleich: Bei den Kohlenhydraten wird aus einem Gramm nur 0,4 g Energie herauskommen. Deswegen solltest du beim Essen zwar auf eine ausreichende Versorgung mit Fett achten, es aber nicht übertreiben. Gesättigte und ungesättigte Fettsäuren sollten dabei in einem Verhältnis von 1:3 stehen: Ungesättigte Fettsäuren erkennst du daran, dass sie bei Zimmertemperatur eher flüssig sind. Im Zweifel lohnt es sich, seine Lebensmittel anzusehen und weitere Informationen einzuholen.

Wie viel sollst du essen?

Die Gesamtmenge an Energie lässt sich theoretisch berechnen, aber in der Praxis kommen viele Feinheiten dazu, die einen Einfluss auf die Essensmenge haben. Kalorienangaben wollen wir an dieser Stelle nicht machen. Generell kannst du dir merken: Wenn du eine bestimmte Ernährung eine Woche lang ausprobierst, sollten zwei Dinge gewährleistet sein. Zum einen solltest du deine Workouts ohne nennenswerte Schwächeanfälle überstehen (wir sprechen hier natürlich nicht vom inneren Schwäche-Sprech deines Schweinehundes, sondern echter, körperlicher Schwäche), zum anderen solltest du nicht ständig hungrig sein. Wenn du deine Körperzusammensetzung verändern möchtest oder schlanker werden willst, kommt es sehr stark auf die Zusammensetzung deiner Nahrung an und vor allem darauf an, wann du isst. Es lohnt sich, über Intervallfasten nachzudenken: Wenn du drei- bis viermal die Woche das Abendessen streichst, hilfst du deinem Körper dabei, Reparaturprozesse zu beschleunigen und den Stoffwechsel zu maximieren. Du könntest auch das Frühstück ausfallen lassen; unser Tipp: Kleiner Lunch, Abendessen früh und dann schnell ins Bett. Wir lieben nüchternes Morgen-Workout und frühstücken gerne danach: So kannst du auch noch die Vorteile des Nüchtern-Trainings ausnutzen! Ein Espresso (ohne Zucker) vor dem Workout darf natürlich drin sein.

Athleten versus Normalos

An dieser Stelle kommt das Gewicht ins Spiel: Normale Gewichtsangaben sind für Athletinnen nicht zutreffend! Muskeln wiegen deutlich mehr als Fett, ein Beispiel aus der Praxis: Unsere Autorin trägt seit über 20 Jahren dieselbe Kleidergröße. Allerdings hat sich ihr Gewicht und ihre Körperzusammensetzung sehr verändert: Wog sie früher 58 Kilogramm, sind es heute 69. Dafür hat sich ihr Körperfettanteil drastisch verändert: Von 26 % ist dieser auf 12 % zusammengeschnurrt. Dafür hungert sie nicht mehr, macht keine Diäten und treibt Sport, wie es ihr Körper gerade mag. Sie läuft mit Mitte 40 gerne 10 bis 15 Kilometer am Berg und hat sich einen Ultramarathon als Ziel gesetzt. Zum Vergleich: Bei ihrem ersten Marathon mit Mitte 20 hatte sie das Gefühl, währenddessen und danach vom Zug mehrfach überfahren worden zu sein und wollte daraufhin fast 15 Jahre von Laufwettbewerben nichts mehr wissen. Noch eine wichtige Überlegung zum Schluss: Wer mehr Kilogramm Muskelmasse besitzt, kann damit auch mehr bewegen. Also keine Angst vor der Waage, und immer die Proteinzufuhr im Blick behalten! Solange Hosen und T-Shirts noch sitzen, machst du nichts falsch. Und selbst wenn dein Umfang an einigen Stellen zunehmen sollte: Starke, straffe Arme sehen toll aus, und wer nimmt für eine schlanke Taille nicht gerne einen kräftigeren, wohlgeformten Hintern in Kauf?

Hunger ist nicht gleich Hunger

Wer sich gezielt in einen Fastenzustand begibt, der zeitlich begrenzt ist, erfährt einen ganz anderen Hunger als ein Athlet, der beim Ausdauertraining einen Hungerast erfährt. Das Erstere ist mit Willenskraft und etwas Ablenkung leicht zu überstehen, der Hungerast dagegen ist ein Warnsignal des Körpers, dass ein unmittelbarer Zusammenbruch des Systems bevorsteht, da der Blutzuckerspiegel nicht reguliert werden kann und ein akuter Unterzucker besteht. Achte also darauf, wann du welche Lebensmittel zu dir nimmst, und wenn du weißt, dass dein Körper empfindlich auf Unterzucker reagiert, nimm dir SOS-Essen mit zum Training, damit du zur Not eine Lösung dabei hast. Eine Banane ist super, aber ein eingeschweißter Traubenzucker kann monatelang in einer Sporttasche bleiben, ohne seine Wirkung im Notfall zu verfehlen.

Höher, schneller, weiter: Hilfreiche Tipps für dein Krafttraining

Du trainierst schon eine Weile und möchtest richtig Gas geben? Dann bist du auf dieser Doppelseite gut aufgehoben: Wir stellen dir zehn Techniken vor, mit denen du dein Workout aufpeppen kannst – aber bitte wende nicht alle auf einmal an!

Verbundsätze

Wenn du zwei oder mehr Übungen zu einem Verbundsatz kombinierst, nennt man das auch Supersatz. Das bringt extra Anstrengung und spart Pausenzeiten. Das macht Sinn, wenn du …

a) … Spieler und Gegenspieler kombinierst, dann ist das ein sogenanntes Antagonisten-Training. Beispiel Oberkörper: Zuerst machst du Bankdrücken, dann Rudern. Während eine Muskelpartie sich anstrengt, kann sich die andere ausruhen. Das ist effektiv und zeitsparend, was diese Methode sehr beliebt macht.

b) … Synergisten gemeinsam trainierst. Zum Beispiel, indem du zuerst Bankdrücken, dann Trizepsstrecken machst. Hie kombinierst du den Vorermüdungs- und den Ausbrenneffekt und sorgst für optimale Belastung.

Vorermüdung

Diese Strategie hat zum Ziel, die kräftige Muskelgruppe, die im Fokus steht, mithilfe von schwächeren Synergisten auszureizen und komplett zu ermüden. Nimm das Beispiel Bankdrücken: Hier ist nicht die Brustmuskulatur der limitierende Faktor, warum keine Wiederholung mehr geht. Meistens sind es die Synergisten, die nicht mehr können: Schultern oder Trizeps. Deswegen solltest du nicht nur die Synergisten langfristig stärken, sondern auch die Brustmuskulatur entsprechend vorermüden, um auch hier für einen Trainingsreiz zu sorgen. Beispielsweise, indem du vor dem Bankdrücken seitliches Armheben in Rückenlage absolvierst. Deswegen schaffst du erstmal nicht mehr Wiederholungen beim Bankdrücken, aber du kannst sicher sein, dass auch deine Brustmuskulatur jetzt ihr Fett abbekommt und ein Trainingsreiz gesetzt wurde.

Musik macht Muskeln

Musik regt nachweislich das Belohnungszentrum des Gehirns an. Neben Glückshormonen wird auch Dopamin ausgeschüttet. Das Bewegungszentrum wird angeregt und die Motorik befeuert. Studien zufolge wird sich dadurch nicht nur deine Performance steigern, du hältst auch länger durch: Du kannst mit dem richtigen Sound auf den Ohren einen Leistungszuwachs von bis zu 15 % erzielen! Der optimale Beat liegt je nach deinen Vorlieben zwischen 120 und 160 bpm: Wir empfehlen zwischen 124 und 130 bpm beim Krafttraining, für die Cardio-Einheiten darf es ruhig schneller werden, um die 140 bpm finden wir optimal. Wichtig: Achte auf die Lautstärke, vor allem wenn du mit Kopfhörern trainierst! Laut ist gut, aber zu laut kann Hörschäden verursachen.

Reduktionssätze/Drop Sets

Diese Methode ist besonders gut für die Anwendung nach dem letzten Satz einer Übung geeignet. Absolviere dazu nach dem letzten Satz weitere Wiederholungen mit reduziertem Gewicht, bis du nicht mehr kannst. Reduziere wieder, wiederhole das. Und nochmal. Wichtig ist, dass du am Ende der Übung fix und fertig bist, dass gar nichts mehr geht: Deswegen führe diese Methode nur nach dem letzten Satz der Übung durch.

Höchstkontraktion/Endkontraktion

Bei dieser Technik fügst du ein statisches Element hinzu: Halte am Ende der Bewegungsausführung die Position für einige Sekunden und spanne dabei maximal an. Das kannst du bei jeder Wiederholung oder auch nur gezielt beim letzten Satz einer Übung machen.

Isometrisches Training

Nutze diese Methode, wenn du eigentlich schon durch bist mit deinen Sätzen. Beim isometrischen Training ist das Ziel, die Muskulatur durch eine statische, haltende Position komplett zu ermüden, beispielsweise nach Liegestützen, indem du in der Liegestützhalte bleibst. Auch beim Bankdrücken, bei Klimmzügen, beim Kreuzheben etc. kannst du diese Methode super anwenden: Durch die unbewegte Haltung ist isometrisches Training sehr gelenkschonend.

Exzentrisches Training/Negativtraining

Bei dieser Methode betonst du nicht die erste Phase der Bewegung, die Anspannung, sondern die zweite Phase, das Lösen der Position. Dabei kann der Körper mehr Kraft entwickeln und Übungen, die du noch nicht kannst, werden langsam eingeübt. Beispiel Klimmzüge: Steig auf eine Box und komm in die Haltung mit gebeugten Armen, Kinn über der Klimmzugstange. Steig dann von der Box und lass dich langsam heruntersinken: So baust du Kraft für den eigentlichen Klimmzug auf. Fortgeschrittene machen das nicht anders: Sobald nichts mehr geht, werden noch ein paar Negativzüge drangehängt: Das baut Kraft auf.

Zeitlupentraining

Führe deine Übungen einfach sehr, sehr langsam aus. Schaffst du es, mit deinem Standardgewicht deine Bewegung auf 30 Sekunden zu strecken? Der Effekt: Die langsame Bewegung spricht wie auch das isometrische Training teils andere Muskelfaseranteile an und schont außerdem deine Gelenke.

Explosive konzentrische Bewegungen

Wichtig ist, dass du bei dieser Trainingsweise gut aufgewärmt bist, bevor du loslegst. Hierbei arbeitest du explosiv gegen den Widerstand der Übung, also beispielsweise bei einer Kniebeuge, Liegestütze oder einem Klimmzug nach oben. Dann lass dich/dein Gewicht betont langsam in etwa 4 Sekunden wieder herab. Führe die Bewegung unbedingt sauber und ohne Schwung aus!

Vertrauen ist gut …

… aber Kontrolle ist besser! Wenn du dein Training mit einer Smartwatch oder einer App im Blick behältst, kann das sehr motivierend sein: Du kannst ablesen, wie deine Belastungsfähigkeit steigt, wie sich deine Werte verbessern. Auch die Regelmäßigkeit lässt sich ablesen: Warst du diese Woche schon beim Sport – oder war das letzte Woche? Außerdem kannst du dir besser Hilfe suchen, wenn es ein Problem gibt. Ein erfahrener Trainer kann dir besser helfen, wenn er ablesen kann, wie du trainierst. Probier's aus!

Kurz, aber wichtig: Warm-up, Stretching und Faszientraining

Vor dem Training solltest du dich aufwärmen: Nicht nur die Muskulatur, sondern auch Sehnen, Bänder und Gelenke wollen auf die kommende Belastung vorbereitet werden, dein Körper kommt sozusagen auf Betriebstemperatur. Je nachdem, wie hoch die Außentemperaturen gerade sind, solltest du dafür 5 bis 10 Minuten vor deinem Workout einplanen. Die letzten 10 Minuten deines Workouts bestehen aus wichtigen Stretching- und Mobilitätsübungen. Nur Muskeln, die ihre natürliche Länge haben und sich im vollen Bewegungsradius bewegen können, sind auch gesunde Muskeln, die deine Haltung verbessern und deine Knochen wirksam und gesund stützen! Es ist

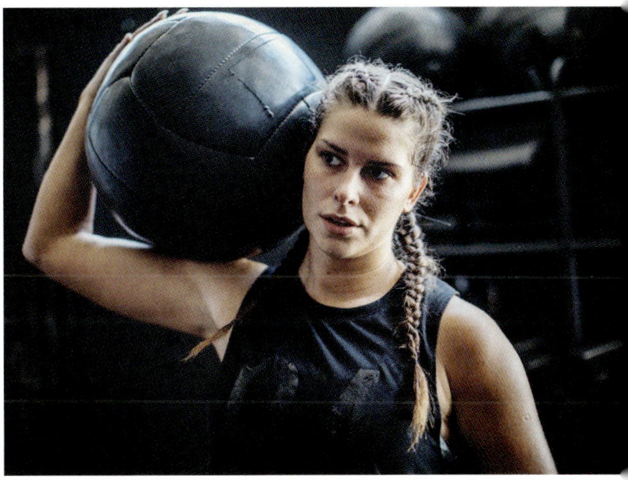

Eine gute Community im Gym oder in einer App hilft dir, dauerhaft am Ball zu bleiben.

einfach, sich durch fehlendes Stretching eine Fehlhaltung anzutrainieren, deren Effekte vielleicht sogar die positive Wirkung eines Krafttrainings infrage stellen können. Auch die Unterstützung deiner Muskulatur mit der Faszienrolle ist wichtig: Verspannte Muskeln braucht kein Mensch, und die Regeneration wird auch durch die Anwendung der Rolle beschleunigt. Mal ganz abgesehen von den vielen anderen positiven Rolleffekten, siehe einige Seiten weiter vorn.

Aufwärmen mit Plan

Du hast gelesen, warum das Warm-up wichtig ist. Jetzt kann es also losgehen! Und so geht's:

- Wähle eine Bewegungsart aus, die dir angenehm ist. Ob du locker auf der Stelle joggst, eine Runde um den Block drehst, Seil springst, am Rudergerät ruderst oder Aerobicschritte absolvierst, ist nahezu egal.
- Achte darauf, mit sanften Bewegungen zu beginnen, die keinen großen Impact auf deine Gelenke haben. Wenn du morgens trainierst oder den ganzen Tag gesessen bist, beginne am besten mit mobilisierenden Bewegungen für die Fußgelenke und arbeite dich Gelenk für Gelenk nach oben, bis du mit Kopfkreisen endest und zum eigentlichen bewegten Warm-up übergehst.
- Wenn du verspannt bist, zögere bitte nicht, auch einige Dehnübungen zu machen oder die Faszienrolle auszupacken. Nur wenn deine Muskulatur erwärmt ist und sich dein Körper auch halbwegs geschmeidig anfühlt, bist du bereit für dein Training.

- Höre auf deinen Körper! Du bist keine Maschine: Wenn du kränkelst oder im Job Stress hast und dich ausgelaugt fühlst, ist eine lockere Trainingseinheit vielleicht die bessere Wahl – oder aber eine Trainingspause, je nach Gesundheitszustand. Vor allem nach einer überstandenen Erkältung solltest du es vorsichtig angehen lassen, um dein Herz nicht unnötig zu belasten. Lass dich im Zweifel von einem Arzt durchchecken, bevor du wieder loslegst!
- Achte auf die Intensität deines Warm-ups: Es sollte dich aufwärmen, aber nicht erschöpfen.
- Bist du aufgewärmt, solltest du auch gleich loslegen: Wenn mehr als 5 Minuten zwischen deinem Warm-up und dem Trainingsbeginn vergehen, kannst du wieder von vorn anfangen.

So arbeiten deine Muskeln

Wenn du einen Muskel trainierst, muss er sich anspannen. Die Muskelfasern schieben sich übereinander und spannen den Muskel an, der Muskelbauch wird kurz und dick. Wenn der Gegenspieler arbeitet, wird der Agonist wieder in die Länge gezogen – aber das nicht vollständig. Die Muskelfasern werden nicht komplett auseinandergezogen und der Muskel bleibt leicht angespannt. Gerade, wenn du schon eine Weile trainiert hast, ohne dich zu dehnen, kann das ein Problem sein. Der volle Bewegungsumfang des angrenzenden Gelenks ist oft nicht mehr gegeben. Hinzu kommt, dass wir uns im Alltag oft in verkürzende Positionen begeben: Denk nur an deine vorgebeute Haltung am Rechner, in der Bahn wenn du aufs Hand schaust, vor dem Küchentresen oder beim Fernsehen auf der Couch ...

Wenn du älter wirst, kommt der Faktor Muskelabbau hinzu, was die Sache noch etwas dramatischer macht. Dehnen ist auch eine Verletzungsprophylaxe: Bist du beweglich, kann dich beispielsweise ein überraschender Sturz oder eine ruckartige, ungewöhnliche Bewegung nicht so schnell aus dem Gleichgewicht bringen oder dir Schaden zufügen. Die Effekte auf dein Bindegewebe wurden beim Faszientraining schon beschrieben: Geschmeidiges, entwirrtes Fasziengewebe unterstützt dich nicht nur beim Training, sondern erleichtert dir auch den Alltag. Ziehst du deine Muskeln am Ende des Trainings wieder in die richtige Position zurück, kann sich der trainierte Muskel wieder vollständig entspannen – und vielleicht sogar ein wenig weiter. Das hat Vorteile: Vergrößerst du den Bewegungsumfang deiner Gelenke, muss sich der gelenküberspannende Muskel strecken. Er wird also länger und somit schlanker; du bekommst mehr Platz für den Muskel und die Bewegung. Erst jetzt kann der Muskel seine volle Leistungsfähigkeit entfalten! Weitere Vorteile: Die Bewegungsausführung wird geschmeidiger, deine Haltung besser. Überzeugt? Dann mal los ...

Aktives Dehnen versus passives Dehnen

Es gibt unterschiedliche Stretching-Methoden, die wichtigsten zwei: Aktives und passives Dehnen.
Beim aktiven Dehnen setzt du die Anspannung des Antagonisten ein, um den Agonisten lang zu ziehen. Beispiel: Du sitzt auf dem Boden und beugst deinen Oberkörper nach vorn. Die Rückseite deiner Beine wird maximal gedehnt, wenn du die vorderen Oberschenkel anspannst. Im Gegensatz dazu gibt es das passive Dehnen, bei dem ein Gelenk ruhiggestellt wird, indem du einen Griff einsetzt oder ein Hilfsmittel bemühst. Beispiel: Du stehst auf einem Bein und beugst das anderen, hältst das Fußgelenk mit der Hand fest und dehnst den Hüftbeuger. Die Hand, der Arm übernehmen die Haltearbeit, das Gelenk hat Sendepause. Oder du dehnst die Brust, indem du deinen Arm seitlich an den Türstock drückst: Dehnen ohne Kraftaufwand ist passives Dehnen.

Die Dauer macht's

Vielleicht hast du das schonmal beobachtet: Sprinter nehmen super kurz Dehnpositionen ein, bevor es losgeht. Das hat mit Dehnen nicht viel zu tun, vielmehr ist das wie eine Erinnerung an den Muskel, sich komplett lang zu machen, um anschließend die volle Leistungsfähigkeit abrufen zu können. Das kann man machen, wenn man sich steif fühlt oder wenn man sehr sportartspezifisch trainiert ist und vor einem Wettkampf steht oder bevor man die Muskelleistung abrufen will, beispielsweise vor dem Training der speziellen Sportart. Um einen Muskel effektiv zu dehnen, musst du die maximale Dehnposition 30 bis 60 Sekunden lang halten: Das sind mindestens fünf tiefe Atemzüge. Wichtig: In der tiefsten Dehnposition sollte keine Bewegung mehr stattfinden. Jetzt ist der richtige Moment, um loszulassen! Wenn sich der Muskel jetzt komplett entspannt und nachgibt, du spürbar nochmal nachlegen kannst: Wunderbar, geh ruhig tiefer in die Dehnung hinein und halte den neuen Endpunkt! Nachdem die Dehnung vorüber ist, löse die Haltung langsam und kontrolliert wieder auf – und vergiss nicht, die andere Seite genauso intensiv zu dehnen!

Anatomie deines Körpers

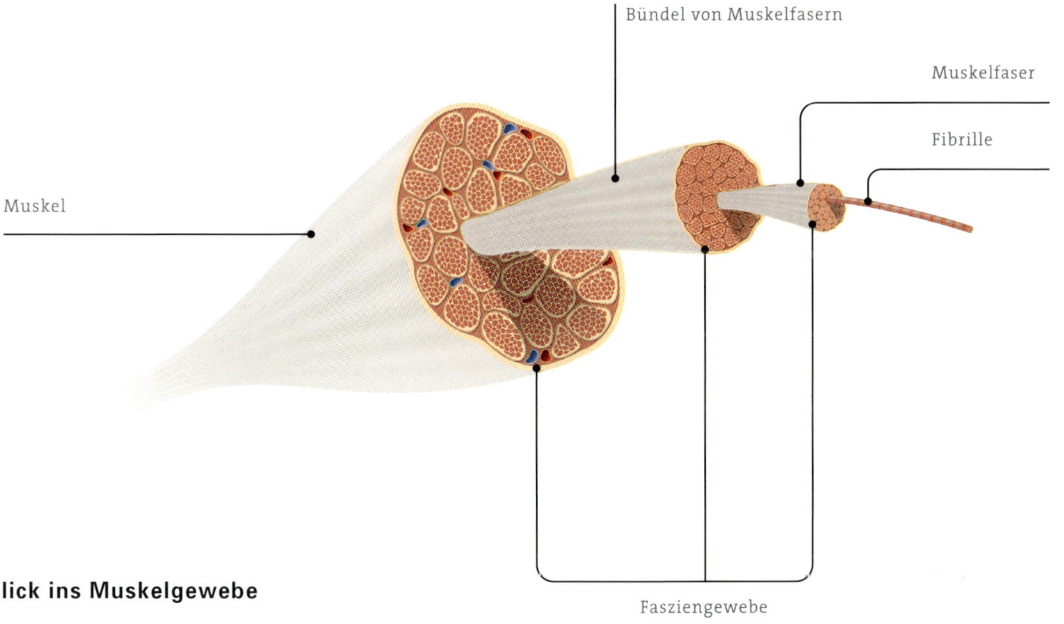

Ein Blick ins Muskelgewebe

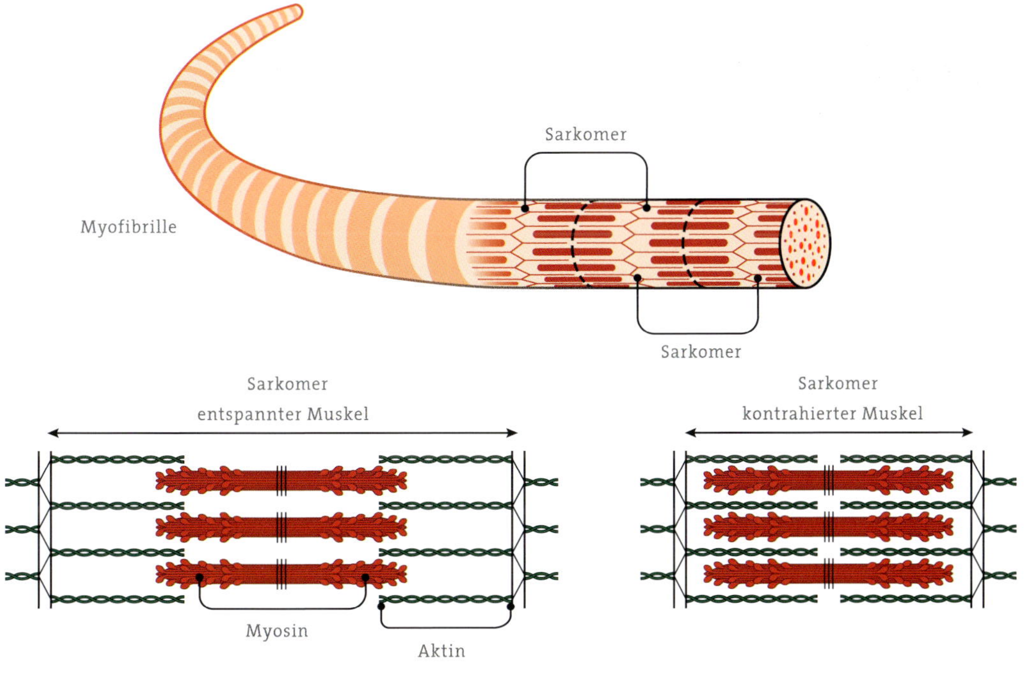

Die Myofibrille und ein Sarkomer in Aktion

Mehr Muskeln, weniger Fett

Wenn du überflüssige Pfunde loswerden willst, musst du mehr Muskulatur aufbauen. Mit der 30–20–10-Methode optimierst du deinen Körper: Dein Stoffwechsel wird maximiert und die Funktionsweise sowie das Aussehen deiner Muskeln verbessern sich deutlich. Wenn du das kontrollieren möchtest, kannst du die Umfänge vor dem Beginn dieses Programms messen und nach drei bis vier Wochen mit mindestens drei Workouts pro Woche vergleichen. Du verlierst überflüssiges Wasser im Gewebe, baust Fett ab und Muskeln auf. Das siehst du – und es ist messbar. Optimal wäre es, wenn du dich von einem Personal Trainer oder im Gym mit Hilfe einer professionellen Körperfettwaage vermessen lässt. Wie viel du an Umfang verlierst, hängt von deiner Ausgangssituation ab: Wer sowieso schon relativ schlank ist, eine Kleidergröße 38 oder kleiner trägt, wird ziemlich sicher an Gewicht zulegen. Je schwerer du zu Beginn bist, desto deutlicher wirst du die Veränderungen bemerken. Schlankere dürfen sich über mehr Power freuen: Du kommst nicht mehr so leicht aus der Puste und Spaghettiträger-Tops sehen im nächsten Sommer garantiert klasse an dir aus!

Timing ist alles

Du hast schon gelesen: Vor dem Training nimmt dir eine lang gehaltene Dehnung die Vorspannung aus dem Muskel, hier sind nur kurze Stretches angezeigt, die dem Muskel kurz seinen Bewegungsumfang aufzeigen. Langes, ausgiebiges, intensives Dehnen sowie der Einsatz der Faszienrolle hat einen anderen Zeitpunkt: Entweder du erledigst das direkt nach dem Training und nimmst dir ungefähr 20 bis 30 Minuten dafür Zeit. Oder aber du verlegst das Dehnen auf einen eigenen Zeitpunkt, absolvierst beispielsweise ein Yogaprogramm oder ein Stretching für den ganzen Körper. Unsere Empfehlung: Misch beide Methoden! Nimm dir nach dem Training Zeit, wann immer es möglich ist, und plane ein bis zwei eigene Stretching-Einheiten pro Woche ein. Die passen auch gut, wenn du eine längere Trainingspause machen musstest. Oder können eine Alternative sein, wenn du zu wenig Power für ein richtiges Training hast.

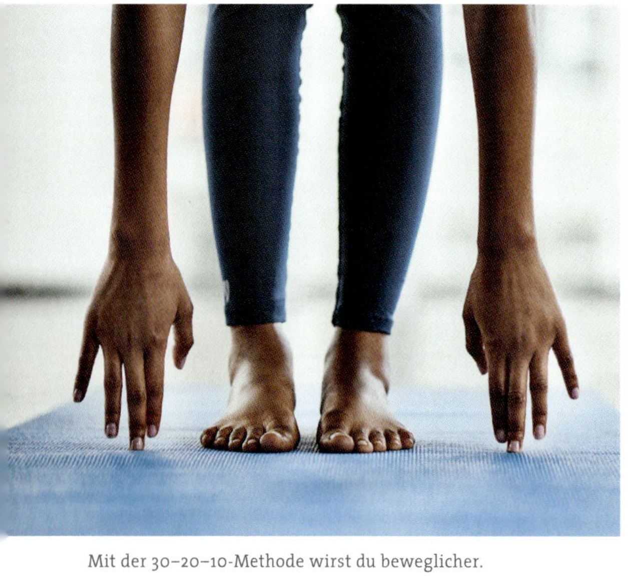

Mit der 30–20–10-Methode wirst du beweglicher.

Trainiere deine Faszien

Um dein myofasziales Fasziengewebe optimal zu pflegen, solltest du dein Bindegewebe ganz gezielt bearbeiten. Dafür stehen dir einige unterschiedliche Methoden zur Verfügung: Welche davon für dich passen, musst du selbst entscheiden; wir empfehlen dir, alle Methoden in dein Training zu integrieren. Ein wenig Geduld muss man für seine Faszien unbedingt mitbringen: Es dauert rund drei Monate, bis sich das Fasziengewebe merklich verändert.

- Massage für die Muskelfaszien: Die klassische Selbstmassage kannst du mit der Faszienrolle, Faszienbällen und teilweise auch mit den Händen durchführen. Wenn du lieber massieren lässt, anstatt dich auszurollen, ist die Methode der Thaimassage sehr empfehlenswert: Hier wir Faszienmassage mit passiver Dehnung verbunden – und man fühlt sich hinterher großartig!
- Ein gutes Faszientraining besteht aus vier Säulen: Dynamisch-federnde Bewegungen, die Entwirrung der Faszien mithilfe einer Schaumstoffrolle, funktionelle Dehnübungen wie Yoga und ein Achtsamkeitstraining stellen die vier Grundpfeiler dar, die gesunde Faszien benötigen. Versuche daher, die dynamisch-federnden Bewegungen in dein aktives Training einzubauen und die anderen drei Punkte beim Stretching zu absolvieren!
- Sieh dir die Yoga-Übungen aus dem Buch an; du kannst sie wunderbar in dein Stretching einbauen und dehnst damit Muskel- und Fasziengewebe in einem.

Druck für die Durchblutung

Wenn du mit der Rolle oder Faszienbällen arbeitest, übst du Druck auf bestimmte Muskelbereiche aus. Mit der Rolle ist das etwas flächiger, mit den Bällen punktueller. Es kommt auch immer darauf an, welche Partie

du bearbeitest: Ist für die Waden und Oberschenkel die Rolle die richtige Wahl, liebt der Nacken beispielsweise den knochenförmigen Doppelball. Du kommst damit einfach besser an feinere, schmalere Strukturen heran. Die Funktionsweise der Rolle ist relativ simpel: Wenn du auf eine Verspannung, ein Knötchen im Muskel triffst und vorsichtig darauf herumrollst, wird zum einen der Muskel gedrückt und zum anderen das umliegende Fasziengewebe erwärmt. Das hat eine bessere Durchblutung zur Folge, und außerdem wird die Lymphe in Bewegung gebracht, die Gewebsflüssigkeit kann Abbauprodukte des Körpers besser aufnehmen und die Regeneration des Muskels wird beschleunigt. Alles wird wärmer, weicher und geschmeidiger. Dauerhaft hat das Auswirkungen auf deine Leistungsfähigkeit, sie nimmt zu.
Wenn du spezielle Problemzonen hast, die sich steif und verspannt anfühlen, kannst du diese auch vor dem Training kurz mit der Rolle bearbeiten, um das Aufwärmen zu erleichtern.

Rollen – aber richtig!

Wenn du dir eine Partie ausgesucht hast, gehe wie folgt vor:

- Rolle immer die Partien zuerst aus, die am weitesten vom Herzen weg liegen. Das unterstützt den Lymphfluss optimal.
- Nimm dir Zeit! Rolle ein paarmal über einen 5 cm langen Muskelbereich, und wenn du Muskelknötchen spürst, verweile zwei, drei Atemzüge darauf und harre aus.
- Wichtig: Halte nicht die Luft an, sondern atme ruhig weiter! Wenn du die Luft anhältst, produziert dein Körper sofort Stresshormone: Die schaden dem Herz. Weiteratmen dagegen pumpt wertvollen Sauerstoff in dein System und hilft beim Abbau von Stoffwechselabfällen.
- Vermeide Gelenke! Druck ist nur etwas für Muskeln: Deine Gelenke wollen an ihrem Platz bleiben und vertragen keinen Druck. Das gilt vor allem für Schultern und Hüften sowie die zarte Halswirbelsäule!
- Nimm unterschiedliche Positionen ein: Wenn du beispielsweise die Waden ausrollst und die Füße auch mal nach innen oder außen kippen lässt, wirst du vielleicht noch das eine oder andere Knötchen finden.
- Bewegung der Muskeln beim Rollen sorgt für mehr Intensität. Ob du das aushältst, darfst du selbst entscheiden; wir finden, dass diese Methode etwas für fortgeschrittene Faszienroller ist.

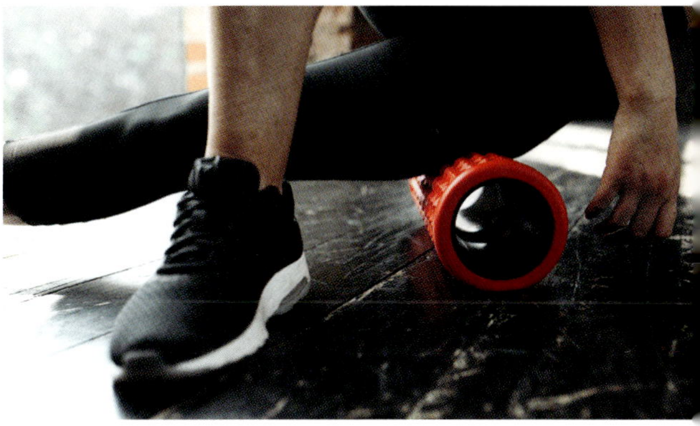

Wirkt wie eine Massage: Training mit der Faszienrolle.

- Ob du besser die Rolle oder einen Faszienball verwendest, kannst du der folgenden Tabelle entnehmen. Es ist immer auch eine Frage des Körperbaus: Wo die eine noch die Rolle verwendet, ist die andere vielleicht mit dem Ball besser beraten, beispielsweise am Wadenansatz oder am Nacken. Probier es im Zweifel einfach aus!

Das Ausrollen verschiedener Körperbereiche

Körperregion	Tool & Ausrichtung
Füße	kleiner Ball im Stehen
Waden	große oder kleine Rolle am Boden
Oberschenkel vorn, hinten und an den Seiten	große Rolle oder Ball am Boden
Gesäß	große Rolle oder Ball am Boden
Hüftbeuger und Leiste	kleiner Ball auf Bank oder Tisch
unterer Rücken	kleiner Ball am Boden
Muskeln der Brustwirbelsäule	große Rolle am Boden oder Wand
Latissimus	Rolle oder großer Ball am Boden oder Wand
Brustmuskeln	großer oder kleiner Ball am Boden oder Wand
Schultern vorn, hinten und an den Seiten	kleiner Ball am Boden oder Wand
Muskeln der Halswirbelsäule	kleiner Ball an der Wand
Bizeps und Trizeps	großer oder kleiner Ball an der Wand oder mit der anderen Hand
Unterarme	kleine Rolle oder kleiner Ball am Boden oder Tisch

KAPITEL 2

DIE ÜBUNGEN UND DEIN WORKOUT

Jetzt geht es los: Auf den folgenden Seiten findest du über 180 Übungen mit und ohne Geräte. Eine Vielfalt von Übungen bietet dir für jede Laune, für jede Trainingssituation und jedes Fitnesslevel genau die richtige Lösung. Wichtig: Dein Training beginnt erst, wenn du aufgewärmt bist.
Und dann kann's losgehen: Beginne mit 30 Minuten Cardio, anschließend 20 Minuten Kräftigung und zum Schluss der krönende Abschluss: 10 Minuten Stretching machen dein Workout komplett!
Ob es das eigene Körpergewicht, ein Widerstandsband oder die Kurzhanteln sind: Dein Workout-Menü bietet dir viele verschiedene Formen, dich in Form zu bringen und auszupowern. Worauf wartest du noch?
Viel Spaß beim Üben!

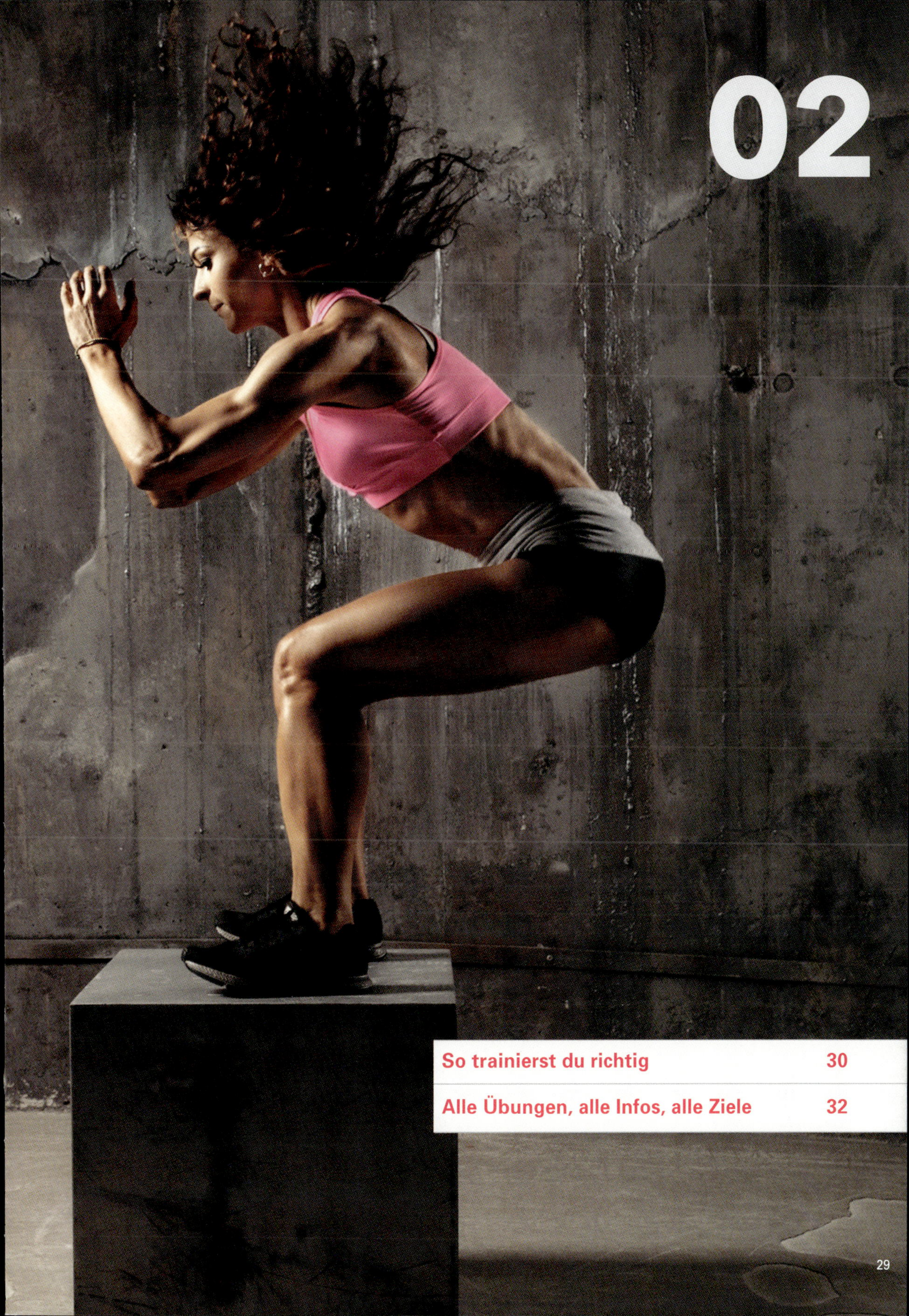

02

So trainierst du richtig

Du hast eine riesige Auswahl an Übungen vorliegen. Bevor diese alle beschrieben werden, findest du hier ein paar allgemeine Hinweise zur Nutzung der Übungen und zu den Informationen, die du bei den einzelnen Moves findest und die auch in einer übersichtlichen Tabelle auf den nächsten Seiten (32–35) aufgelistet sind.

Aufteilung der Übungen

Im Großen und Ganzen sind die Übungen leicht zu verstehen und zu kombinieren. Sie sind entweder ohne oder mit Geräten auszuführen. Nach dem Warm-up, das je nach Temperatur 5 bis 8 Minuten dauern sollte, beginnt dein 30–20–10-Workout. Folgende Hinweise sind für deine Trainingsplanung bestimmt hilfreich:

- Ab Seite 36 findest du Übungen, die du für dein Warm-up, einige auch für dein Stretching benutzen kannst – darunter viele Dehnungsübungen und Faszienmassage.
- Ab Seite 58 findest du funktionelle Übungen mit dem eigenen Körpergewicht – denn dein Körper ist das einfachste und gleichzeitig effektivste, beste Trainingstool, das dir immer und überall zur Verfügung steht! Denk nur an Klimmzüge oder Liegestütz.
- Aber auch Geräte sind wichtig und können vor allem andere, ungewohnte, neue Trainingsreize setzen und dich über Normalnull hinaus in eine andere Trainingsdimension katapultieren – vorausgesetzt, du legst die Furcht vor hohen Gewichtszahlen ab und traust dich, Muskulatur aufzubauen. Arme wie Schwarzenegger wirst du davon nicht sofort bekommen: Aber eine schöne Definition, gute und funktionelle, alltagstaugliche Muskeln sind mit Sicherheit das Ergebnis dieser Trainingsform gegen den Widerstand von Gewichten und Trainingsbändern.
- Sei kreativ: Viele Übungen können mit oder ohne Geräte ausgeführt werden, manche Moves werden durch den Einsatz von Stufen oder Erhöhungen schwerer oder leichter – und ganz oft ist es auch die Kombination von zwei Bewegungen, die einen neuen Trainingsreiz setzen, alte Muster knacken und ein Trainingsplateau auflösen kann.
- Du bist viel unterwegs? Muskeln »vom Band« sind immer eine gute Idee – und ein Widerstandsband macht sich im Koffer winzig klein! Hanteln

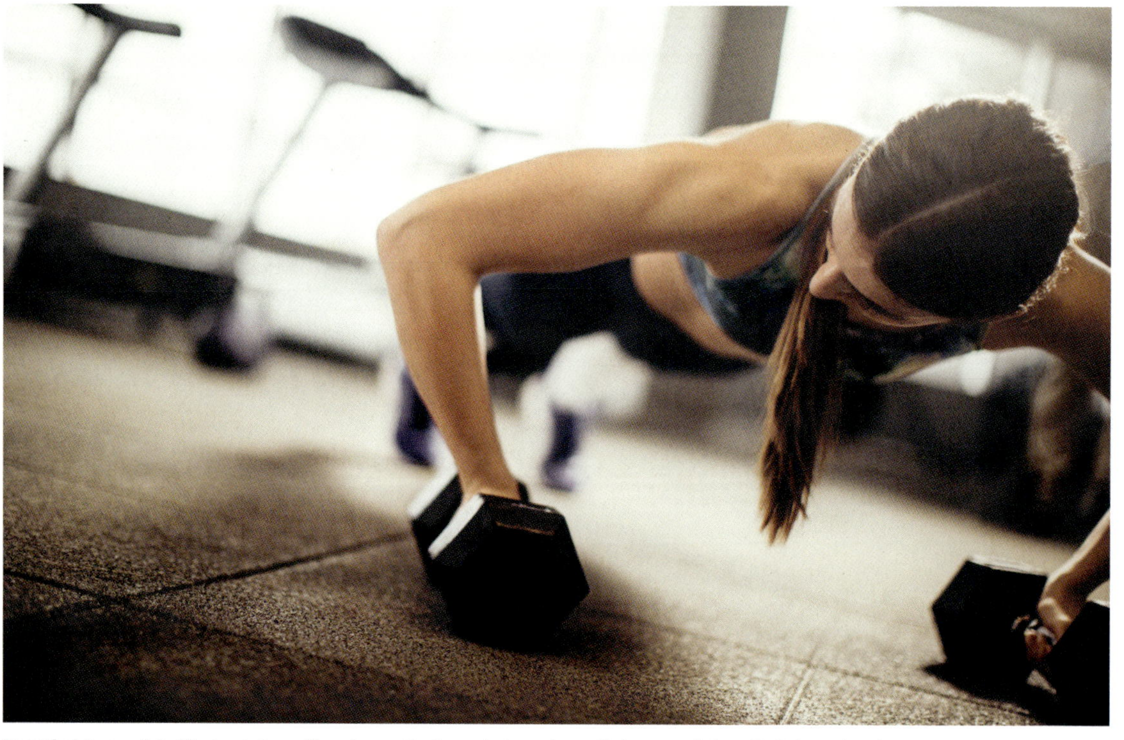

Hanteln können dein Workout sinnvoll ergänzen: Du kannst sie auch zur Steigerung deines Trainings einsetzen.

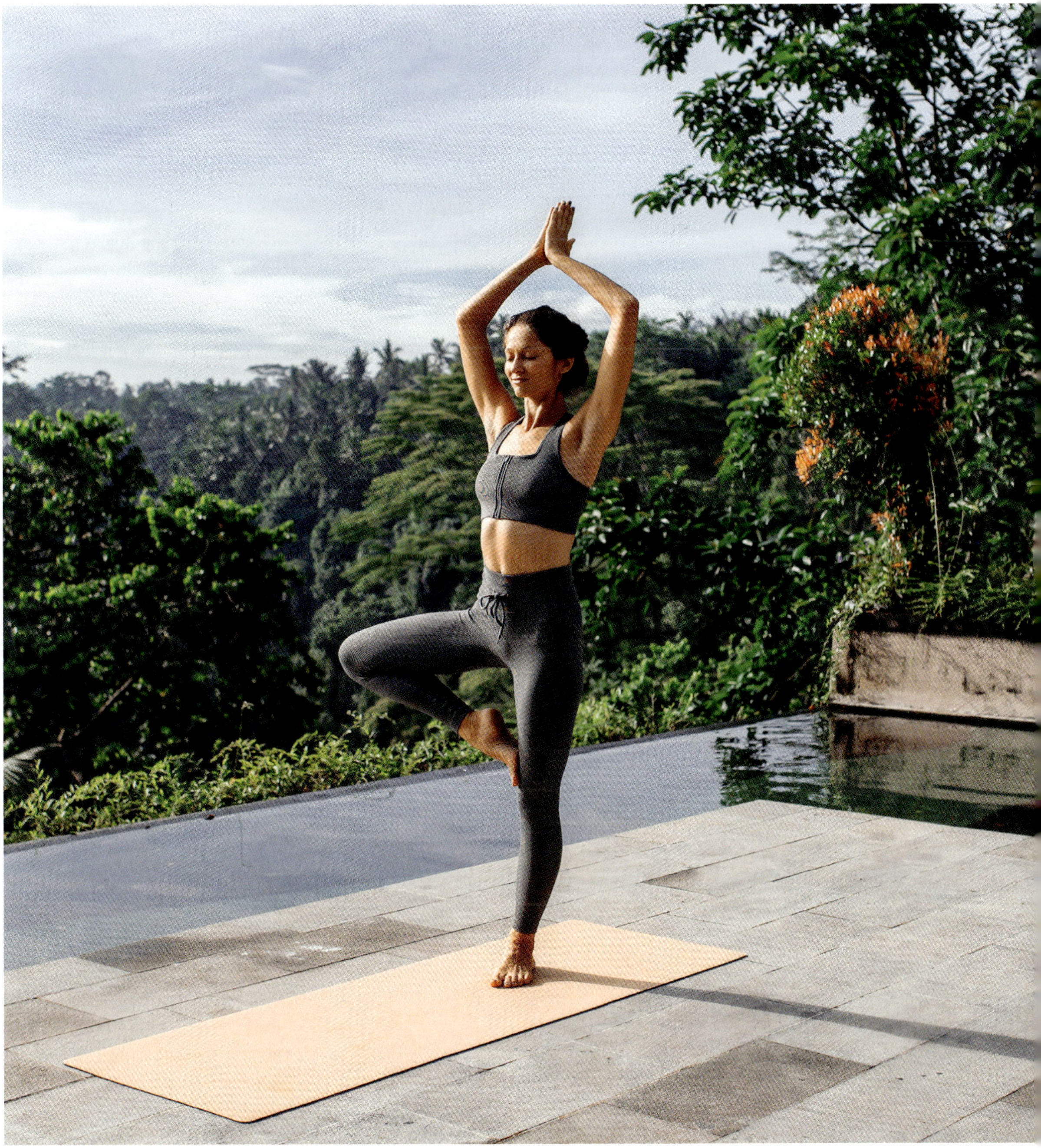

Yoga bildet den Abschluss deines Workouts.

brauchst du nicht mitzuschleppen: Fülle einfach leere Wasserflaschen mit Sand und fertig sind die Ersatzhanteln!

- Im letzten Trainingskapitel findest du Übungen aus dem Yoga. Diese bilden den Hauptteil deines Dehnprogramms, das du zum Schluss absolvierst. Du kannst hier aber auch Faszienübungen einstreuen, wenn es sinnvoll ist.

Alle Übungen, alle Infos, alle Ziele

Übungsname	Seite	Funktionskreise	Schwerpunkt(e)	Cardio	Kraft	Stretching/ Mobilisation
Abduktorentraining mit Widerstandsband	140	Rumpf, Beine	Außenseiten der Oberschenkel, Gesäß		●	
Anfersen	36	Beine, Rumpf	Beine, Po, Kreislauf	●		●
Arm-Extensions mit Widerstandsband	147	Kopf, Rumpf, Arme, Beine	Arme, Beine		●	
Armheben in Bauchlage	101	Kopf, Rumpf, Arme, Beine	Rücken, Schultern, Arme		●	
Armkreisen in Bauchlage	98/99	Kopf, Rumpf, Arme, Beine	Schultern, Rücken		●	●
Armkreuzen	37	Arme	Schultern, Arme	●		●
Arm- und Beinheben, diagonales im Ausfallschritt	72	Arme, Beine, Rumpf	Core-Muskulatur, Arme, Schultern, Beine		●	
Arm- und Beinheben, diagonales in Bauchlage	102	Kopf, Rumpf, Arme, Beine	Rücken, Arme, Gesäß, Beine		●	
Around the world in Rückenlage mit Kurzhanteln	123	Arme, Rumpf	Brust, Arme, Schultern		●	
Ausfallschritt	43	Beine	Beine		●	●
Ausfallschritt, diagonaler	81	Rumpf, Beine	Beine, Gesäß		●	
Ausfallschritt, gesprungener	78	Rumpf, Beine	Cardio, Gesäß, Beine	●	●	
Ausfallschritt mit Kurzhanteln	117	Rumpf, Arme, Beine	Beine, Gesäß		●	
Ausfallschritt mit Langhantel	134	Kopf, Rumpf, Arme, Beine	Beine, Gesäß, Schultern		●	
Ausfallschritt mit Walk nach vorn	80	Rumpf, Beine	Gesäß, Beine		●	
Ausfallschritt, seitlicher mit Kurzhanteln	128	Kopf, Rumpf, Arme, Beine	Innenschenkel, Gesäß		●	
Ausfallschritt, seitlicher mit Langhantel	135	Kopf, Rumpf, Arme, Beine	Innenschenkel, Gesäß		●	
Bauch-Curl mit Langhantel	135	Kopf, Rumpf, Arme, Beine	Bauch, Brust, Schultern		●	
Bauchwippe	68	Kopf, Rumpf, Arme, Beine	Rückenmuskulatur		●	
Beckenbrücke, Füße heben in der	84	Rumpf, Beine	Beine, Gesäß, Cardio	●	●	
Beckenheben, einbeiniges in Rückenlage	83	Rumpf, Beine	Core-Muskulatur, Beine, Gesäß		●	
Beckenheben in Rückenlage	82	Rumpf, Beine	Beine, Gesäß		●	
Beckenheben mit Kurzhanteln	119	Rumpf, Beine	Rückseiten der Oberschenkel, Gesäß		●	
Beckenheben mit Stuhl	175	Rumpf, Beine	Beine, Gesäß		●	
Beckenheben mit Widerstandsband	150	Rumpf, Beine	Gesäß, Beine		●	
Beinabspreizen mit Widerstandsband	141	Kopf, Rumpf, Arme, Beine	Rücken, Beine, Gesäß		●	
Beindehnung	48	Beine, Rumpf, Arme	Beine, Rücken		●	●
Beindehnung im Stehen	183	Kopf, Rumpf, Arme, Beine	Beine, Körperspannung, Balance		●	●
Beinheben, hängend	110	Kopf, Beine, Rumpf, Arme	Core-Muskulatur, Arme, Schultern, Beine		●	
Beinheben in Seitlage	87	Beine	Beine, Gesäß		●	
Beinheben, seitliches, im Stehen mit Widerstandsband	138	Rumpf, Beine	Beine, Gesäß		●	
Beinrückseite, Dehnung der	188	Kopf, Rumpf, Arme, Beine	Beine, Flanke, Dehnung			●
Beinsenken im Liegen	94	Rumpf, Beine	Bauch, Core-Muskulatur		●	
Bein- und Schulterdehnung	187	Kopf, Rumpf, Arme, Beine	Beine, Dehnung		●	●
Bizeps-Curl mit Kurzhanteln	125	Arme, Rumpf	Bizeps		●	
Bizeps-Curl mit Widerstandsband	142	Rumpf, Arme	Bizeps		●	
Bizeps-Curl, sitzend mit Kurzhantel	164	Rumpf, Arme	Bizeps		●	
Boot-Haltung	190	Kopf, Rumpf, Arme, Beine	Bauch, Core-Muskulatur, Balance		●	●
Brustpresse, einarmige mit Widerstandsband	172	Rumpf, Arme	Brust, Schultern, Arme		●	
Brustpresse mit Widerstandsband	144	Rumpf, Arme	Arme, Brust		●	
Brust-Stretch im Ausfallschritt, Teil 1	44	Rumpf, Beine, Arme	Brust, Hüfte		●	●
Brust-Stretch im Ausfallschritt, Teil 2	45	Rumpf, Beine, Arme	Brust, Hüfte		●	●
Brust- und Beindehnung	190	Kopf, Rumpf, Arme, Beine	Arme, Schultern, Dehnung		●	●

Übungsname	Seite	Funktionskreise	Schwerpunkt(e)	Cardio	Kraft	Stretching/ Mobilisation
Burpee	60/61	Rumpf, Arme, Beine	Cardio	●	●	
Burpee, Easy-, mit Stuhl	170/171	Kopf, Rumpf, Arme, Beine	Ganzkörper, Cardio	●	●	
Caterpillar-Walk	69	Kopf, Rumpf, Arme, Beine	Core-Muskulatur, Arme, Schultern, Beine	●	●	●
Chestpress im Liegen mit Kurzhanteln	121	Rumpf, Arme, Beine	Brust, Core-Spannung		●	
Clam-Lift mit Widerstandsband	139	Rumpf, Arme, Beine	Beine, Gesäß		●	
Crunches, gerade	88	Rumpf	Bauch		●	
Crunch mit Kurzhantel	130	Kopf, Arme, Rumpf	Bauch		●	
Crunches mit Overhead-Press	131	Kopf, Rumpf, Arme	Bauch, Schultern		●	
Crunches, seitliche	89	Kopf, Rumpf, Arme, Beine	Bauch, Core-Muskulatur		●	
Crunches, Seit-, im Stehen mit Widerstandsband	145	Rumpf, Arme	seitliche Bauchmuskulatur		●	
Crunches, seitliche mit Widerstandsband	141	Kopf, Rumpf, Arme, Beine	Bauch, Core-Muskulatur		●	
Dreieckshaltung	188	Kopf, Rumpf, Arme, Beine	Beine, Flanken, Dehnung			●
Flankenmassage	56	Rumpf	Flanken			●
Frontlift mit Kurzhanteln	125	Arme, Rumpf	Arme, Schultern		●	
Frontlunge	70/71	Rumpf, Beine	Beine, Core-Muskulatur	●	●	
Full Swing mit Kettlebell	156	Kopf, Rumpf, Arme, Beine	Oberkörper, Beine, Gesäß, Cardio	●	●	
Full Swing, einarmiger mit Kettlebell	157	Kopf, Rumpf, Arme, Beine	Oberkörper, Beine, Gesäß, Cardio	●	●	
Fußgelenksmobilisation	40	Beine	Fußgelenke			●
Gesäßdehnung	191	Rumpf, Arme, Beine	Gesäß, Dehnung, Entspannung			●
Gesäßmassage	55	Beine, Rumpf	Gesäß			●
Grätsche, tiefe	74	Rumpf, Beine	Beine, Gesäß		●	
Halbmondhaltung	184	Kopf, Rumpf, Arme, Beine	Beine, Balance		●	●
Hampelmann	38	Arme, Beine, Rumpf	Kreislauf	●		●
Handgelenksmobilisation	40	Arme	Handgelenke			●
Hindu-Liegestütz	109	Kopf, Rumpf, Arme, Beine	Core-Muskulatur, Schultern, Arme, Beine		●	
Hintere Oberschenkel, Massage der	54	Beine	hintere Oberschenkel			●
Hüftbeugerdehnung	50	Beine, Rumpf	Hüfte			●
Hüftmobilisation	41	Rumpf	Hüfte			●
Hüftöffnung	51	Beine, Rumpf	Hüfte			●
Hüftwalk	49	Beine, Rumpf	Hüfte, Gesäß		●	●
Innenschenkelmassage	55	Beine	Innenschenkel			●
Jogging	39	Beine	Beine, Kreislauf	●		●
Katze-Kuh-Rückendehnung	189	Kopf, Rumpf, Arme, Beine	Rückendehnung			●
Kettlebell Clean Press	153	Kopf, Rumpf, Arme, Beine	Oberkörper, Beine, Gesäß, Cardio	●	●	
Kettlebell Swing	152	Kopf, Rumpf, Arme, Beine	Oberkörper, Beine, Gesäß, Cardio	●	●	
Kindhaltung	191	Kopf, Rumpf, Arme, Beine	Rücken, Entspannung, Dehnung			●
Klimmzug	112/113	Kopf, Rumpf, Arme	Core-Muskulatur, Arme, Schultern		●	
Knee Lift mit Stuhl	159	Kopf, Rumpf, Arme, Beine	Beine, Gesäß	●	●	
Knee Lift mit Ausfallschritt am Stuhl	166	Kopf, Rumpf, Arme, Beine	Beine, Gesäß, Cardio	●	●	
Kniebeuge, einbeinige	76	Beine, Rumpf	Gesäß, Beine		●	
Kniebeuge, einbeinige mit Stuhl	174	Kopf, Rumpf, Arme, Beine	Beine, Gesäß		●	
Kniebeuge, enge	77	Beine	Gesäß, Beine		●	
Kniebeuge, isometrische mit Widerstandsband	167	Kopf, Rumpf, Arme, Beine	Beine, Gesäß		●	
Kniebeuge mit Kettlebell	154	Kopf, Rumpf, Arme, Beine	Beine, Gesäß		●	
Kniebeuge, weite im Wechsel	79	Rumpf, Beine	Beine, Gesäß		●	
Kniestand, Rücklage im	85	Kopf, Rumpf, Beine	Core-Muskulatur, Beine		●	

Übungsname	Seite	Funktionskreise	Schwerpunkt(e)	Cardio	Kraft	Stretching/ Mobilisation
Krähen-Haltung	186	Kopf, Rumpf, Arme, Beine	Arme, Schultern, Balance		●	●
Kreuzheben, einbeiniges mit Stuhl	173	Kopf, Rumpf, Arme, Beine	Rücken, Core-Muskulatur		●	
Kreuzheben mit Kurzhanteln	116	Kopf, Rumpf, Arme, Beine	Beine, Rücken		●	
Kreuzheben mit Kettlebell	155	Kopf, Rumpf, Arme, Beine	Rücken, Beine		●	
Krieger, umgekehrter	181	Kopf, Rumpf, Arme, Beine	Beine, Flanke, Dehnung		●	●
Kriegerhaltung 1	180	Kopf, Rumpf, Arme, Beine	Beine, Gesäß, Dehnung		●	●
Kriegerhaltung 2	181	Kopf, Rumpf, Arme, Beine	Beine, Gesäß, Dehnung		●	●
Kriegerhaltung 3	182	Kopf, Rumpf, Arme, Beine	Beine, Körperspannung, Balance			
Krokodilhaltung	187	Kopf, Rumpf, Arme, Beine	Wirbelsäule, Entspannung			●
Latziehen in Bauchlage	100	Kopf, Rumpf, Arme, Beine	Rücken, Schultern, Arme		●	
Latziehen mit Widerstandsband im Liegen	145	Kopf, Rumpf, Arme	Rücken, Schultern		●	
Liegestütz	104/105	Kopf, Rumpf, Arme, Beine	Core-Muskulatur, Arme, Schultern		●	
Liegestütz an der Hantelbank mit Widerstandsband	167	Kopf, Rumpf, Arme, Beine	Brust, Schultern, Arme		●	
Liegestütz, einbeinige	108	Kopf, Rumpf, Arme, Beine	Core-Muskulatur, Arme, Schultern, Beine		●	
Liegestütz mit Rotation	64	Kopf, Rumpf, Arme, Beine	Core-Muskulatur, Arme, Schultern			
Liegestütz mit Stuhl	158	Kopf, Rumpf, Arme, Beine	Arme, Schultern		●	
Liegestütz, umgekehrte	103	Rumpf, Arme, Beine	Rücken, Schultern, Arme		●	
Liegestütz-Extensions	106	Kopf, Rumpf, Arme, Beine	Core-Muskulatur, Arme, Schultern		●	
Liegestütz-Extensions mit Stuhl	161	Kopf, Rumpf, Arme, Beine	Core-Muskulatur, Oberkörper		●	
Mountainclimber	95	Kopf, Rumpf, Arme, Beine	Cardio, Bauch, Core-Muskulatur	●	●	
Mountainclimber mit Stuhl	162	Kopf, Rumpf, Arme, Beine	Beine, Gesäß, Oberkörper, Cardio	●	●	
Oberkörperrotation	42	Rumpf	Wirbelsäule			●
Oberschenkelaußenseite, Massage der	56	Beine	Oberschenkelaußenseite			●
Overhead-Press	107	Kopf, Rumpf, Arme, Beine	Core-Muskulatur, Arme, Schultern		●	
Overhead-Press mit Kurzhanteln	124	Arme, Rumpf	Arme, Schultern		●	
Overhead-Press mit Langhantel	132	Kopf, Rumpf, Arme, Beine	Arme, Schultern		●	
Overhead-Press mit Squat	126	Kopf, Rumpf, Arme, Beine	Arme, Schultern, Beine, Gesäß		●	
Pistol Squat mit Stuhl	160	Kopf, Rumpf, Arme, Beine	Beine, Gesäß, Core-Muskulatur		●	
Push Squat mit Widerstandsband	149	Kopf, Rumpf, Arme, Beine	Arme, Beine, Gesäß		●	
Rotation mit Kurzhanteln	124	Arme, Rumpf	Rotatorenmanschette der Schulter, Arme		●	
Ruder-Crunch	91	Kopf, Rumpf, Arme, Beine	Core-Muskulatur		●	
Rudern, vorgebeugtes mit Kurzhanteln	128	Kopf, Rumpf, Arme, Beine	Arme, Schultern		●	
Rudern, vorgebeugtes mit Langhantel	131	Kopf, Rumpf, Arme, Beine	Arme, Schultern		●	
Rudern, vorgebeugtes mit Widerstandsband	143	Kopf, Rumpf, Arme, Beine	Arme, Schultern, Rücken		●	
Rückendehnung	187	Kopf, Rumpf, Arme, Beine	Rücken, Entspannung			●
Rückenheben	97	Kopf, Rumpf, Arme, Beine	Rücken		●	
Rückenheben mit Kurzhanteln im Stehen	118	Kopf, Rumpf, Arme, Beine	Beine, Rücken		●	
Rückenheben mit Langhantel, sitzend	177	Kopf, Rumpf, Arme	Rücken, Core-Muskulatur		●	
Rückenheben mit Widerstandsband	140	Kopf, Rumpf, Arme, Beine	Rücken, Beine, Gesäß		●	
Rückenmassage im Liegen	52	Rumpf	Rücken			●
Rückenmassage im Stehen	57	Rumpf	Rücken			●
Rückenwippe	96	Kopf, Rumpf, Arme, Beine	Rücken		●	
Russian Twist	92/93	Kopf, Rumpf, Arme, Beine	Bauch, Core-Muskulatur		●	
Russian Twist mit Kurzhantel	129	Kopf, Rumpf, Arme	Core-Muskulatur		●	
Schulterheben, sitzend mit Kurzhanteln	165	Rumpf, Arme	Schultern, Arme		●	
Schultermobilisation	46	Arme	Schultern			●

Übungsname	Seite	Funktionskreise	Schwerpunkt(e)	Cardio	Kraft	Stretching/ Mobilisation
Schulterzug, diagonaler mit Widerstandsband	143	Rumpf, Arme	Arme, Schultern		●	
Schulterzug, mit Widerstandsband	142	Rumpf, Arme	Arme, Schultern		●	
Seitlift mit Kurzhanteln	125	Arme, Rumpf	Schultern		●	
Seitstütz	62	Rumpf, Arme, Beine	Core-Muskulatur, Schultern		●	
Seitstütz mit Beinheben	63	Rumpf, Arme, Beine	Core-Muskulatur, Schultern, Beine		●	
Seitstütz-Rotation	106	Kopf, Rumpf, Arme, Beine	Core-Muskulatur, Arme, Schultern		●	
Shoulder Raise mit Widerstandsband	148	Rumpf, Arme	Arme, Schultern		●	
Shoulder Shrugs	111	Kopf, Rumpf, Arme	Arme, Schultern		●	
Shouldertaps	108	Kopf, Rumpf, Arme, Beine	Core-Muskulatur, Arme, Schultern		●	
Sidejump	59	Beine, Rumpf, Arme	Cardio	●		
Skippings	39	Rumpf, Beine	Beine, Kreislauf	●		●
Sonnengruß	178/179	Kopf, Rumpf, Arme, Beine	Ganzkörper, Cardio	●	●	●
Spider-Crunch	90	Kopf, Rumpf, Arme, Beine	Bauch, Core-Muskulatur		●	
Squat, breiter mit Kurzhantel	114	Rumpf, Arme, Beine	Beine, Gesäß		●	
Squat, einbeiniger mit Stuhl und Widerstandsband	163	Kopf, Rumpf, Arme, Beine	Beine, Gesäß			
Squat, enger mit Kurzhanteln	115	Rumpf, Arme, Beine	Beine, Gesäß		●	
Squat, gesprungener breiter	87	Rumpf, Beine	Cardio, Beine, Gesäß	●	●	
Squat mit gestreckten Armen mit Widerstandsband	151	Kopf, Rumpf, Arme, Beine	Gesäß, Beine, Arme, Schultern		●	
Squat mit Langhantel	133	Kopf, Rumpf, Arme, Beine	Beine, Gesäß		●	
Squat mit Langhantel und Hantelbank	176	Kopf, Rumpf, Arme, Beine	Beine, Gesäß		●	
Squat mit Stuhl	169	Kopf, Rumpf, Arme, Beine	Beine, Gesäß		●	
Squat mit Widerstandsband	136	Rumpf, Beine	Beine, Gesäß		●	
Squat, seitlicher, breiter Walk im	86	Rumpf, Beine	Beine, Gesäß	●	●	
Squat Jump	138	Kopf, Rumpf, Arme, Beine	Beine, Gesäß, Cardio	●	●	
Squat Step mit Widerstandsband	146	Rumpf, Beine	Beine, Gesäß	●	●	
Squat Walk mit Widerstandsband	137	Rumpf, Beine	Beine, Gesäß		●	
Step-up mit Stuhl	159	Kopf, Rumpf, Arme, Beine	Beine, Gesäß	●	●	
Strecksprung	75	Rumpf, Beine	Explosivkraft, Beine, Gesäß	●	●	
Stuhlhaltung	180	Kopf, Rumpf, Arme, Beine	Beine, Gesäß, Core-Muskulatur		●	●
Trizeps-Curl mit Widerstandsband	146	Kopf, Rumpf, Arme, Beine	Trizeps		●	
Trizeps-Curl, stehend	127	Arme, Rumpf	Trizeps		●	
Trizeps-Dips am Stuhl	168	Rumpf, Arme, Beine	Trizeps		●	
Trizeps-Überzug auf der Hantelbank	122	Arme, Rumpf	Trizeps, Schultern		●	
Unterarmstütz	65	Kopf, Rumpf, Arme, Beine	Core-Muskulatur		●	
Unterarmstütz mit Arm- und Beinheben	66/67	Kopf, Rumpf, Arme, Beine	Körperspannung		●	
Unterarmstütz, Sidetaps im	62	Kopf, Rumpf, Arme, Beine	Körperspannung		●	
Unterbauch-Crunch	94	Rumpf, Beine	Bauch, Core-Muskulatur		●	
Viereckshüpfer	58	Beine, Rumpf	Cardio	●		
Vierfüßlerstütz	65	Rumpf, Arme	Core-Muskulatur		●	
Vorbeuge, einbeinige	73	Rumpf, Beine	Balance, Beine		●	●
Vorbeuge, einbeinige mit Kurzhanteln	120	Kopf, Rumpf, Arme, Beine	Balance, Beine, Gesäß		●	
Vorbeuge in der Grätsche	185	Kopf, Rumpf, Arme, Beine	Beinrückseiten, unterer Rücken		●	●
Vordere Oberschenkel, Massage der	54	Beine	vordere Oberschenkel			●
Waden-Stretch	47	Beine	Waden			●
Wadenmassage	53	Beine	Waden			●
Winkel, gestreckter	182	Kopf, Rumpf, Arme, Beine	Beine, Flanke, Dehnung		●	●

WARM-UP, MOBILITÄTS- UND DEHNÜBUNGEN

Mit gezielten Aufwärmübungen bereitest du dich bestens auf dein Training vor – und die Mobilisation hilft ebenfalls, deine Muskeln, Sehnen, Bänder und Gelenke auf die kommende Belastung vorzubereiten. Ob du die Faszienrolle dazu nimmst oder oder dir diese Bewegungen für dein Stretching aufhebst, bleibt ganz dir überlassen. Anstelle der hier gezeigten Moves kannst du natürlich auch eine Runde um den Block joggen, radeln oder Seilspringen.

Dynamisches Aufwärmen

Zunächst will dein Kreislauf auf Betriebstemperatur gebracht werden. Dynamische Moves helfen dir dabei. Was noch hilft: gute Musik! Leg also deine liebste Power-Playlist auf – und los geht's.

Anfersen

ÜBUNG 1

Funktionskreise **Beine, Rumpf** Schwerpunkt(e) **Beine, Po, Kreislauf** ■ Cardio □ Kraft ■ Stretching/Mobilisation

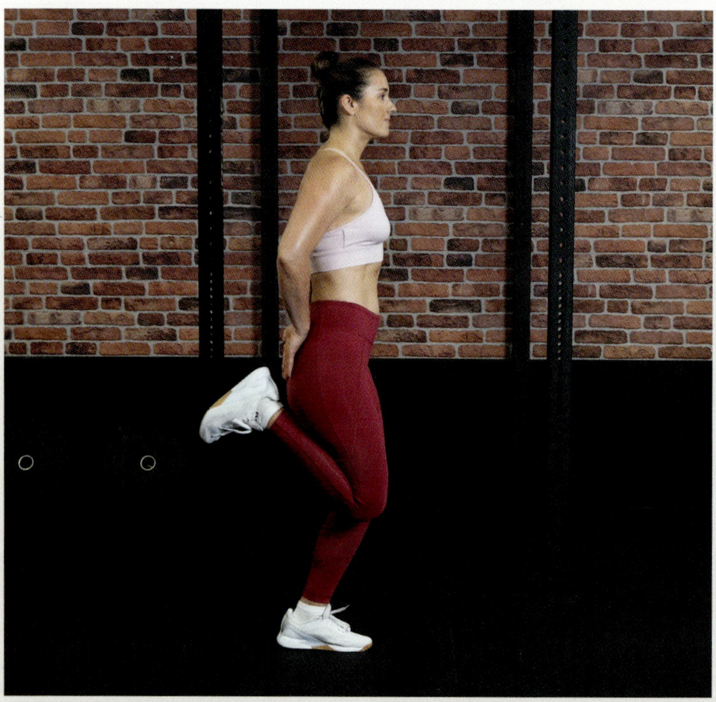

- Füße geschlossen halten, Knie leicht beugen. Handrücken auf das Gesäß legen, Ellbogen leicht nach hinten ziehen. Bauchmuskulatur aktivieren, Gewicht nach links verlagern. Rechte Ferse zum Gesäß ziehen.
- Dann den rechten Fuß auf den Boden setzen gleichzeitig die linke Ferse zum Gesäß ziehen. Die Bewegung im dynamischen Wechsel fortführen.

Armkreuzen

Funktionskreise **Arme** Schwerpunkt(e) **Schultern, Arme** ■ Cardio □ Kraft ■ Stretching/Mobilisation

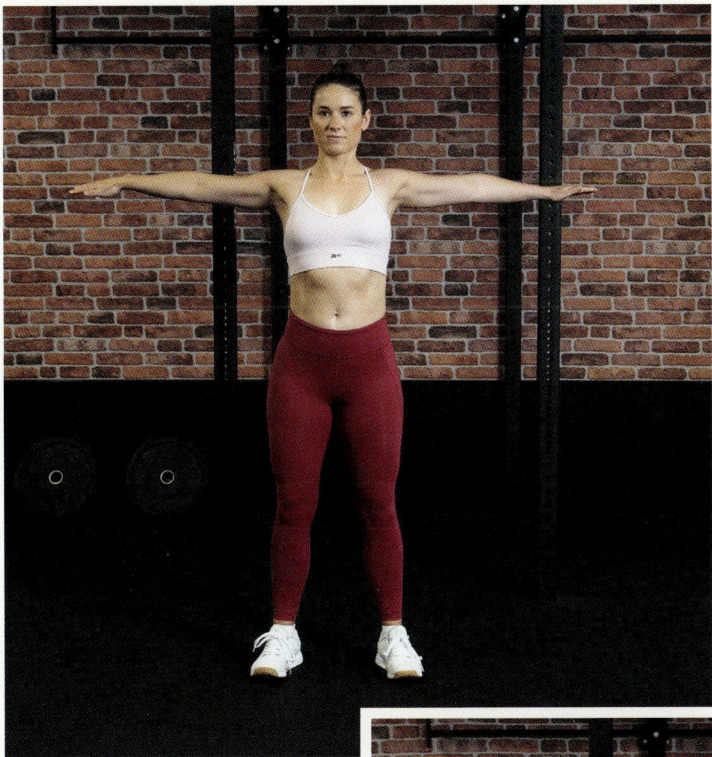

A ▶ Stelle dich aufrecht hin, die Füße schulterbreit geöffnet, Fußspitzen zeigen nach vorn. Steißbein nach unten, Schambein nach oben ziehen. Bauch fest, Arme seitlich auf Schulterhöhe ausstrecken. Handflächen zeigen nach unten. Kopf in Verlängerung der Wirbelsäule halten.

B ▶ Arme vor dem Körper ausgestreckt kreuzen, dann die Arme wieder zu den Seiten ziehen. Schultern dabei betont nach unten ziehen.

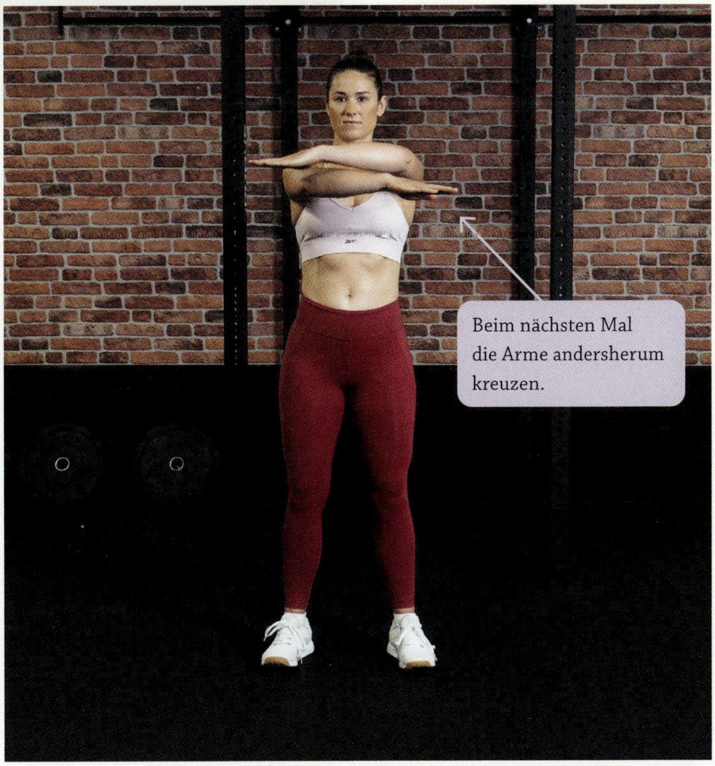

Beim nächsten Mal die Arme andersherum kreuzen.

Hampelmann

Funktionskreise **Arme, Beine, Rumpf** Schwerpunkt(e) **Kreislauf** ■ Cardio □ Kraft ■ Stretching/Mobilisation

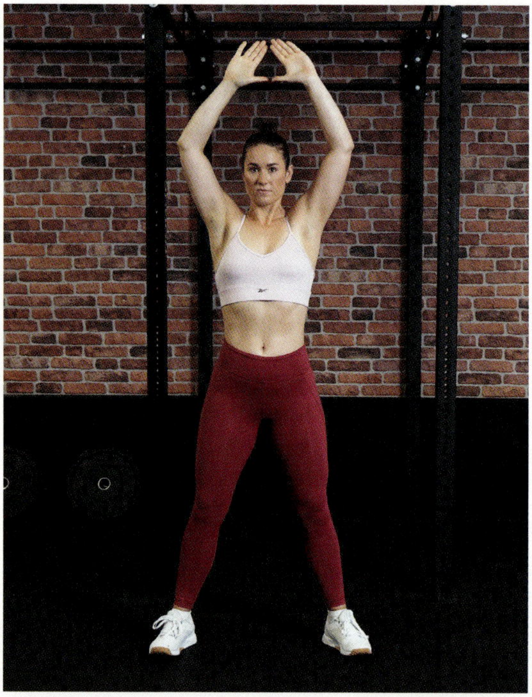

A ▶ Die Füße hüftweit geöffnet, den Oberkörper gerade halten. Körperspannung aufbauen: Dazu Bauch, Rücken und Beckenboden leicht anspannen, den Kopf in Verlängerung der Wirbelsäule halten. Die Arme seitlich neben dem Oberkörper nach unten ausstrecken, Fingerspitzen zeigen zum Boden. Bauch dann fester anspannen und mit beiden Füßen kraftvoll nach oben hochspringen, Beine im Sprung öffnen und gegrätscht landen, gleichzeitig die Arme über die Seiten dynamisch nach oben über den Kopf führen.

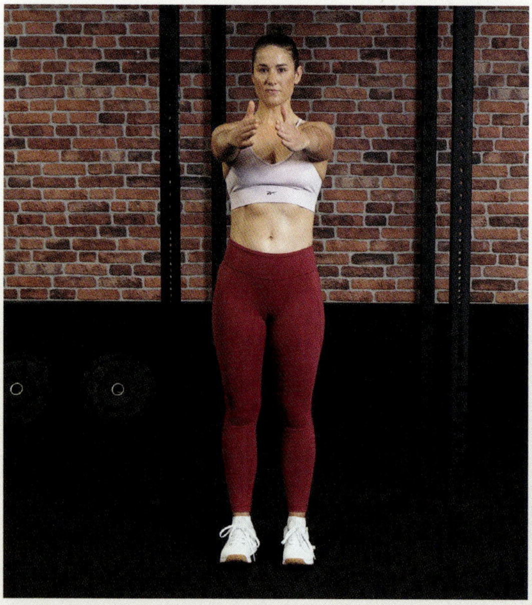

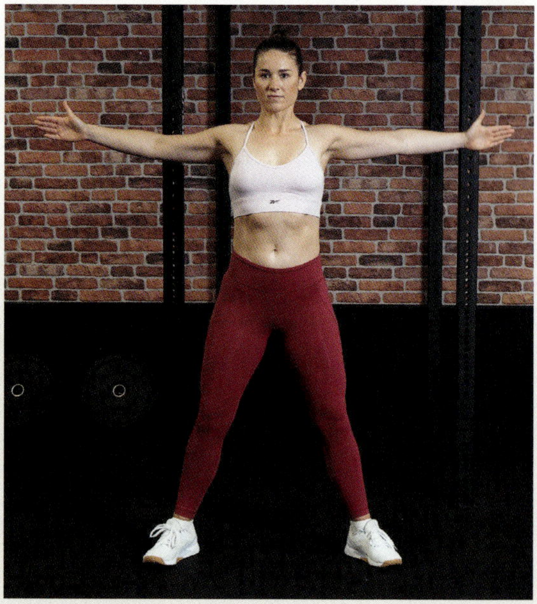

Variante

C ▶ Wirbelsäule gerade halten, Blick nach vorn, Arme bis auf Schulterhöhe nach oben ziehen. Daumen nach oben zeigen lassen.

D ▶ Mit den Füßen gleichzeitig zu den Seiten hüpfen, die Arme gleichzeitig seitlich öffnen.

Skippings

ÜBUNG 4

Funktionskreise **Rumpf, Beine** Schwerpunkt(e) **Beine, Kreislauf** ■ Cardio □ Kraft ■ Stretching/Mobilisation

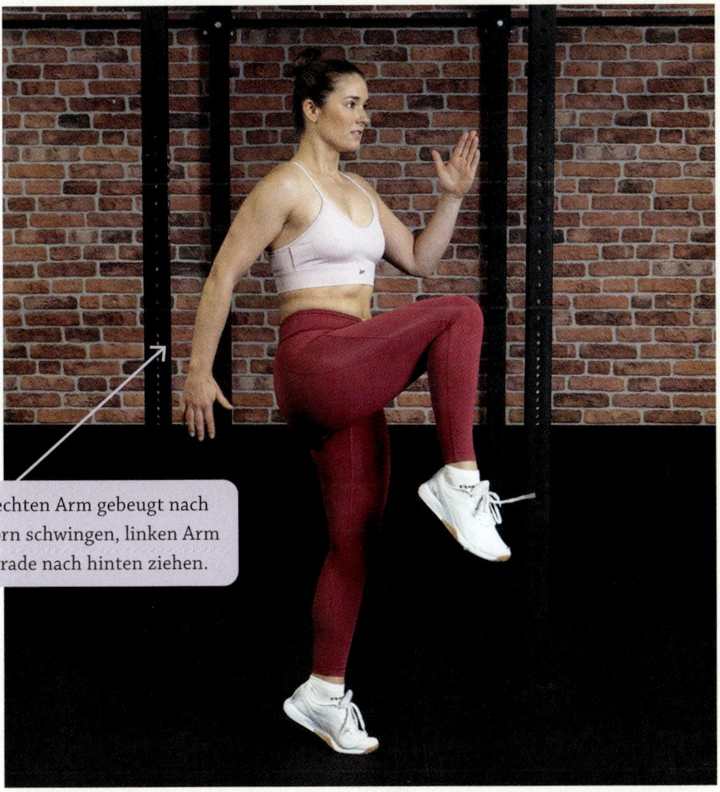
Rechten Arm gebeugt nach vorn schwingen, linken Arm gerade nach hinten ziehen.

▶ Füße geschlossen halten, dann das rechte Knie nach oben ziehen. Gleichzeitig den rechten Arm gestreckt nach hinten führen, linken Arm beugen und nach vorn schwingen (Bild). Dann das Gewicht mit einem Hüpfer auf das rechte Bein verlagern, rechtes Bein zum Boden bringen und dabei ausstrecken. Gleichzeitig linkes Bein beugen. Knie bis auf Taillenhöhe hochziehen.

Jogging

ÜBUNG 5

Funktionskreise **Rumpf, Beine** Schwerpunkt(e) **Beine** ■ Cardio □ Kraft ■ Stretching/Mobilisation

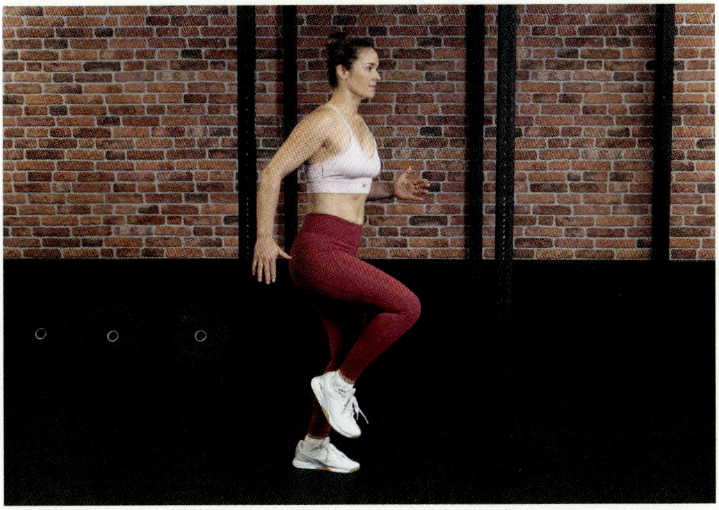

▶ Hüftbreiter Stand. Gewicht nach links verlagern und das rechte Knie locker und dynamisch, bis auf Hüfthöhe anheben. Dann mit einer dynamischen Bewegung das Gewicht nach rechts verlagern, linkes Knie anheben, rechten Arm gebeugt nach vorn ziehen.

Handgelenksmobilisation

Funktionskreise **Arme** Schwerpunkt(e) **Handgelenke** ☐ Cardio ☐ Kraft ■ Stretching/Mobilisation

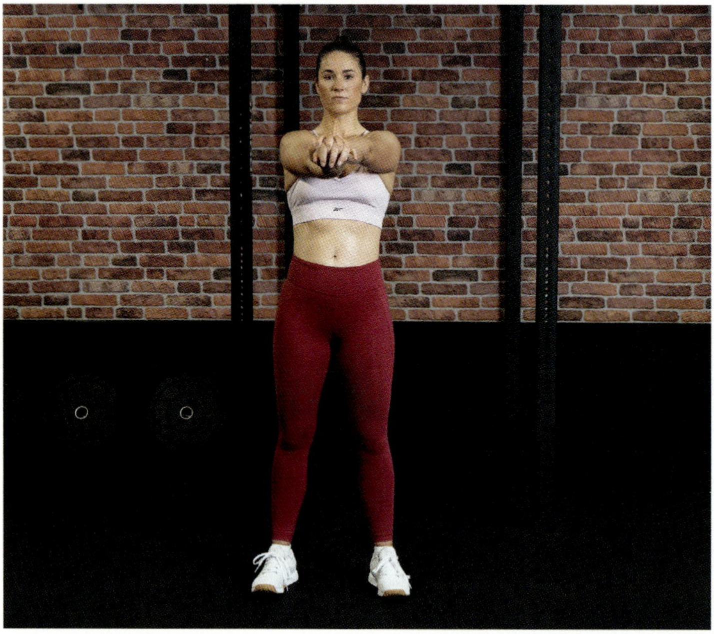

- Aufrecht stehen, Füße schulterbreit öffnen. Arme auf Schulterhöhe vor dem Körper ausstrecken, Hände ineinander verschränken. Den linken Handrücken nach oben drehen (Bild), dann mit ausgestreckten Armen die Position so ändern, dass die der linke Handrücken nach oben zeigt. Die Bewegung dynamisch für 30–60 Sekunden ausführen.

Fußgelenksmobilisation

Funktionskreise **Beine** Schwerpunkt(e) **Fußgelenke** ☐ Cardio ☐ Kraft ■ Stretching/Mobilisation

- Hüftweiter Stand. Gewicht nach links verlagern, Hände an den Hüften abstützen. Rechtes Bein gestreckt nach vorn führen, dann rechtes Bein gestreckt nach vorn führen und den rechten Fuß langsam nach außen kreisen. Nach 20 Sekunden die Seiten wechseln.

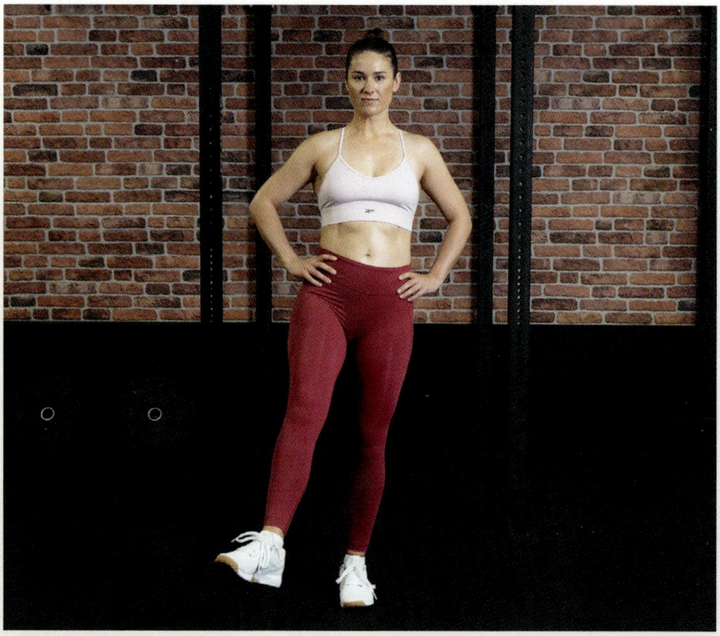

Hüftmobilisation

Funktionskreise **Rumpf** Schwerpunkt(e) **Hüfte** ☐ Cardio ☐ Kraft ■ Stretching/Mobilisation

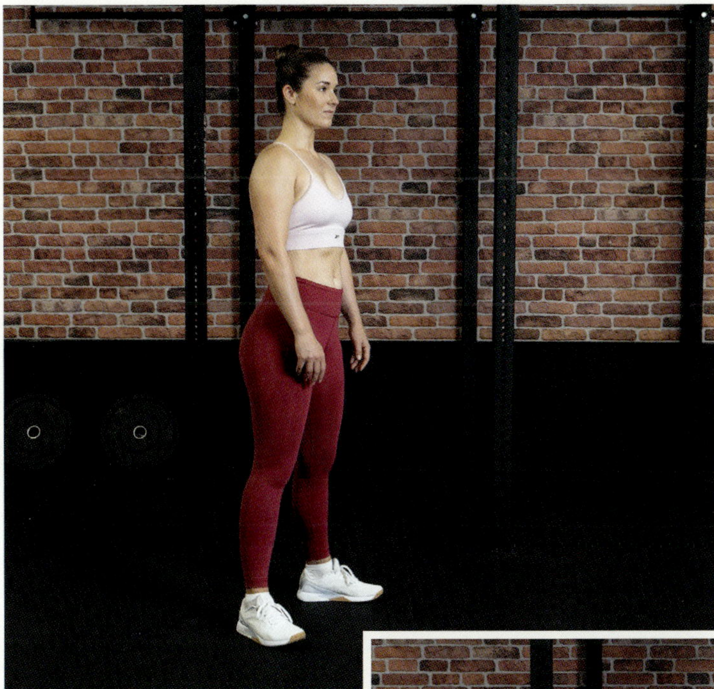

A ▶ Füße etwas weiter als schulterbreit öffnen. Die Fußspitzen und die Knie leicht nach außen drehen. Arme hängen locker neben dem Körper herab. Bauch und Beckenboden aktivieren, den Kopf in Verlängerung der Wirbelsäule halten und Körperspannung aufbauen.

B ▶ Mit aufrechtem Oberkörper und viel Körperkontrolle die Knie beugen und das Gesäß langsam in Richtung Boden absenken, soweit es möglich ist. Die Arme dabei nach vorne ziehen. Der Rücken bleibt gestreckt, der Blick geht nach vorne. Fersen unbedingt auf dem Boden halten!

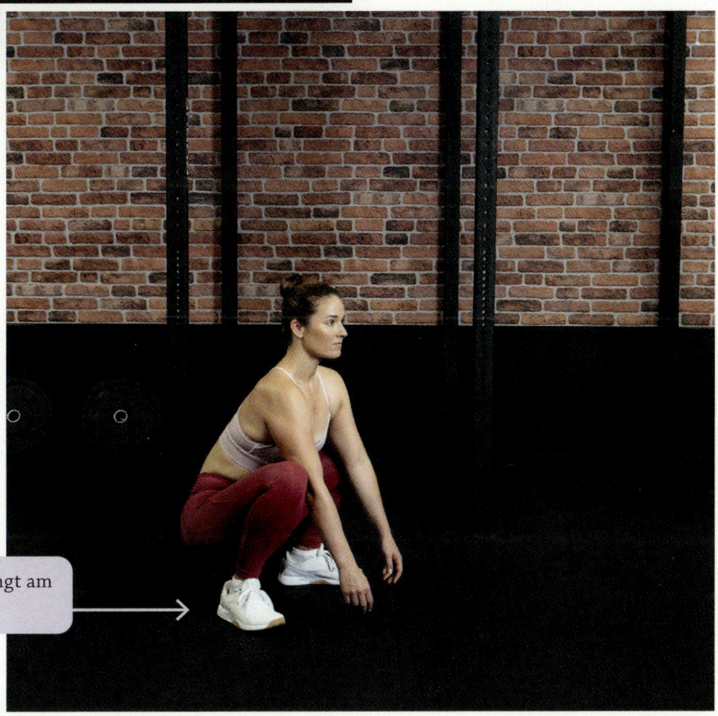

Die Fersen unbedingt am Boden halten.

Oberkörperrotation

Funktionskreise **Rumpf** Schwerpunkt(e) **Wirbelsäule** ☐ Cardio ☐ Kraft ■ Stretching/Mobilisation

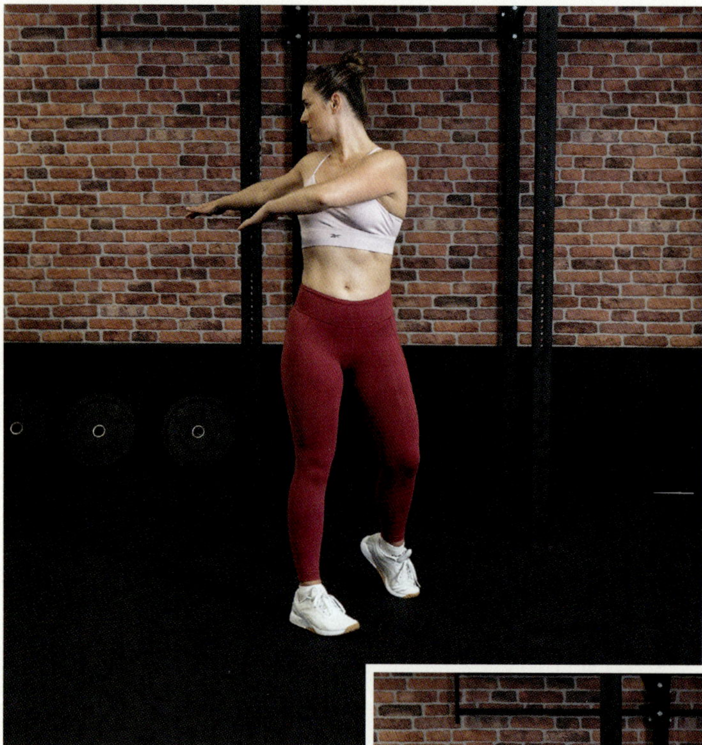

A ▶ Beine schulterweit öffnen. Oberkörper zunächst gerade halten und beide Arme geführt über die rechte Seite nach hinten ziehen, dabei die linke Ferse vom Boden lösen und den Oberkörper kontrolliert nach hinten drehen; der linke Arm beugt sich dabei, der rechte Arm bleibt gestreckt.

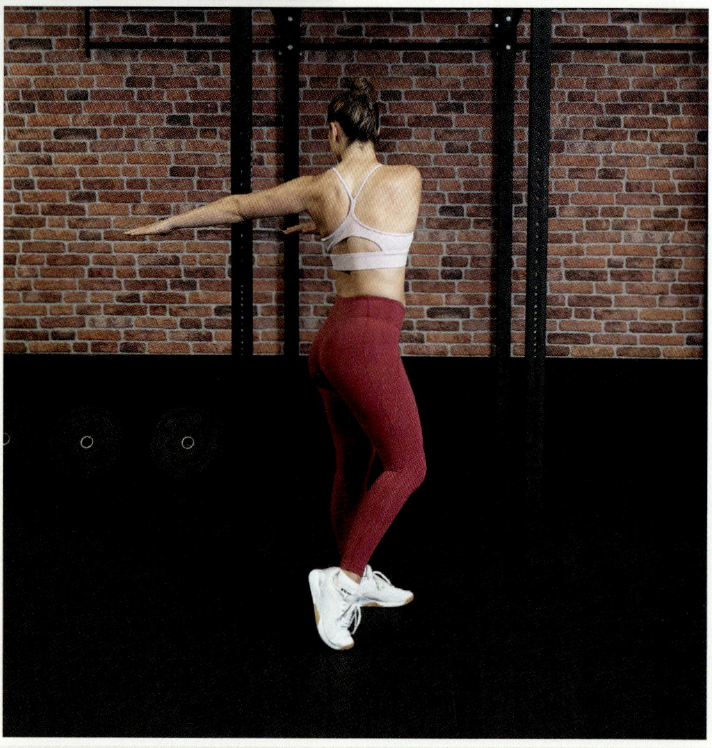

B ▶ Dann den Oberkörper über die Mitte nach links drehen. Die rechte Ferse heben, den Oberkörper nach links drehen und den rechten Arm dabei beugen, linken Arm nach hinten ziehen und ausstrecken.

Ausfallschritt

Funktionskreise **Beine** Schwerpunkt(e) **Beine** □ Cardio ■ Kraft ■ Stretching/Mobilisation

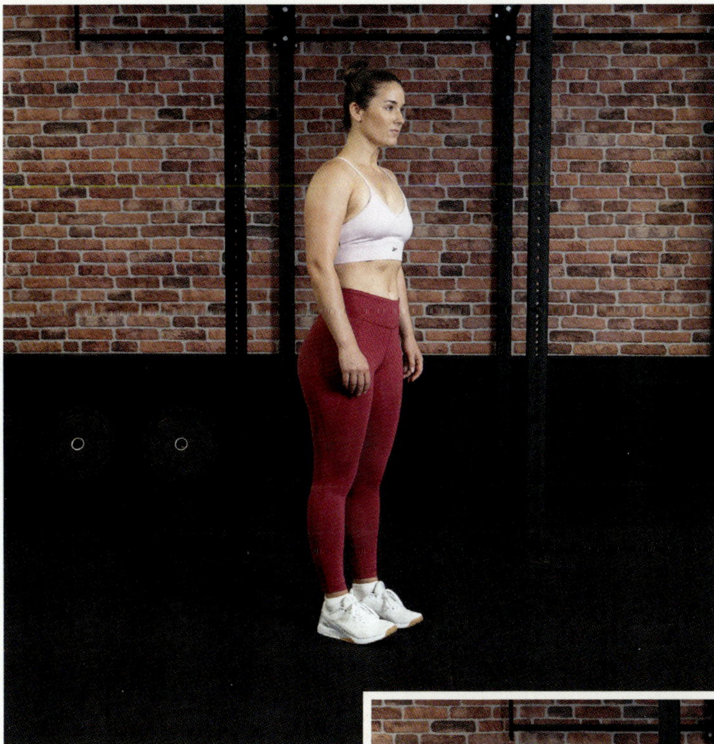

A ▶ Die Füße zunächst geschlossen halten, beide Arme hängen locker neben dem Körper herab. Bauch, Rücken und Beckenboden leicht anspannen, die Wirbelsäule bewusst aufrichten und den Blick nach vorn richten.

B ▶ Mit dem rechten Bein einen großen Ausfallschritt nach hinten machen und das Knie bis knapp über dem Boden absenken. Die rechte Ferse ist dabei angehoben (Bild). Den Fuß wieder nach vorn setzen und die Bewegung mit dem anderen Bein wiederholen.

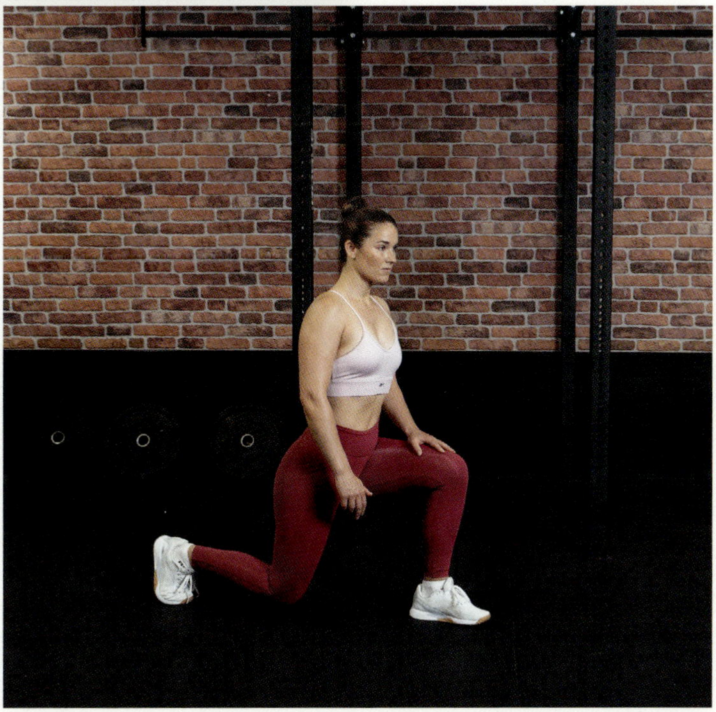

Brust-Stretch im Ausfallschritt, Teil 1

Funktionskreise **Rumpf, Beine, Arme** Schwerpunkt(e) **Brust, Hüfte** ☐ Cardio ■ Kraft ■ Stretching/Mobilisation

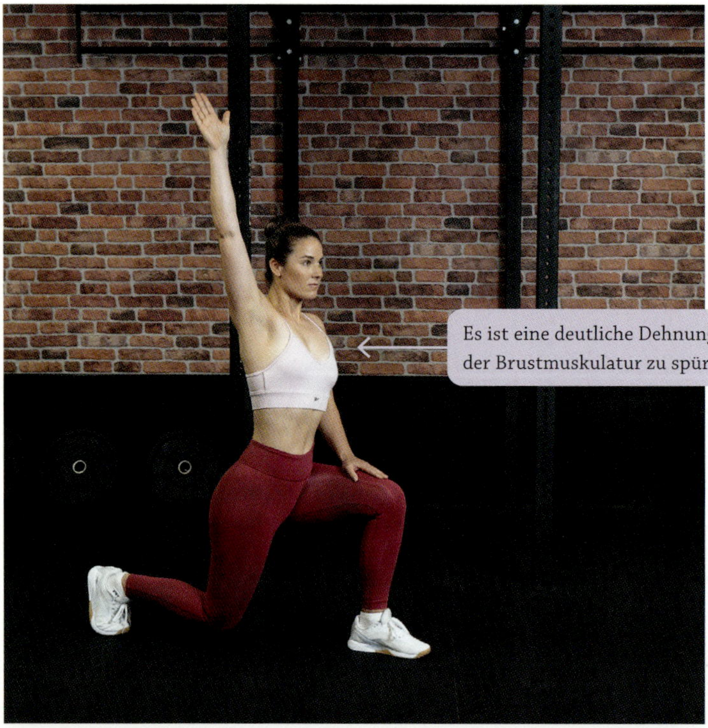

Es ist eine deutliche Dehnung in der Brustmuskulatur zu spüren.

A

▶ Füße hüftweit öffnen. Arme hängen locker neben dem Körper herab. Mit dem rechten Fuß einen großen Ausfallschritt nach hinten ausführen. Das rechte Knie befindet sich knapp über dem Boden. Den rechten Arm gestreckt nach oben anheben, Handfläche zeigt nach vorn.

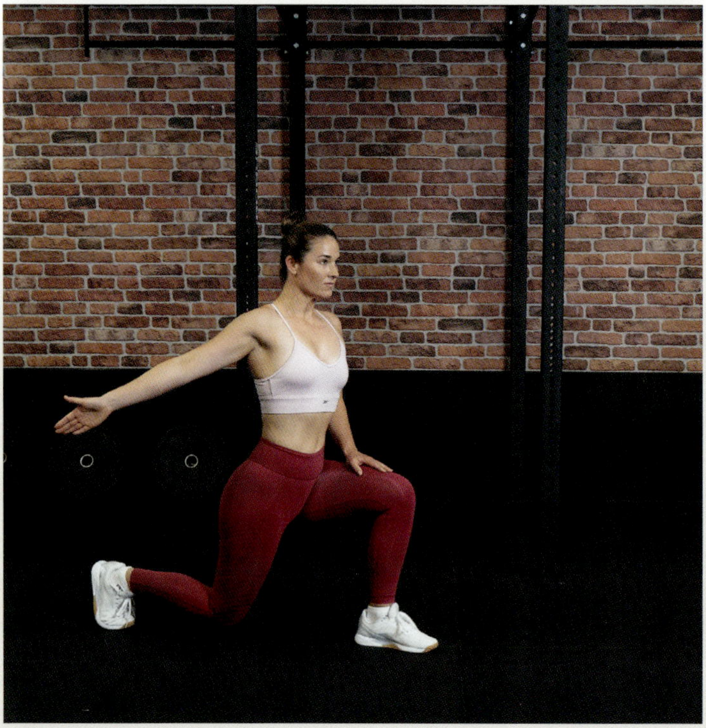

B

▶ Dann den Arm nach vorn bis auf Schulterhöhe absenken, jetzt den rechten Arm diagonal nach hinten ziehen. Die Hand befindet sich jetzt auf Brusthöhe. Die Armhaltung achtmal im dynamischen Wechsel ändern, dann die Bewegung auf der anderen Seite wiederholen.

Brust-Stretch im Ausfallschritt, Teil 2

Funktionskreise **Rumpf, Beine, Arme** Schwerpunkt(e) **Brust, Hüfte** ☐ Cardio ■ Kraft ■ Stretching/Mobilisation

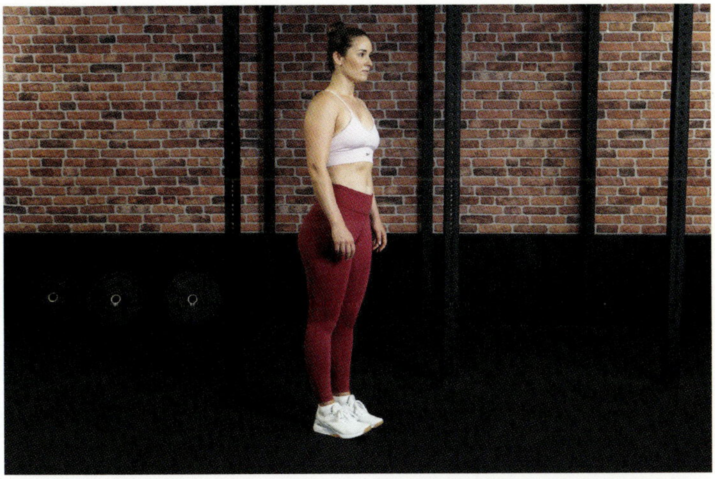

A ▶ Füße zunächst geschlossen und Arme neben dem Körper halten. Core-Spannung aktivieren und den Rücken bewusst strecken. Bauch und Beckenboden leicht anspannen.

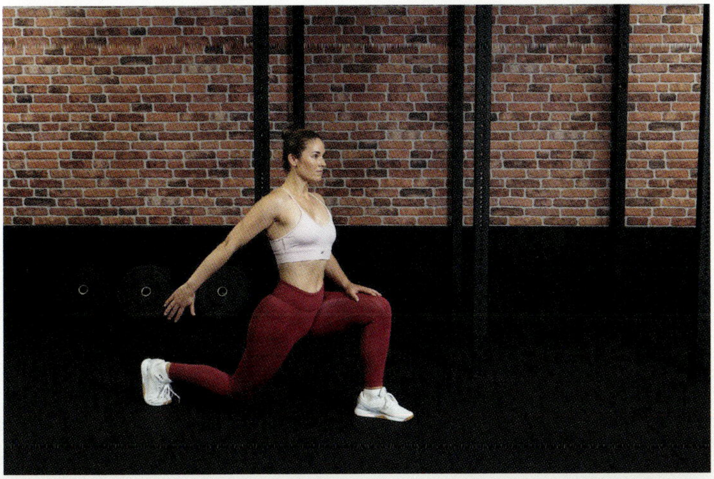

B ▶ Einen großen Ausfallschritt mit dem rechten Bein nach hinten machen, die rechte Ferse anheben. Den rechten Arm auf Hüfthöhe nach hinten strecken, Handfläche zeigt nach innen.

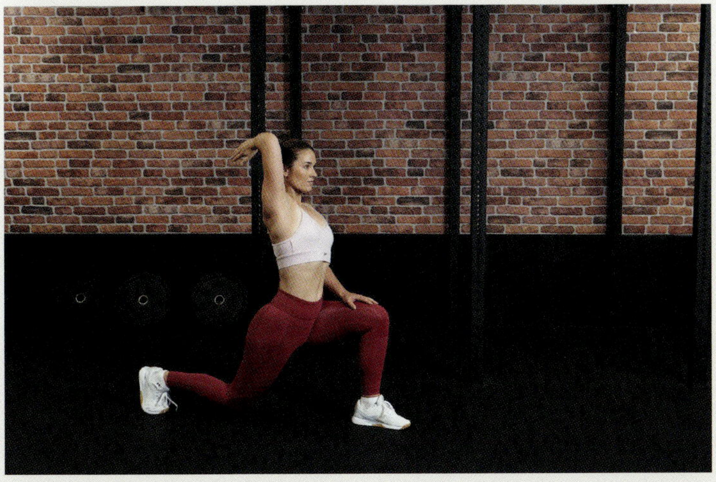

C ▶ Dann den rechten Arm nach oben strecken, den Ellbogen beugen und die rechte Hand zwischen die Schulterblätter nach hinten absenken. Übung auf der anderen Seite wiederholen.

Schultermobilisation

Funktionskreise **Arme** Schwerpunkt(e) **Schultern** ☐ Cardio ☐ Kraft ■ Stretching/Mobilisation

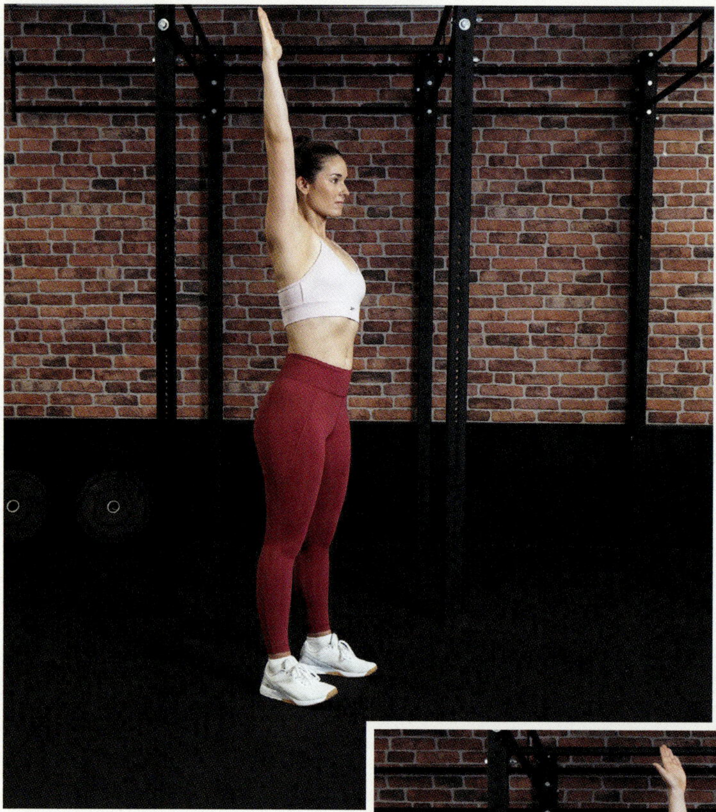

A ▶ Aufrecht stehen, Füße hüftbreit. Rechten Arm nach oben ausstrecken, linken Arm neben dem Körper nach unten strecken. Rechte Handfläche zeigt nach vorn, linke Handfläche nach hinten.

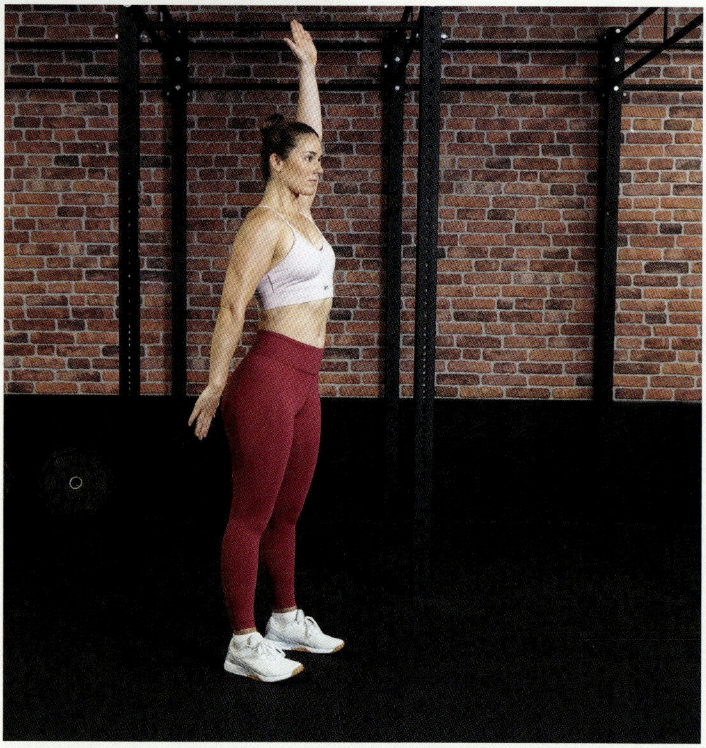

B ▶ Arme seitlich in einer Kreisbewegung wechseln: Den linken Arm nach oben ziehen, Handfläche zeigt nach vorn. Rechten Arm nach unten ziehen, Handfläche zeigt nach hinten.

Waden-Stretch

Funktionskreise **Beine** Schwerpunkt(e) **Beine** ☐ Cardio ☐ Kraft ■ Stretching/Mobilisation

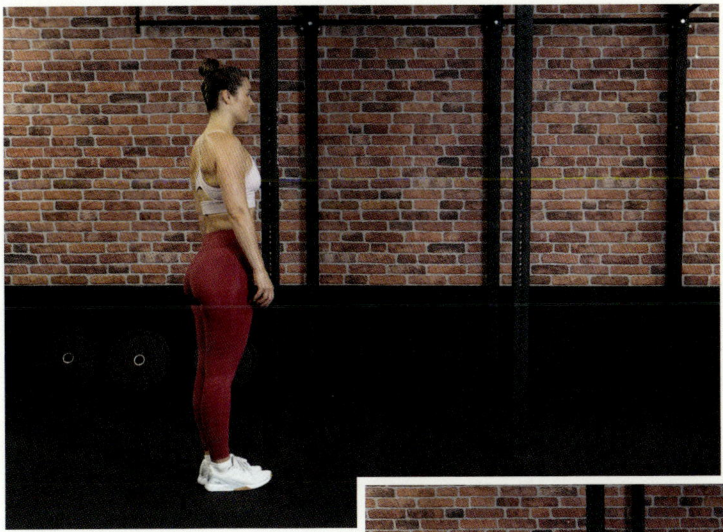

A ▶ Vor eine Wand oder Stütze stellen, Beine geschlossen halten, Arme locker herabhängen lassen.

B ▶ Mit links einen großen Ausfallschritt nach vorn machen, mit beiden Händen die Wand oder die Stütze greifen. Die rechte Ferse fest in den Boden drücken und die Wade dehnen. Das linke Knie gebeugt halten und den Rücken in Verlängerung des rechten Beines halten.

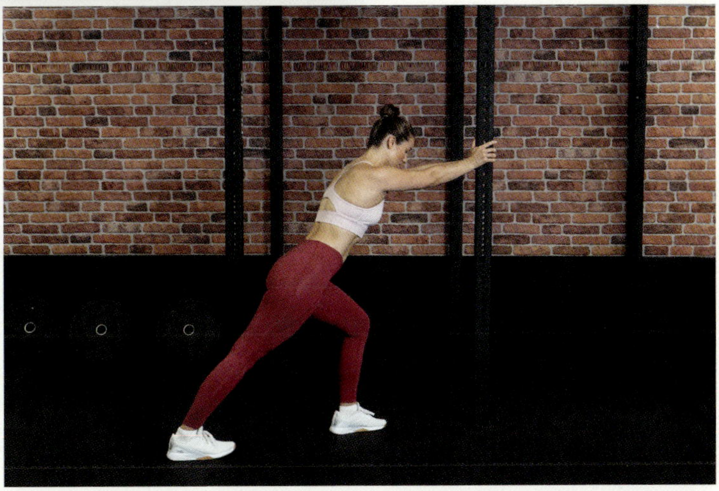

C ▶ Linken Fuß vom Boden lösen und den Fuß auf dem rechten Bein ablegen. Dehnung 20 Sekunden lang halten, dann die Seite wechseln.

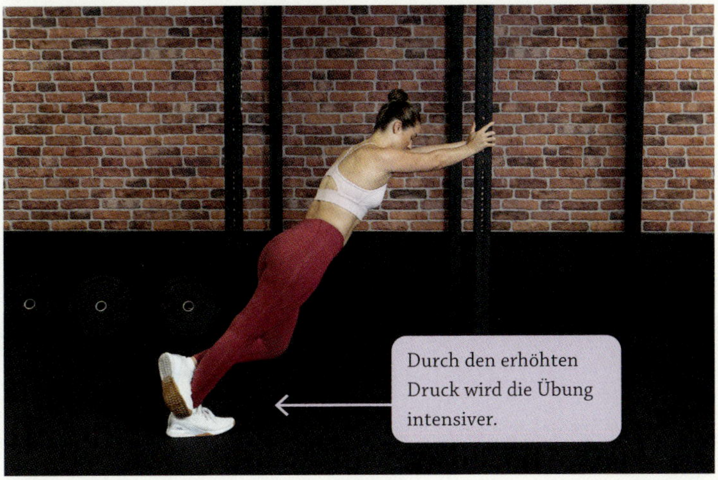

Beindehnung

Funktionskreise **Beine, Rumpf, Arme** Schwerpunkt(e) **Beine, Rücken** ☐ Cardio ■ Kraft ■ Stretching/Mobilisation

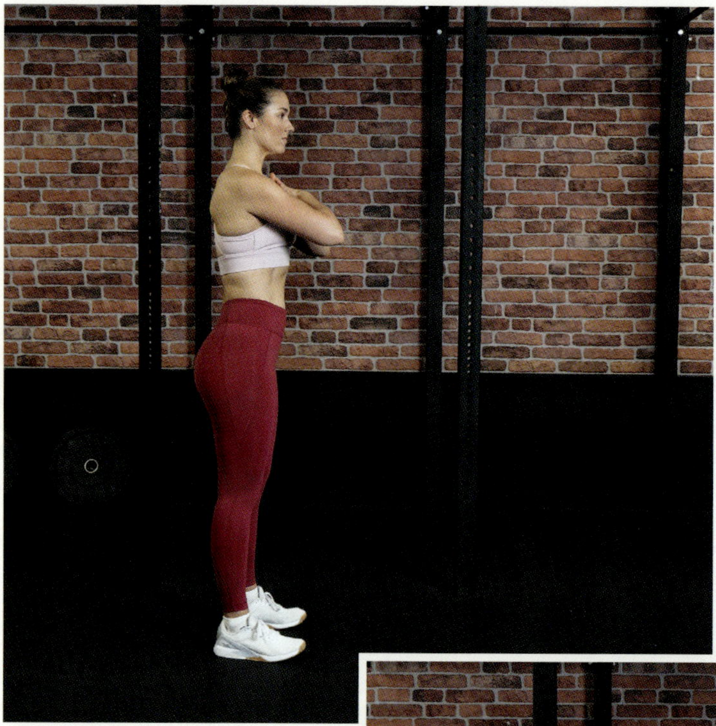

A ► Aufrecht stehen, Füße hüftbreit halten, Arme vor dem Körper kreuzen und Hände auf die Schultern legen.

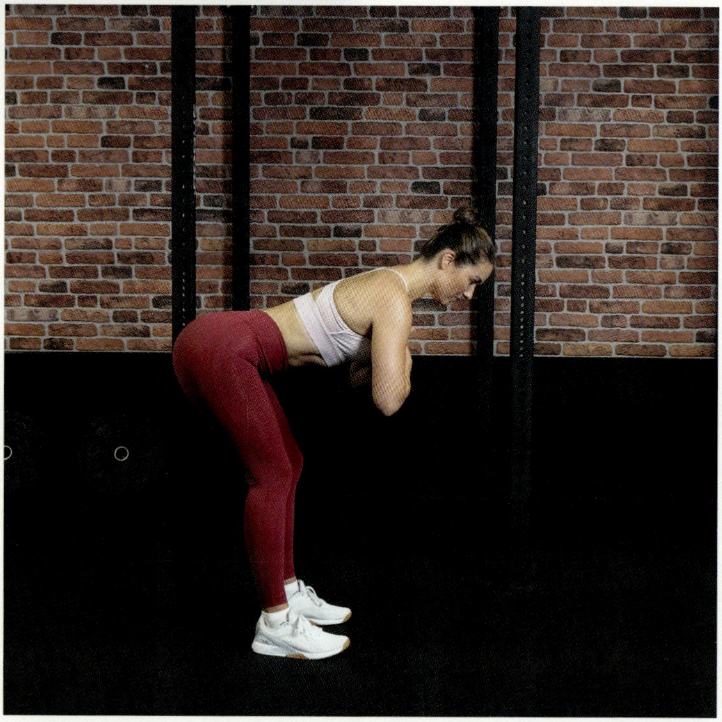

B ► Die Beine leicht gebeugt halten, den Oberkörper aus der Hüfte heraus mit geradem Rücken nach vorn neigen, bis der Oberkörper fast parallel zum Boden ist.

Hüftwalk

Funktionskreise **Beine, Rumpf** Schwerpunkt(e) **Hüfte, Gesäß** ☐ Cardio ■ Kraft ■ Stretching/Mobilisation

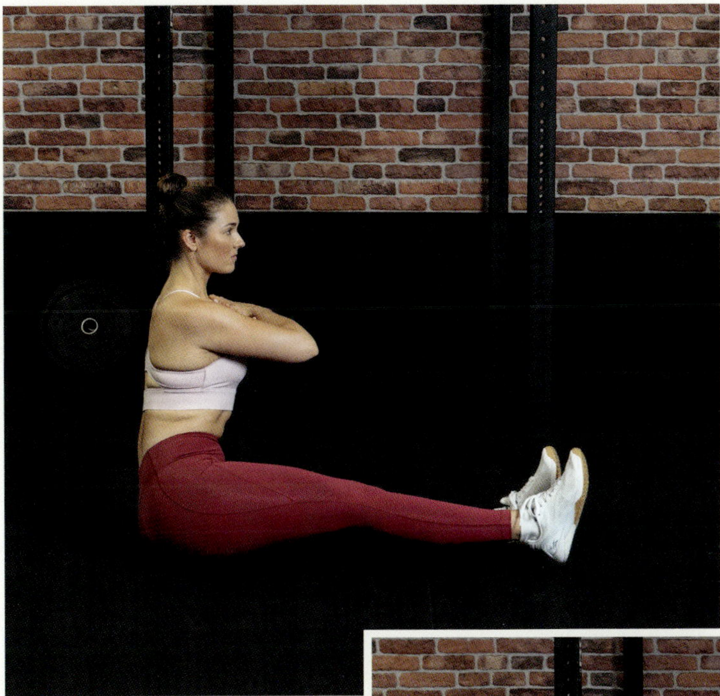

A ▶ Auf den Boden setzen und beide Beine nach vorn ausstrecken. Arme beugen und Hände auf die gegenüberliegenden Schultern legen. Gewicht nach links verlagern und rechte Gesäßhälfte nach hinten setzen.

B ▶ Dann das Gewicht auf die rechte Gesäßhälfte verlagern und die linke Gesäßhälfte nach hinten setzen.

Auf diese Weise 1 Meter nach hinten laufen. →

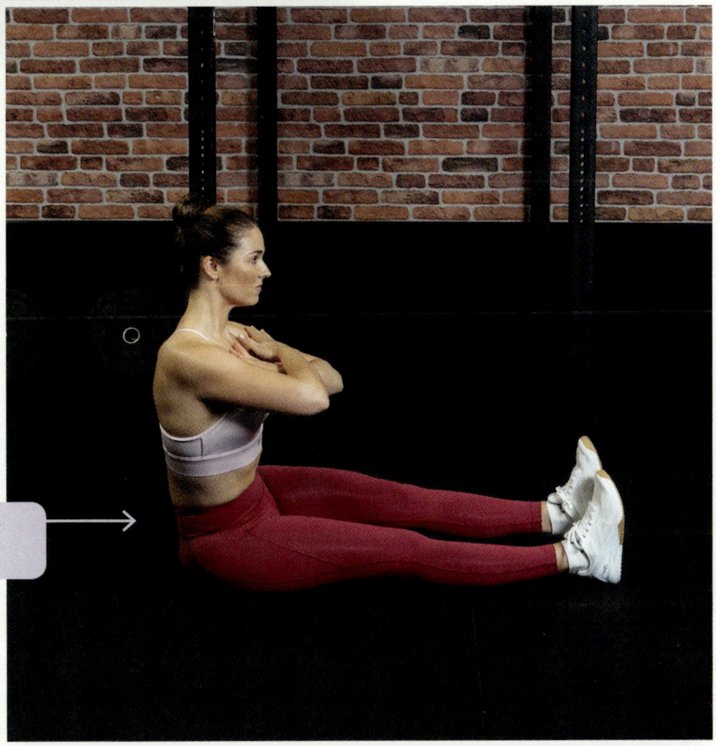

Hüftbeugerdehnung

Funktionskreise **Beine, Rumpf** Schwerpunkt(e) **Hüfte** ☐ Cardio ☐ Kraft ■ Stretching/Mobilisation

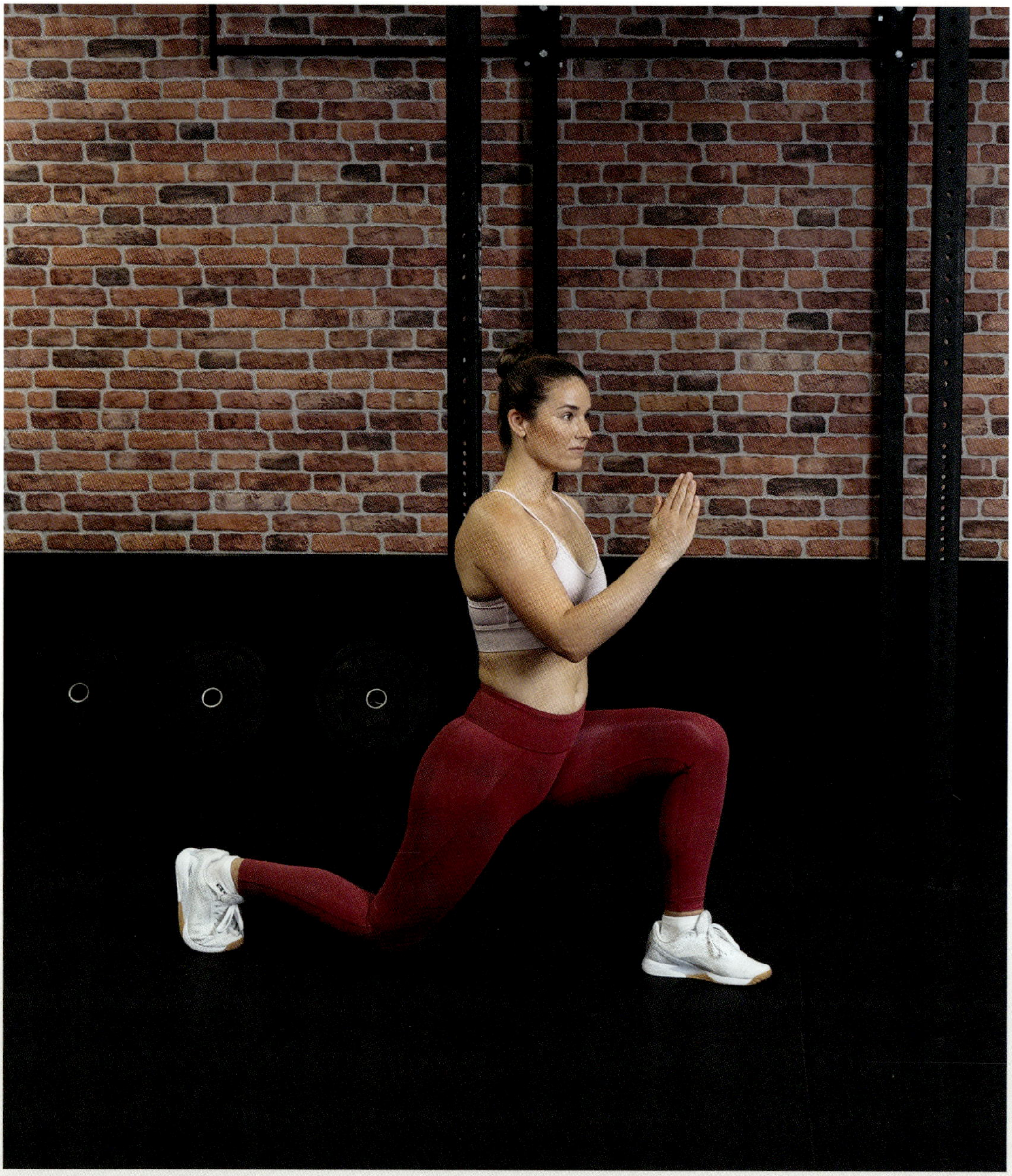

- Füße zunächst geschlossen halten. Mit rechts einen großen Ausfallschritt nach hinten machen. Rechte Ferse vom Boden lösen, die Hüfte sehr bewusst und fest nach vorn drücken. Den rechten Arm gebeugt halten und die Vorwärtsbewegung der Hüfte damit betonen. Nach 30 Sekunden Seite wechseln.

Hüftöffnung

Funktionskreise **Beine, Rumpf** Schwerpunkt(e) **Hüfte** ☐ Cardio ☐ Kraft ■ Stretching/Mobilisation

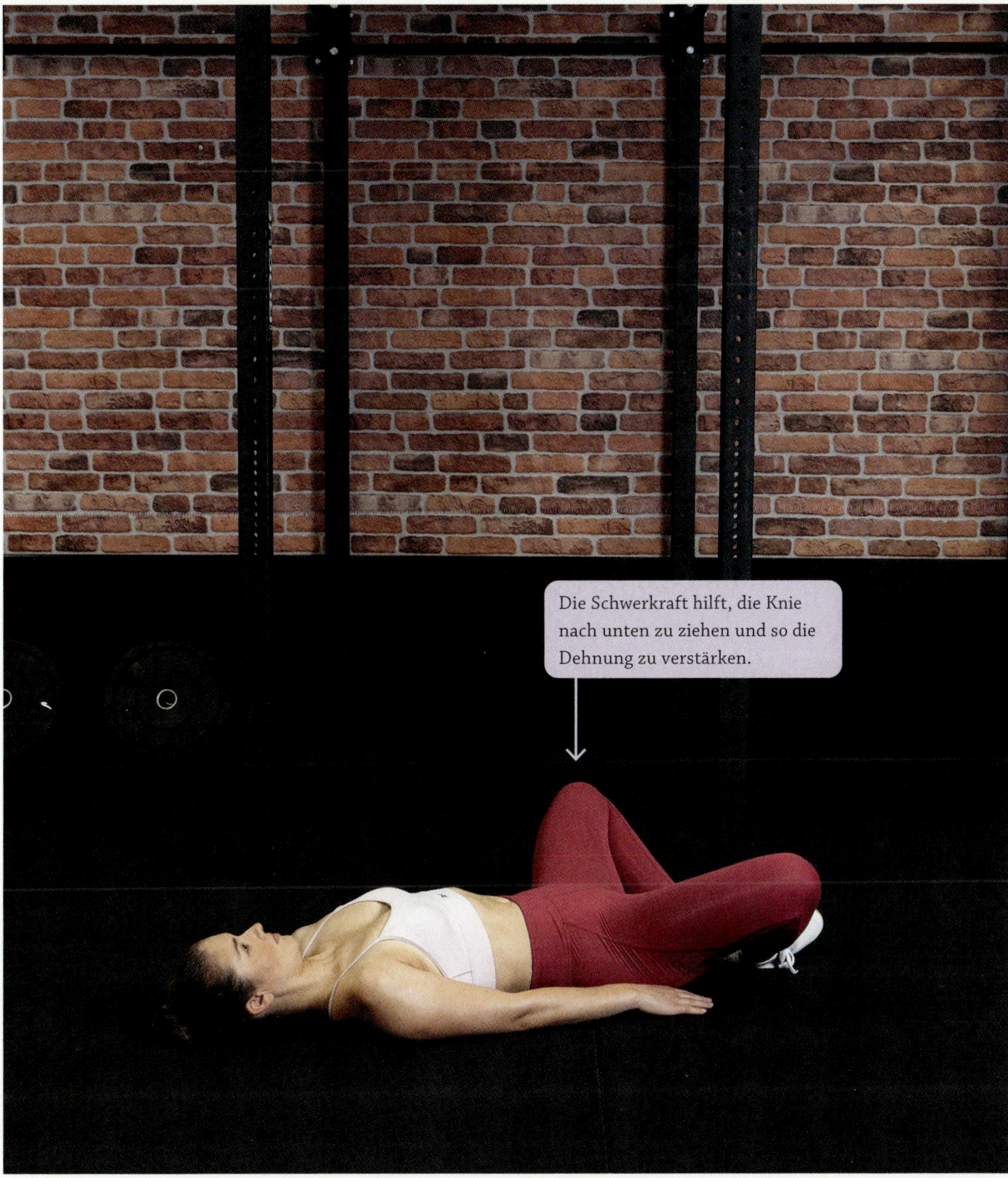
Die Schwerkraft hilft, die Knie nach unten zu ziehen und so die Dehnung zu verstärken.

▶ Auf den Rücken legen. Beine beugen und Fußsohlen aneinanderlegen. Die Knie kippen locker zu den Seiten, die Arme liegen locker neben dem Körper. Tief und entspannt ein- und ausatmen, der Nabel sinkt nach innen. Den Rücken sanft in den Boden drücken.

Rückenmassage im Liegen

Funktionskreise **Rumpf** Schwerpunkt(e) **Rücken** ☐ Cardio ☐ Kraft ■ Stretching/Mobilisation

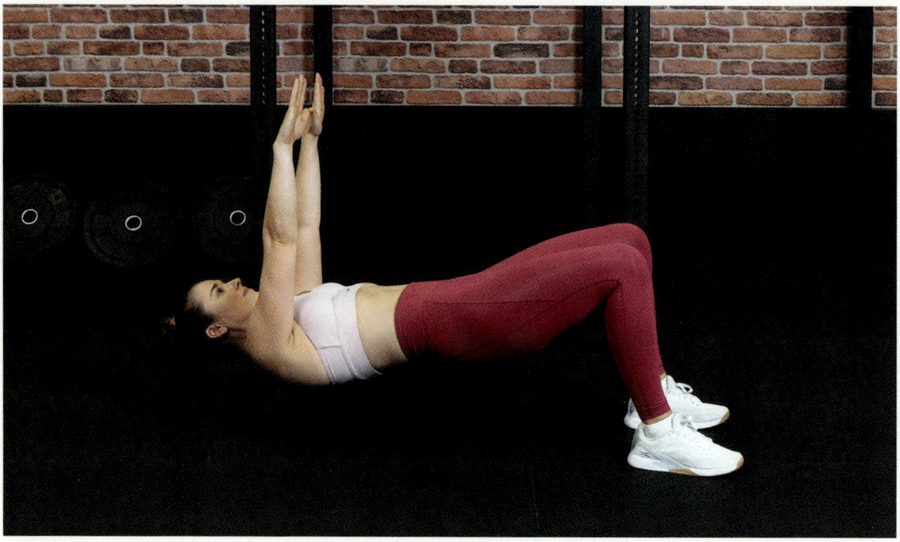

A ▶ In der Rückenlage beginnen, die Beine beugen und die Fußsohlen flach auf den Boden stellen. Die Rolle unter den oberen Rückenbereich legen, Arme nach oben ausstrecken und die Schultern leicht runden. Gesäß vom Boden lösen.

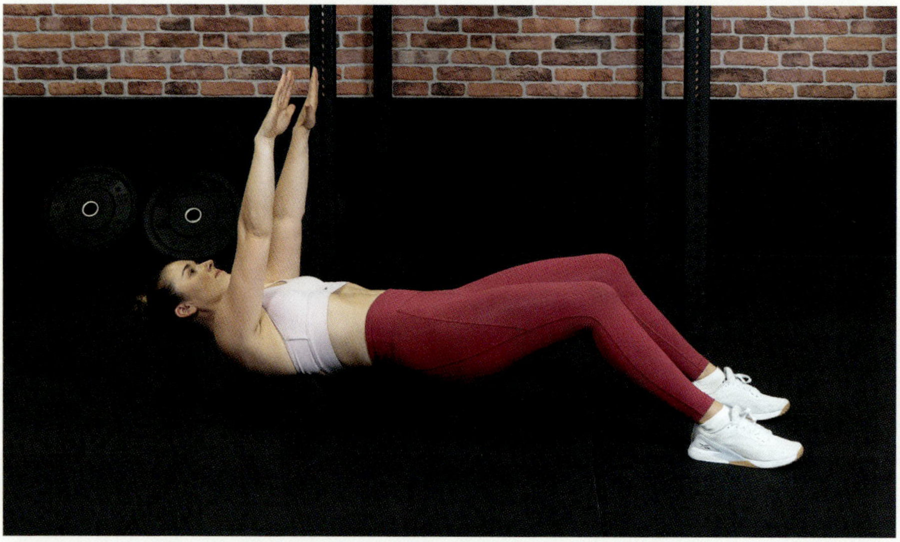

B ▶ Druck in die Fersen geben und die Beine ein wenig mehr ausstrecken, dadurch die Rolle etwas weiter in Richtung Gesäß rollen. Alle Punkte, die sich verspannt anfühlen, zwei- bis dreimal überrollen. Nach 30–60 Sekunden die Übung langsam beenden.

Wadenmassage

Funktionskreise **Beine** Schwerpunkt(e) **Waden** ☐ Cardio ☐ Kraft ■ Stretching/Mobilisation

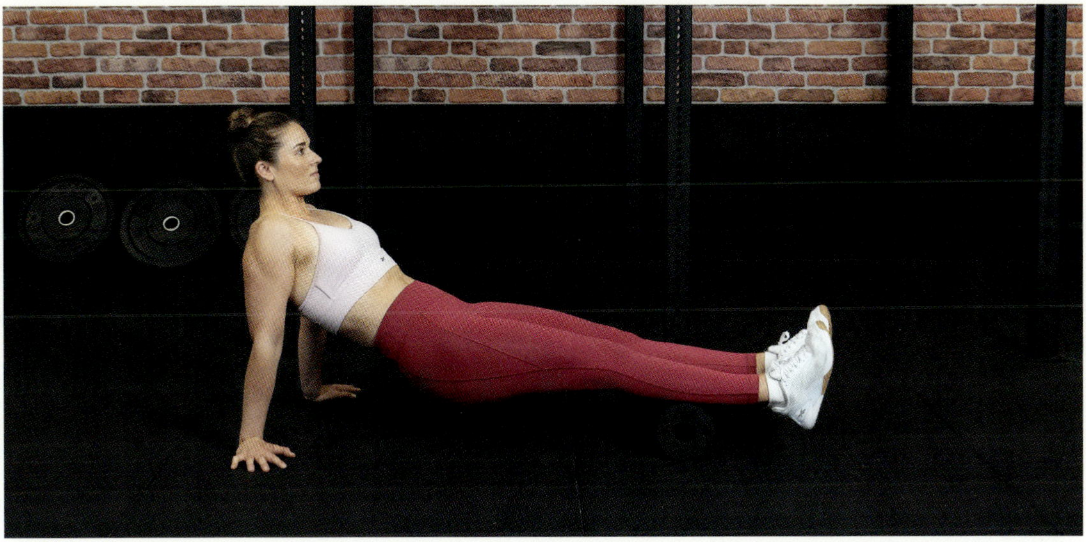

A ▶ Im Sitzen beginnen. Die Beine gerade nach vorn ausstrecken, die Rolle knapp über den Fersen am Wadenansatz platzieren. Hände in den Boden drücken und das Gesäß anheben. Mit den Händen nach vorn schieben und die Rolle dadurch Richtung Kniekehlen bewegen. Über verspannte Bereiche mehrmals hinweg rollen.

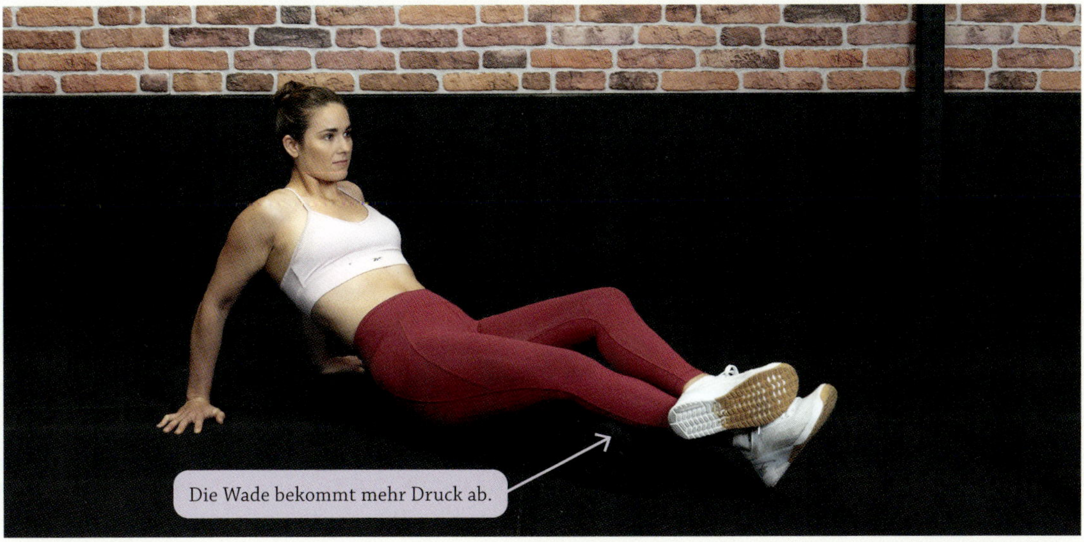

Variante: Intensive Wadenmassage

B ▶ Die Übung wird intensiver, wenn das linke Bein über dem rechten abgelegt wird. So liegt mehr Gewicht auf dem rechten Bein und der Druck wird deutlich intensiver.

Massage vordere Oberschenkel

ÜBUNG 21

Funktionskreise **Beine** Schwerpunkt(e) **Vordere Oberschenkel** ☐ Cardio ☐ Kraft ■ Stretching/Mobilisation

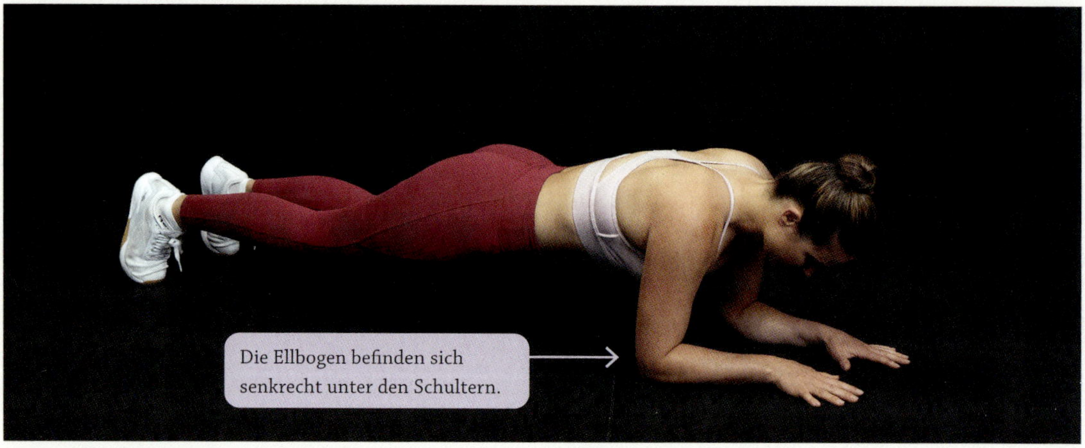
Die Ellbogen befinden sich senkrecht unter den Schultern.

▶ In der Bauchlage starten. Die Faszienrolle unter die vorderen Oberschenkel legen, die Unterarme dabei auf den Boden stützen. Schultermuskulatur aktivieren. Mit der Rolle langsam vom Oberschenkelansatz knapp oberhalb des Knies beginnend in Richtung Hüften nach oben rollen. Besonders verspannte Abschnitte mehrmals abrollen.

Massage hintere Oberschenkel

ÜBUNG 22

Funktionskreise **Beine** Schwerpunkt(e) **Hintere Oberschenkel** ☐ Cardio ☐ Kraft ■ Stretching/Mobilisation

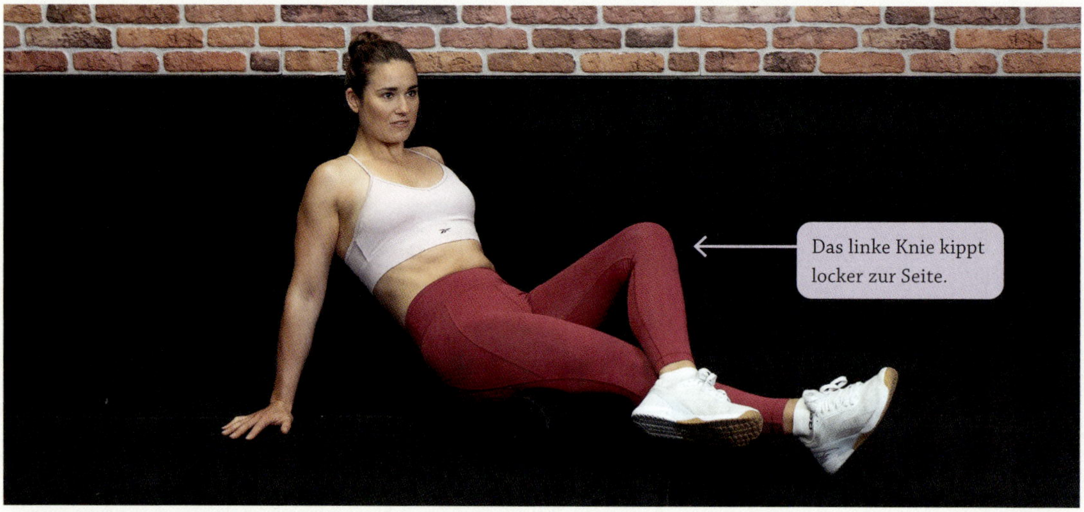
Das linke Knie kippt locker zur Seite.

▶ Die Übung im Sitzen beginnen. Die Faszienrolle unter dem rechten Oberschenkel knapp oberhalb der Kniekehle platzieren. Das linke Bein beugen und knapp unterhalb vom rechten Knie ablegen. Hände hinter dem Körper aufstützen, dabei den Rücken strecken. In kleinen, kontrollierten Bewegungen die Faszienrolle Richtung Gesäß bewegen. Besonders verspannte Partien mehrmals abrollen. Nach ca. 60 Sekunden die Seite wechseln.

Gesäßmassage

Funktionskreise **Beine, Rumpf** Schwerpunkt(e) **Gesäß** ☐ Cardio ☐ Kraft ■ Stretching/Mobilisation

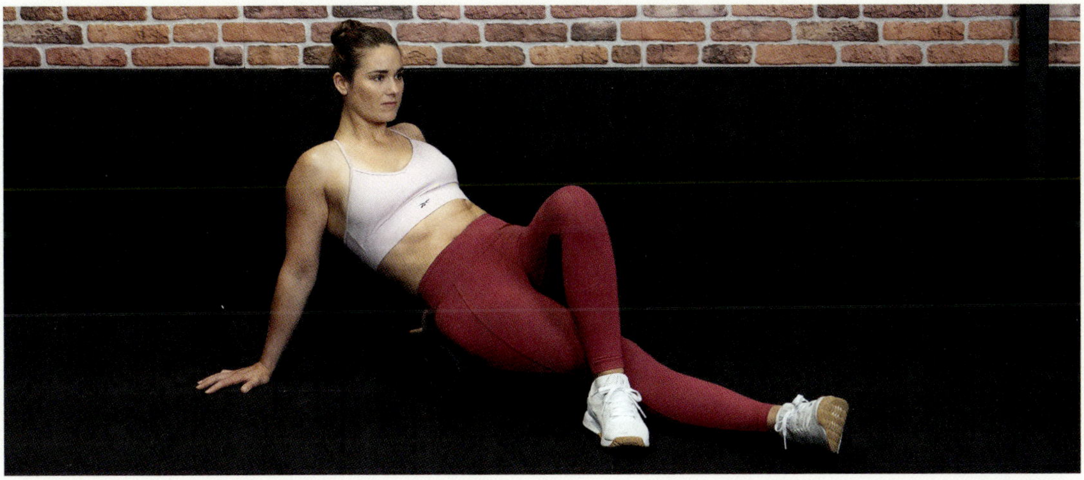

▶ Im Sitzen beginnen. Die Hände hinter dem Körper aufstützen, die Beine gerade nach vorn ausstrecken. Linken Fuß an die Außenseite des rechten Beines setzen. Die Rolle unter die rechte Gesäßhälfte legen, dann kleine rollende Auf- und Abbewegungen machen. Nach ca. 60 Sekunden die Seite wechseln.

Innenschenkelmassage

Funktionskreise **Beine** Schwerpunkt(e) **Innenschenkel** ☐ Cardio ☐ Kraft ■ Stretching/Mobilisation

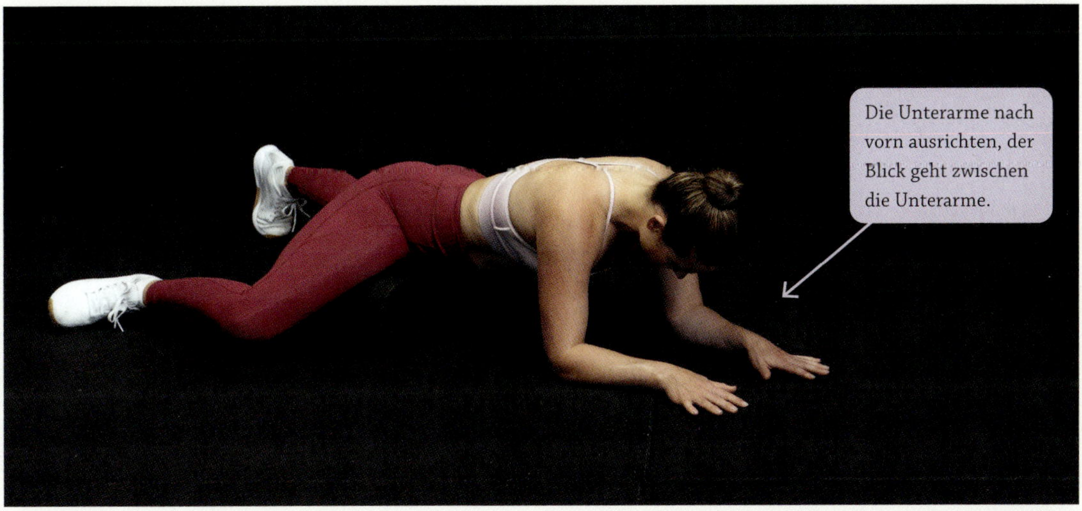
Die Unterarme nach vorn ausrichten, der Blick geht zwischen die Unterarme.

▶ Die Haltung in der Bauchlage beginnen. Unterarme aufstützen. Das rechte Bein seitlich abspreizen, die Faszienrolle unter dem inneren Oberschenkel knapp oberhalb des Knies platzieren. Die Rolle mit kleinen schaukelnden Hüftbewegungen mehr und mehr in Richtung Hüfte rollen. Besonders angespannte Partien mehrmals abrollen. Nach ca. 60 Sekunden die Seite wechseln.

Massage der Oberschenkelaußenseite

ÜBUNG 25

Funktionskreise **Beine** Schwerpunkt(e) **Außenseiten der Oberschenkel** ☐ Cardio ☐ Kraft ■ Stretching/Mobilisation

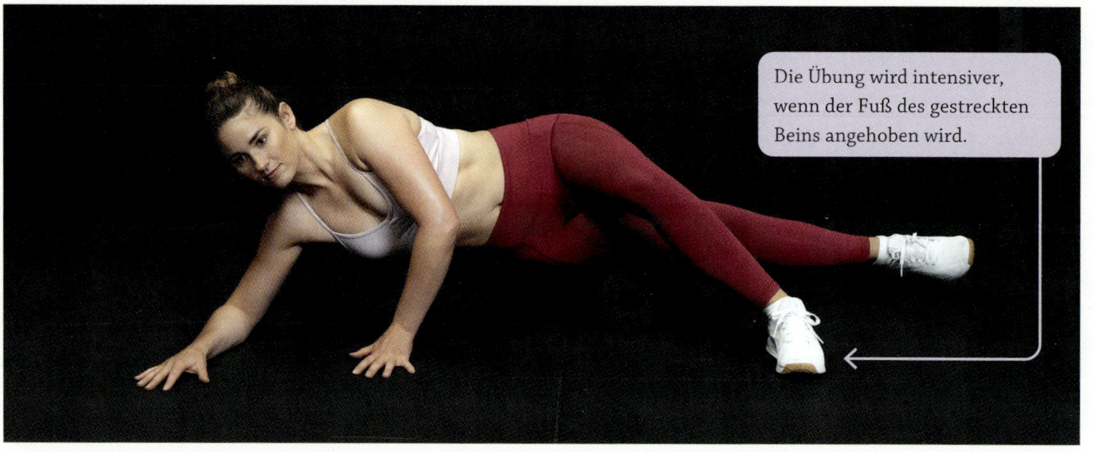
Die Übung wird intensiver, wenn der Fuß des gestreckten Beins angehoben wird.

▶ Auf die rechte Seite legen. Den rechten Unterarm aufstützen, den Ellbogen dabei senkrecht unter der Schulter platzieren. Beine und Oberkörper in einer Linie halten. Die linke Hand vor dem Körper aufstützen. Linken Fuß vor dem rechten Knie aufsetzen. Die Faszienrolle unter dem rechten Oberschenkel knapp oberhalb des Knies platzieren. Mit kleinen Bewegungen die Rolle weiter und weiter Richtung Hüfte rollen. Stark verspannte Bereiche mehrmals abrollen. Nach ca. 60 Sekunden die Seite wechseln.

Flankenmassage

ÜBUNG 26

Funktionskreise **Rumpf** Schwerpunkt(e) **Flanken** ☐ Cardio ☐ Kraft ■ Stretching/Mobilisation

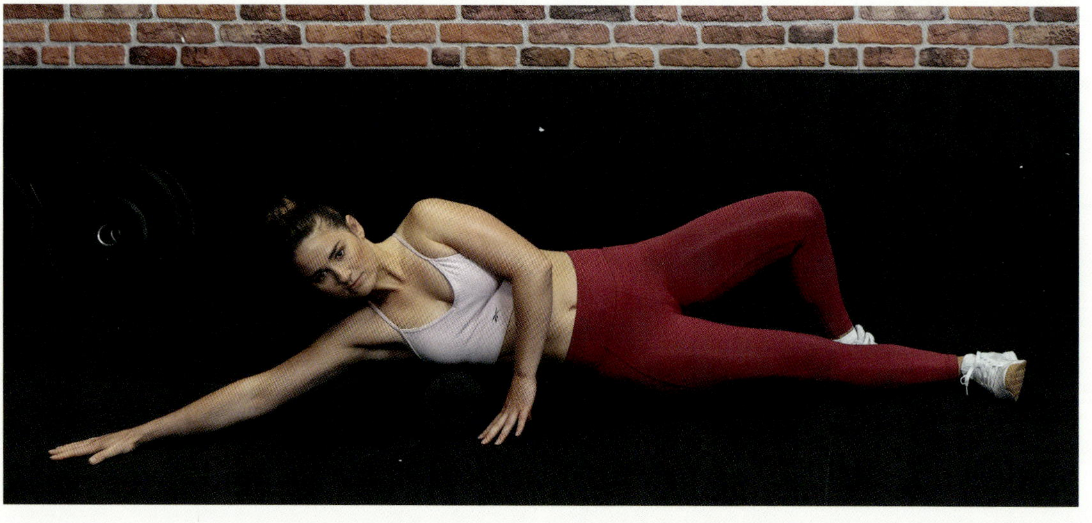

▶ Auf die rechte Seite legen. Den rechten Arm am Boden entlang ausstrecken, die linke Hand vor dem Körper aufsetzen. Den linken Fuß hinter dem rechten Knieaufsätzen. Die Rolle knapp unter der rechten Achsel an den Oberkörper legen, dann rollende Bewegungen in Richtung der unteren Rippen ausführen. Besonders verspannte Bereiche mehrmals abrollen. Nach ca. 60 Sekunden die Seite wechseln.

Rückenmassage im Stehen

Funktionskreise **Rumpf** Schwerpunkt(e) **Rücken** ☐ Cardio ☐ Kraft ■ Stretching/Mobilisation

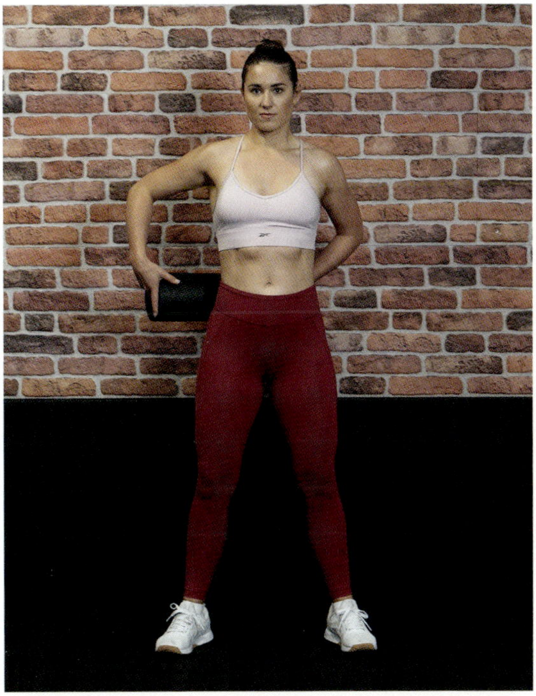

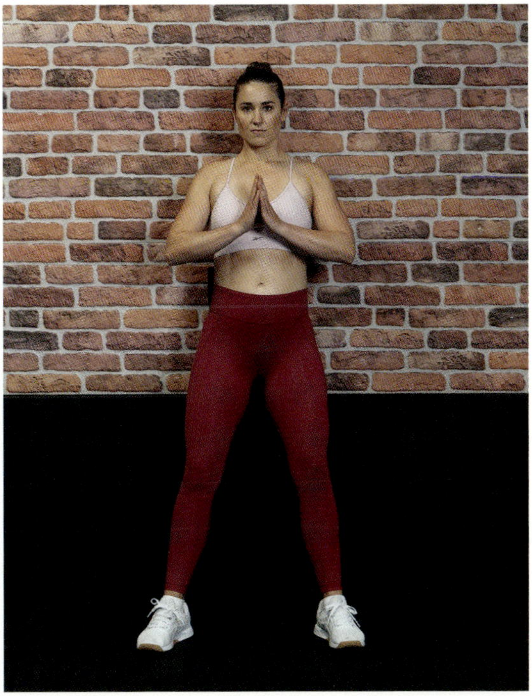

A ▶ Die Rolle greifen und an eine Wand gehen. Füße schulterweit öffnen. Die Rolle hinter den unteren Rücken klemmen.

B ▶ Handflächen vor der Brust aneinanderlegen und den Rücken strecken, die Rolle dabei im unteren Rückenbereich halten.

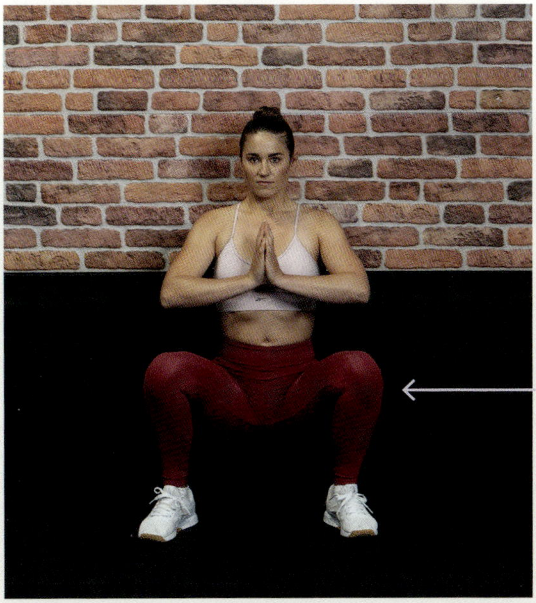

C ▶ Das Gesäß eng an der Wand nach unten rutschen lassen, dabei die Rolle langsam nach oben in Richtung Schulterblätter hochrollen. Besonders stark verspannte Bereiche mehrmals abrollen. Knie und Zehenspitzen zeigen leicht nach außen, Knie so tief wie möglich beugen.

Knie beim Beugen leicht nach außen drücken.

ÜBUNGEN MIT DEM EIGENEN KÖRPERGEWICHT

Dein Körper ist das beste Trainingstool: Du kannst etliche Übungen entweder mit Tempo als Cardio-Übung oder langsam und gleichmäßig als Kräftigungsübung ausführen. Sie sind entsprechend gekennzeichnet. Entscheide dich nur vor dem Training, wie du trainieren willst: Es liegt in deiner Hand!

Viereckshüpfer

Funktionskreise **Beine, Rumpf** Schwerpunkt(e) **Cardio** ■ Cardio □ Kraft □ Stretching/Mobilisation

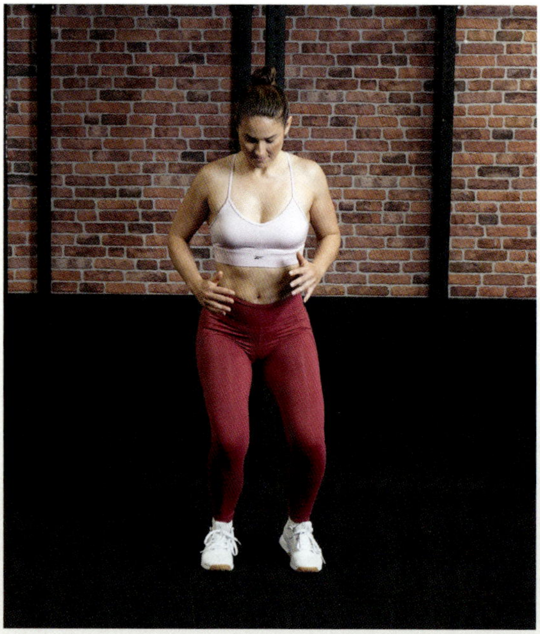

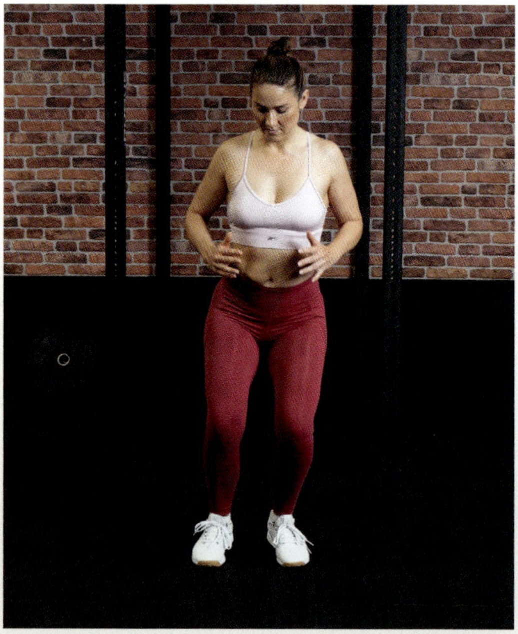

A ▸ Aufrecht stehen, Füße hüftweit öffnen. Arme gebeugt und eng am Körper halten und locker in die Knie gehen.

B ▸ Dann einen dynamischen Hüpfer nach rechts machen. Von hier aus einen weiteren dynamischen Hüpfer machen, zuerst nach hinten, dann nach links und anschließend nach vorn zurück in die Ausgangsposition.

Sidejump

Funktionskreise **Beine, Rumpf, Arme** Schwerpunkt(e) **Cardio** ■ Cardio □ Kraft □ Stretching/Mobilisation

A ▶ Füße zunächst geschlossen halten. Arme locker beugen. Mit einem kleinen Hüpfer auf das linke Bein springen, dabei den linken Arm locker nach hinten, den rechten Arm locker nach vorn ziehen. Das rechte Bein dabei angehoben halten.

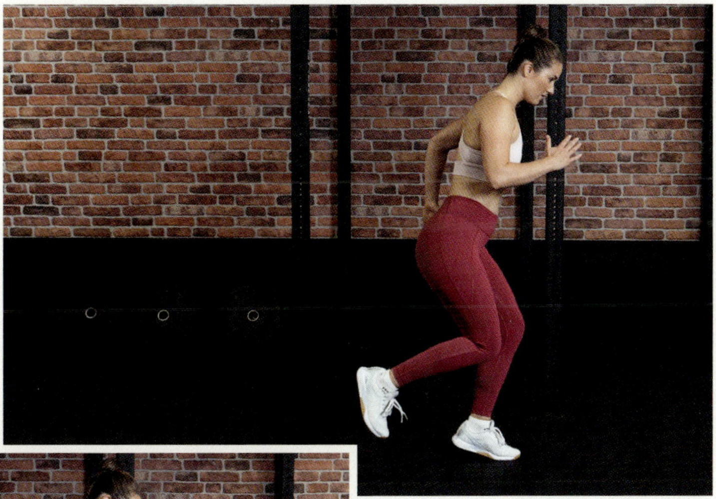

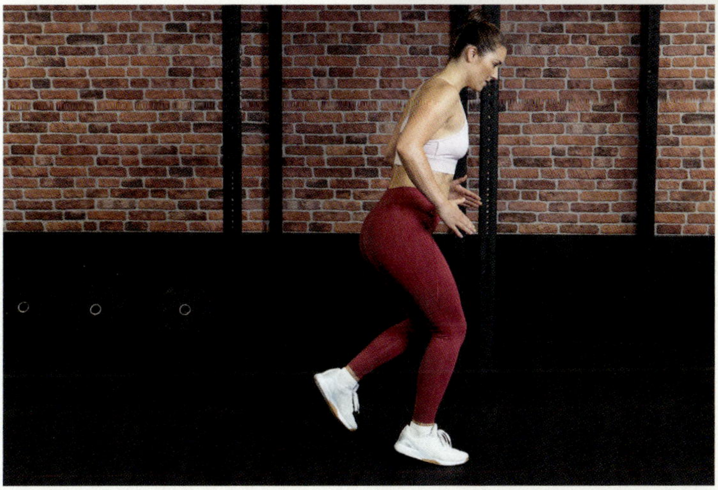

B ▶ Dann einen dynamischen Hüpfer nach rechts ausführen, den rechten Arm gebeugt nach hinten schwingen und den linken Arm locker nach vorn ziehen. Der linke Fuß berührt den Boden nicht.

Variante

C ▶ Beim Sprung auf das Standbein das angehobene Spielbein betont überkreuzen und Knie des Standbeins tiefer beugen, Oberkörper nach vorn neigen.

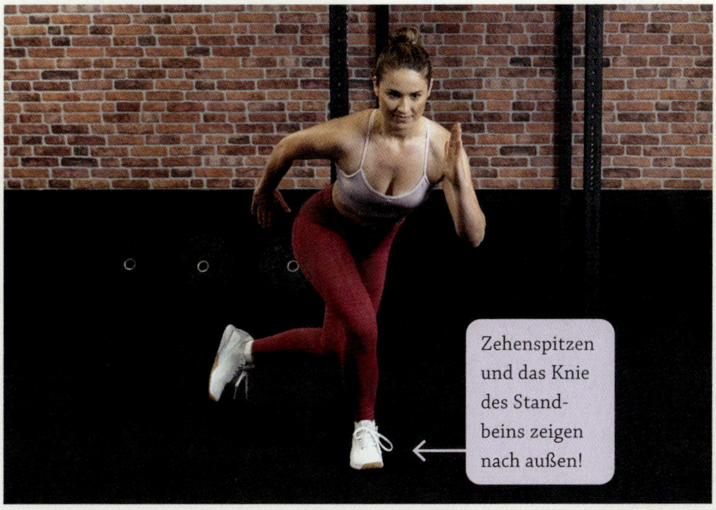

Burpee

Funktionskreise **Rumpf, Arme, Beine** Schwerpunkt(e) **Cardio** ■ Cardio ■ Kraft □ Stretching/Mobilisation

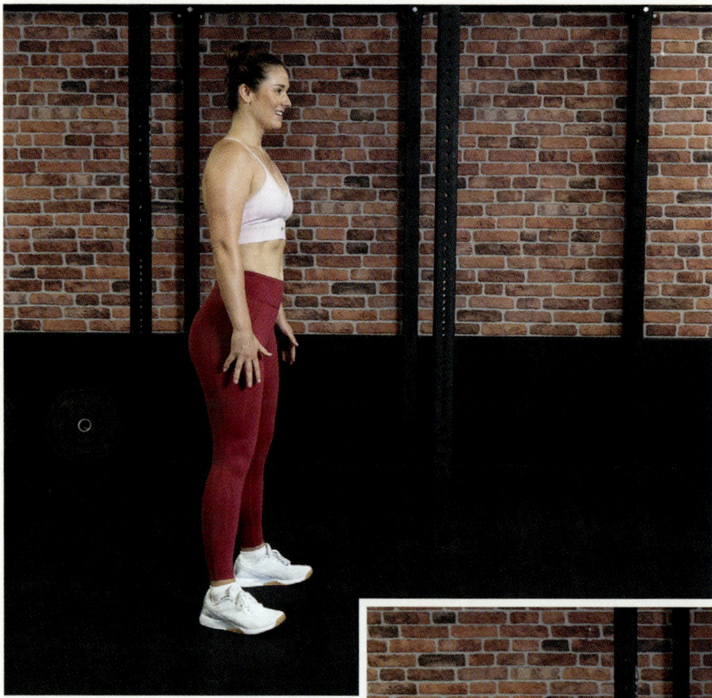

A

- Zunächst aufrecht stehen, die Arme neben dem Körper halten. Füße etwa hüftweit öffnen.

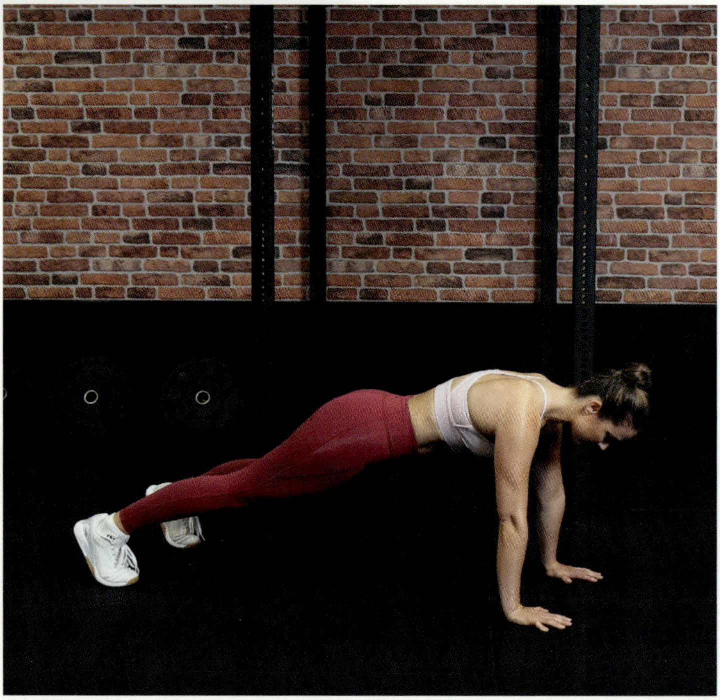

B

- Den Oberkörper nach vorn neigen, die Hände auf den Boden setzen und mit den Füßen nach hinten in die Liegestützposition hüpfen.

Variante

- Mit den Füßen nacheinander nach hinten in die schiefe Ebene steigen.

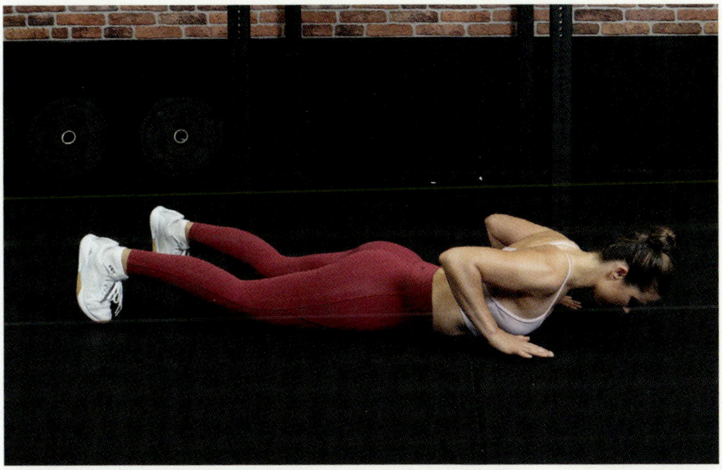

C ▶ Beide Arme gleichzeitig beugen und den Oberkörper kurz auf dem Boden ablegen. Hände wieder aufsetzen, das Körpergewicht wie bei einer Liegestütze nach oben in die schiefe Ebene zurückdrücken.

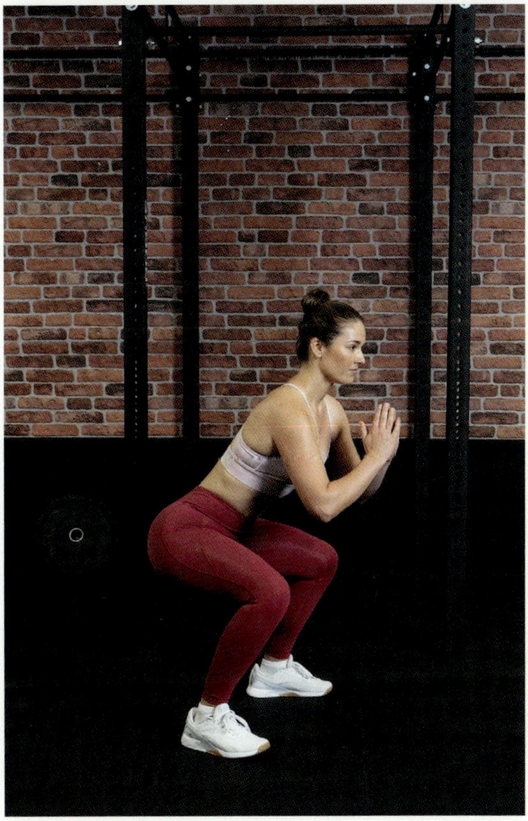

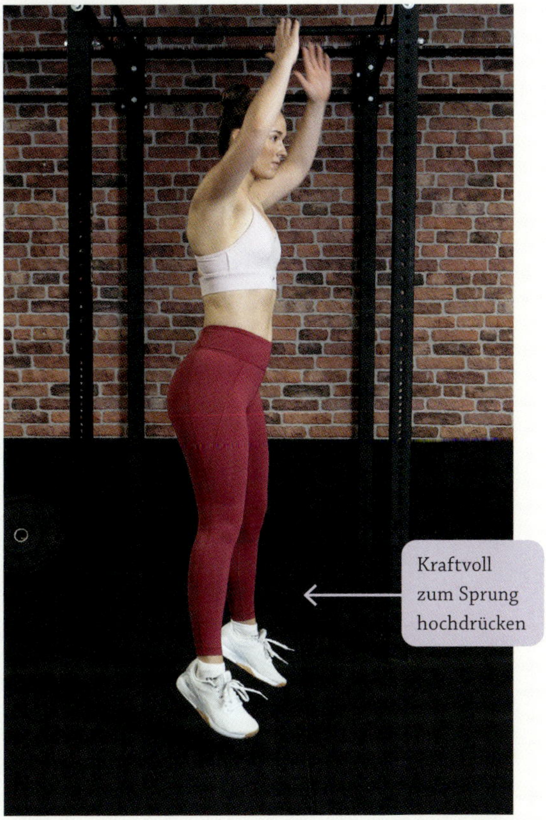

D ▶ Beide Knie beugen und mit beiden Füßen gleichzeitig einen Hüpfer nach vorn machen, in eine tiefe Grätsche kommen: Hände vor der Brust aneinanderlegen.

E ▶ Dann einen Strecksprung ausführen, dabei beide Füße vom Boden lösen und die Arme dynamisch nach oben ziehen.

ÜBUNG 31

Sidetaps im Unterarmstütz

Funktionskreise **Kopf, Rumpf, Arme, Beine** Schwerpunkt(e) **Körperspannung**
☐ Cardio ■ Kraft ☐ Stretching/Mobilisation

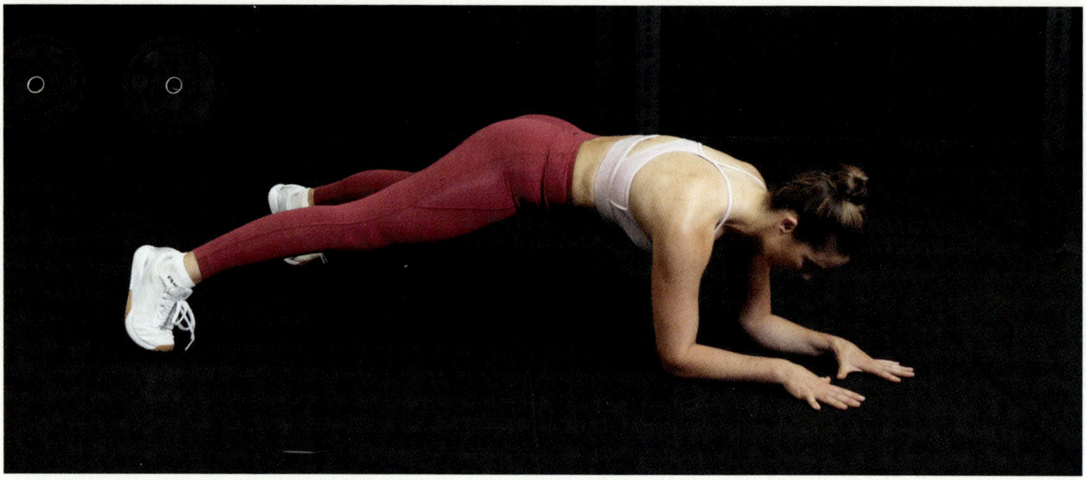

- Im Unterarmstütz beginnen. Gewicht nach links verlagern, rechtes Bein zur Seite abspreizen und den rechten Fuß zu Seite setzen, soweit es ohne Hüftbewegung möglich ist. Fuß zurück in die Ausgangsposition, dann Bewegung mit dem anderen Bein wiederholen. 40 Sekunden ohne Unterbrechung im dynamischen Wechsel wiederholen.

ÜBUNG 32

Seitstütz

Funktionskreise **Rumpf, Arme, Beine** Schwerpunkt(e) **Core-Muskulatur, Schultern**
☐ Cardio ■ Kraft ☐ Stretching/Mobilisation

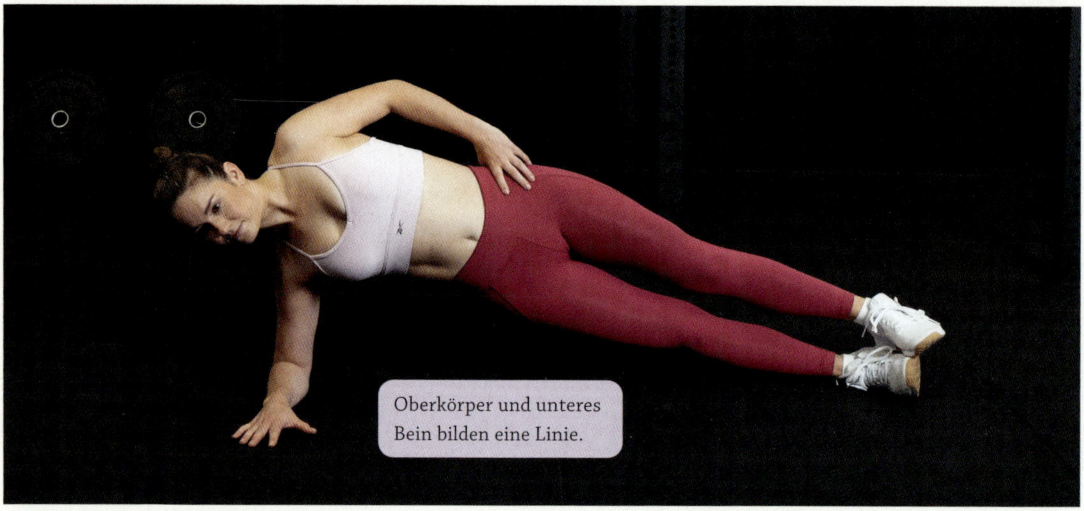

Oberkörper und unteres Bein bilden eine Linie.

- Im Unterarmstütz beginnen. Gewicht nach rechts verlagern, rechte Hand nach vorn drehen. Gewicht auf die linke Fußkante verlagern. Ober- und Unterkörper komplett zur linken Seite aufdrehen, linke Hand an die Hüfte. Kopf in Verlängerung der Wirbelsäule halten. 30 Sekunden halten, dann lösen und auf der anderen Seite wiederholen.

Seitstütz mit Beinheben

Funktionskreise **Rumpf, Arme, Beine** Schwerpunkt(e) **Core-Muskulatur, Schultern, Beine**

☐ Cardio ■ Kraft ☐ Stretching/Mobilisation

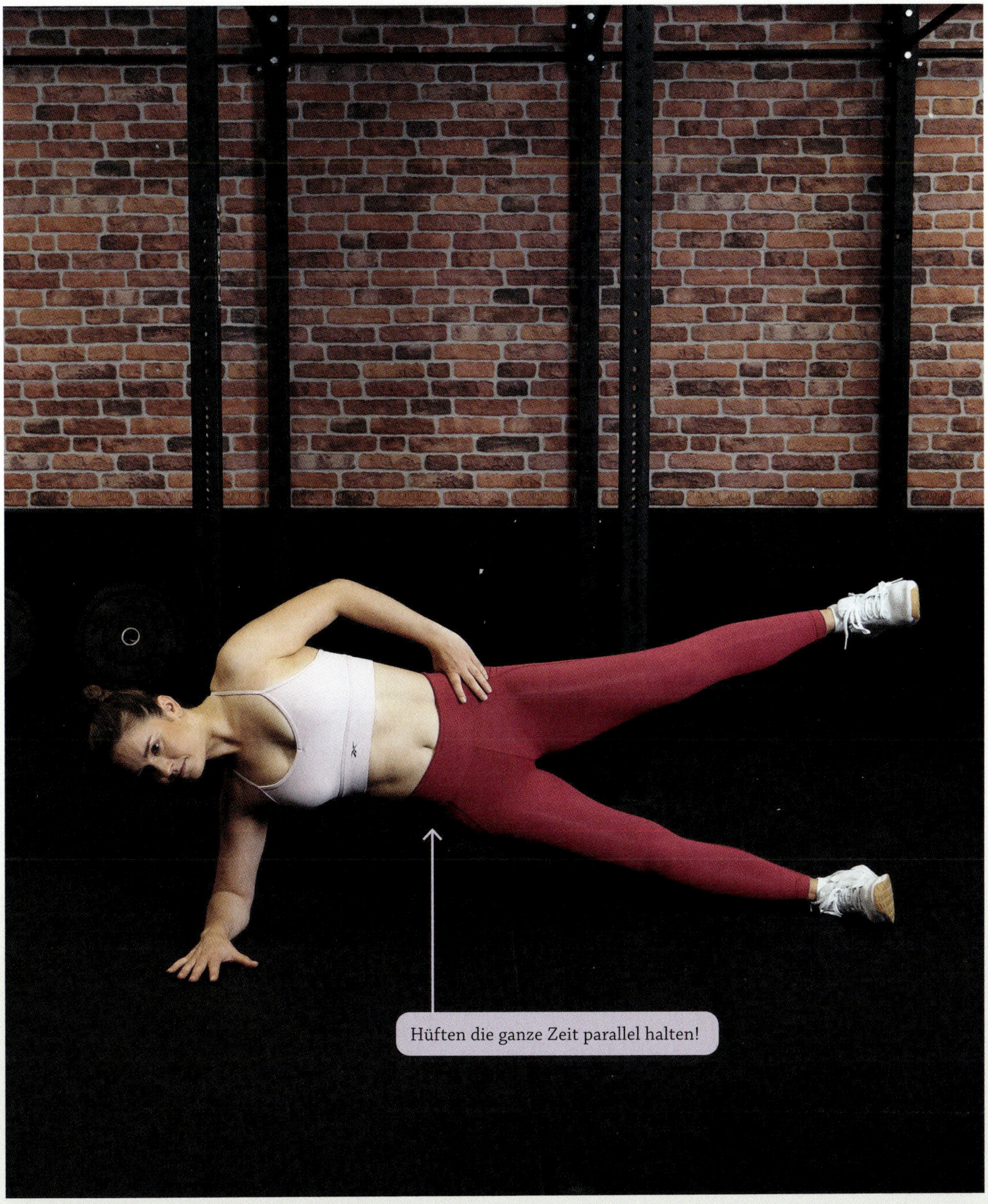

- In den Seitstütz kommen. Bauch- und Rückenspannung erhöhen, dann das linke Bein langsam vom rechten lösen und anheben, so hoch es geht. Die linke Fußspitze zeigt dabei weiter nach vorn. Das Bein wieder senken. Zehnmal, dann die Seite wechseln.

Liegestütz mit Rotation

Funktionskreise **Kopf, Rumpf, Arme, Beine** Schwerpunkt(e) **Core-Muskulatur, Arme, Schultern**

☐ Cardio ■ Kraft ☐ Stretching/Mobilisation

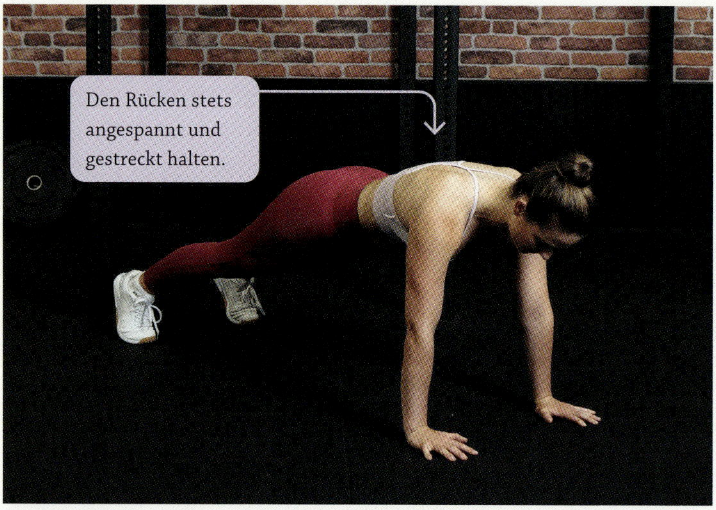

A ▶ Im Vierfüßlerstand beginnen. Knie unter den Hüften, Handgelenke unter den Schultern aufsetzen. Beine nach hinten ausstrecken, dabei Beine und Oberkörper auf einer Ebene halten. Bauch, Beckenboden, Rücken, Beine und Arme leicht anspannen, Kopf in Verlängerung der Wirbelsäule halten.

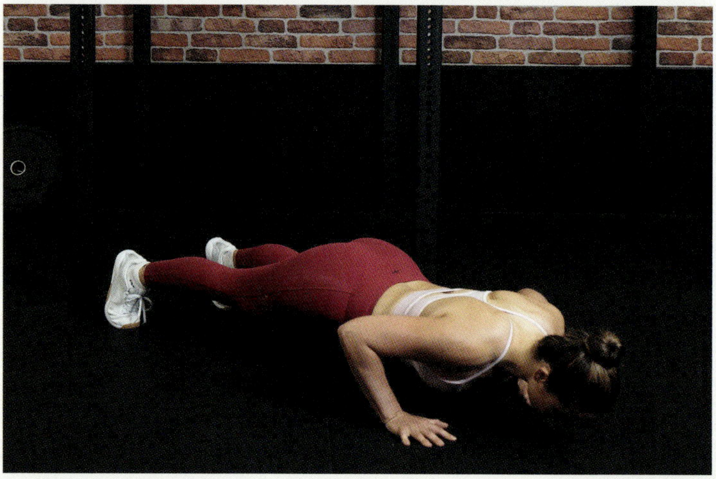

B ▶ Arme gleichzeitig beugen und den gesamten Körper in Richtung Boden absenken. Knapp über dem Boden stoppen, dann aus der Kraft der Arme des Rückens und der Core-Muskulatur heraus den Körper kontrolliert und langsam wieder hochdrücken. Zehnmal wiederholen.

Variante: Seitliches Aufdrehen

C ▶ In der Liegestützposition das Gewicht auf die linke Hand verlagern, die Fersen nach links zum Boden kippen lassen. Den rechten Arm Richtung Decke nach oben ziehen und den Oberkörper nach rechts aufdrehen, Blick nach oben richten. Kurz halten, dann zurück in die Ausgangsposition und die Bewegung zur anderen Seite wiederholen. Zehnmal jede Seite.

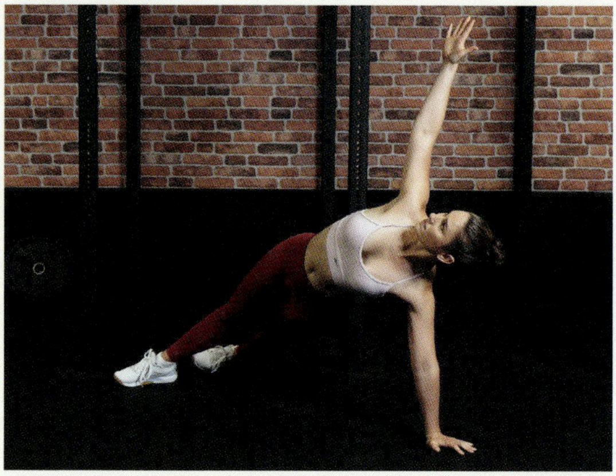

Unterarmstütz

Funktionskreise **Kopf, Rumpf, Arme, Beine** Schwerpunkt(e) **Core-Muskulatur**
☐ Cardio ■ Kraft ☐ Stretching/Mobilisation

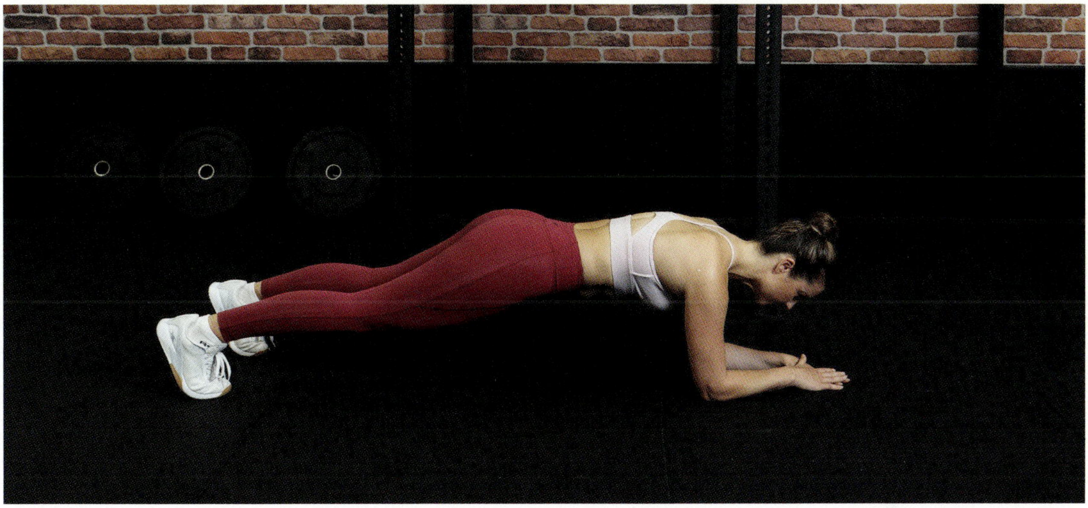

▶ Im Vierfüßlerstand beginnen. Ellbogen unter den Schultern aufsetzen, Schultermuskulatur aktivieren, Füße hüftweit öffnen. Beine und Oberkörper auf einer Ebene halten, Bauchspannung aktivieren. Position halten. Nach 20–40 Sekunden langsam die Knie zum Boden setzen.

Vierfüßlerstütz

Funktionskreise **Rumpf, Arme** Schwerpunkt(e) **Core-Muskulatur** ☐ Cardio ■ Kraft ☐ Stretching/Mobilisation

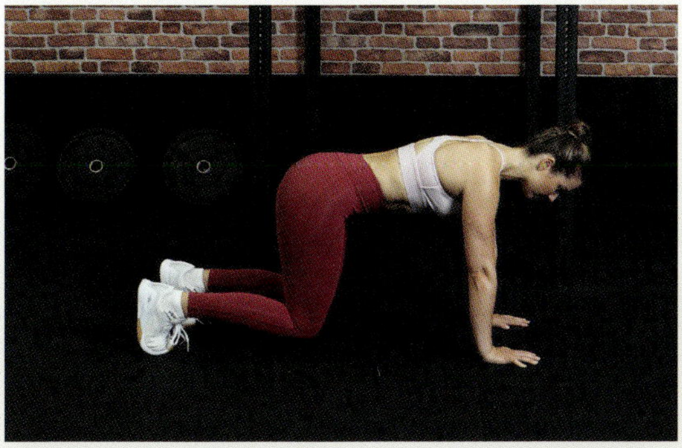

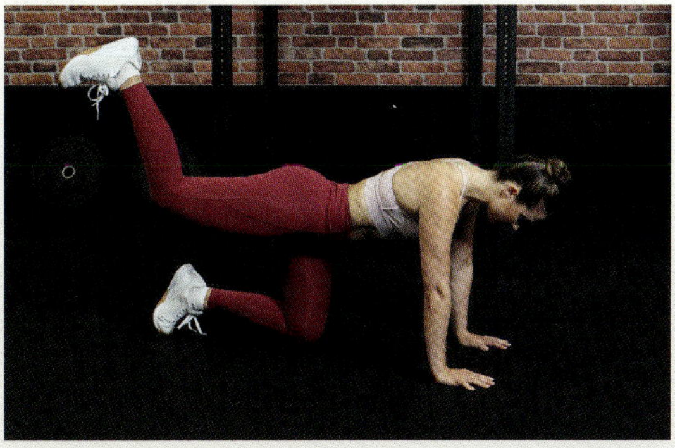

A ▶ Im Vierfüßlerstand beginnen. Knie unter den Hüften, Handgelenke unter den Schultern aufsetzen. Rücken gerade halten, Beckenboden und Bauch leicht anspannen. Füße aufsetzen, Zehen umklappen und Fußballen in den Boden drücken. Die Knie aus der Cores-Spannung heraus leicht vom Boden lösen. Knie schweben ein bis zwei Zentimeter über dem Boden. Spannung für 20 Sekunden halten, dann lösen. Dreimal wiederholen.

Variante: Beinheben im Vierfüßlerstand

B ▶ Beide Knie bleiben zunächst am Boden. Gewicht nach links verlagern und rechtes Knie vom Boden lösen, dann bis auf Hüfthöhe anheben. Wieder senken, nicht absenken, nächste Wiederholung anschließen. Zehnmal je Seite.

Unterarmstütz mit Arm- und Beinheben

Funktionskreise **Kopf, Arme, Rumpf, Beine** Schwerpunkt(e) **Körperspannung**

☐ Cardio ■ Kraft ☐ Stretching/Mobilisation

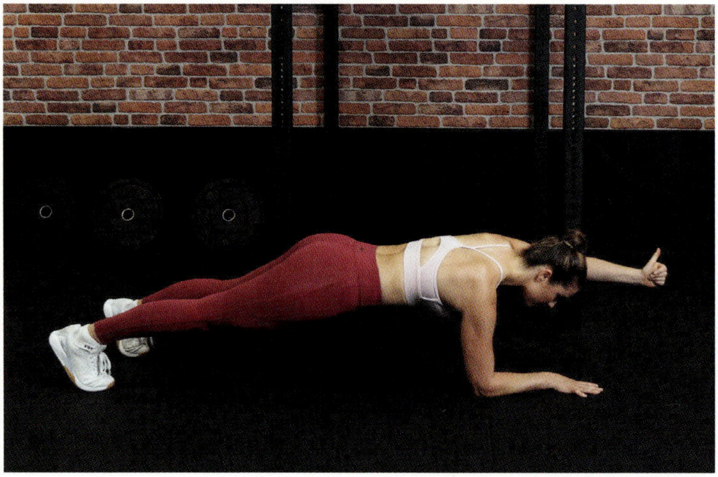

A ▶ Im Vierfüßlerstand beginnen, Beine ausstrecken und in den Unterarmstütz kommen. Gewicht nach rechts verlagern, linke Hand vom Boden lösen. Dann den linken Arm nach vorn ausstrecken, Hand zur Faust ballen und Daumen nach oben strecken. 10 Sekunden lang halten, dann den linken Unterarm zurück zum Boden setzen. Übung mit dem anderen Arm wiederholen.

B ▶ Gewicht nach rechts verlagern, linkes Bein vom Boden lösen und das linke Bein anheben, so hoch es möglich ist. Bein 10 Sekunden in der Schwebe halten, dann lösen und zurück zum Boden setzen. Dann das rechte Bein vom Boden lösen und Bewegung auf der anderen Seite wiederholen.

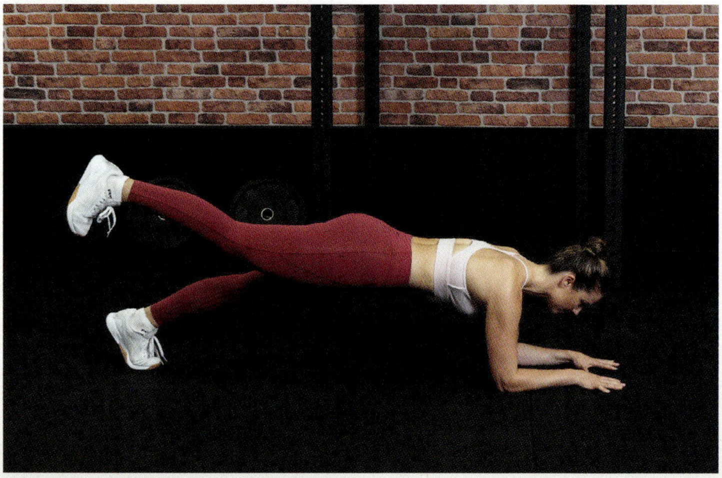

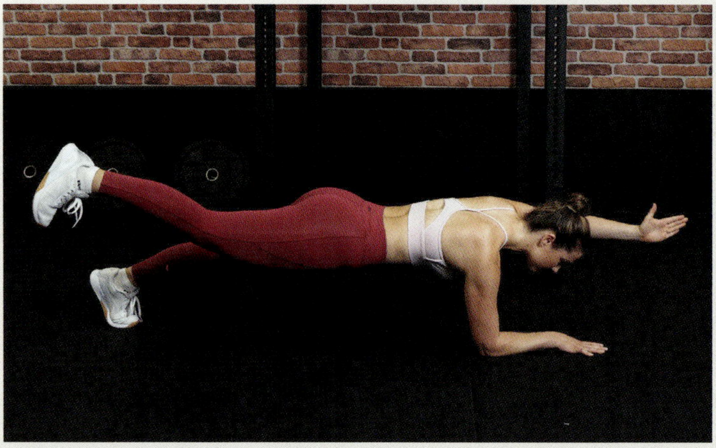

C ▶ Jetzt beide Bewegungen kombinieren: Linken Arm und rechtes Bein vom Boden heben und 10 Sekunden lang unter höchster Core-Spannung halten. Lösen und auf der jeweils anderen Seite wiederholen.

Variante des Unterarmstützes

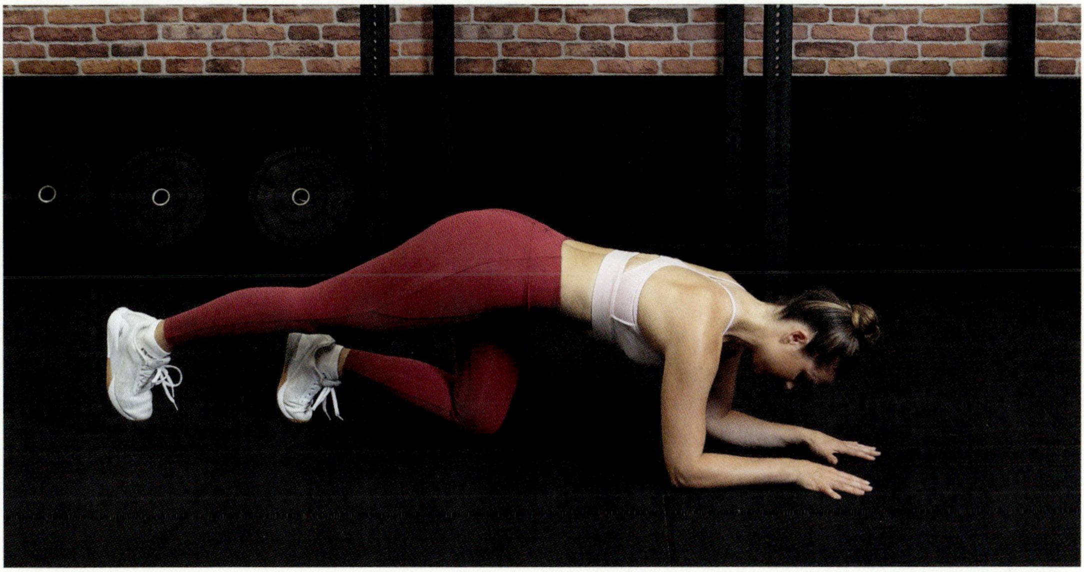

D ▶ Im Unterarmstütz die Knie unter den Hüften halten. Gewicht nach links verlagern und nur das rechte Bein nach hinten ausstrecken.

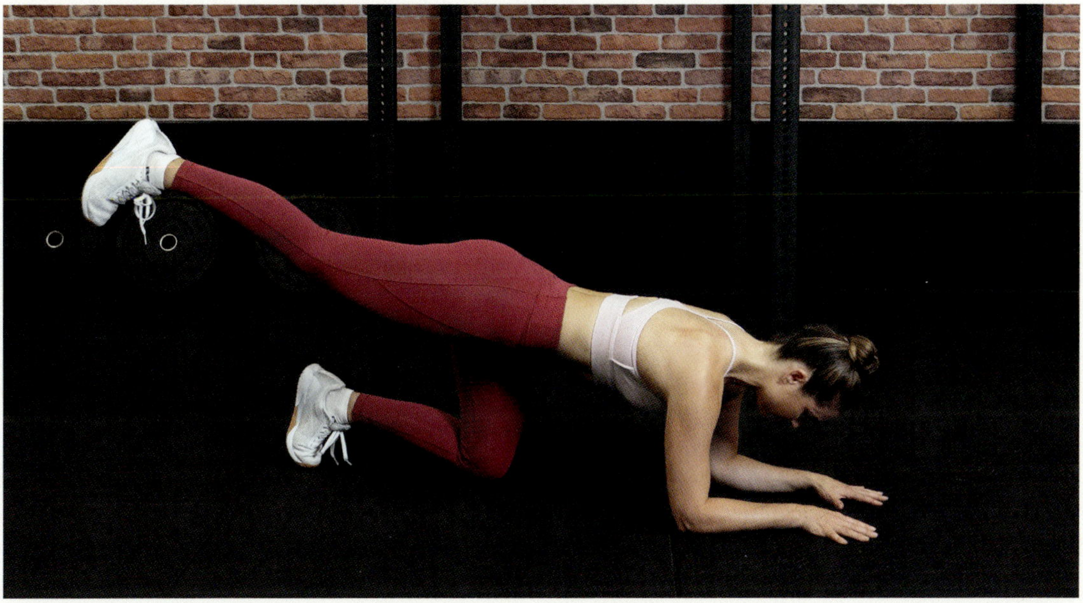

E ▶ Rechten Fuß vom Boden lösen und Bein bis auf Hüfthöhe anheben. Wieder senken, nicht mehr absetzen. Zehnmal, dann das Bein wechseln.

Bauchwippe

Funktionskreise **Kopf, Rumpf, Arme, Beine** Schwerpunkt(e) **Rückenmuskulatur**

☐ Cardio ■ Kraft ☐ Stretching/Mobilisation

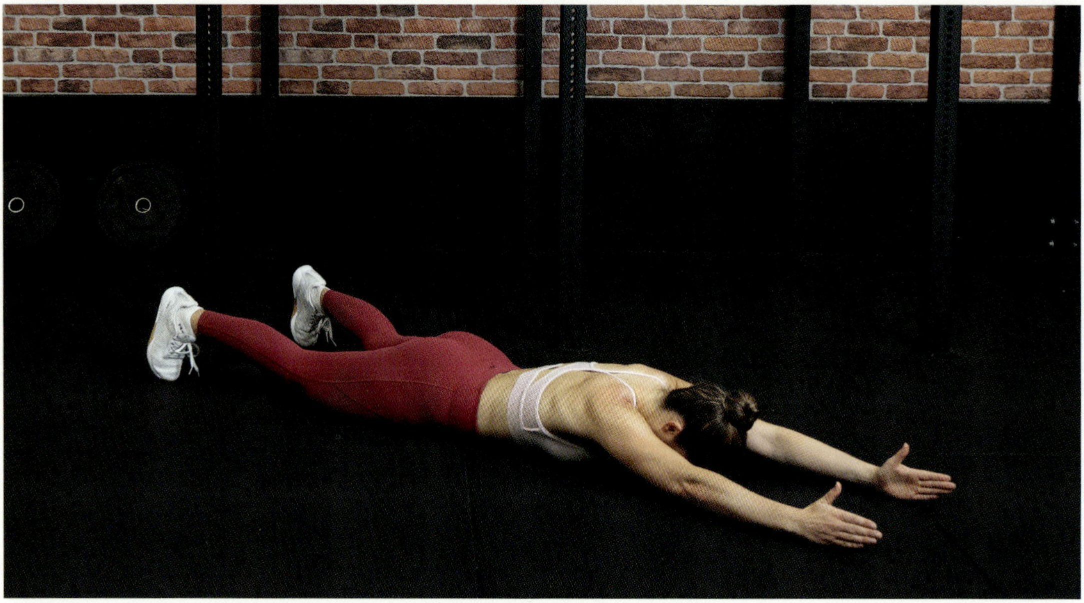

A ▶ In der Bauchlage beginnen. Arme schulterbreit nach vorn, Beine nach hinten ausstrecken. Füße hüftbreit öffnen.

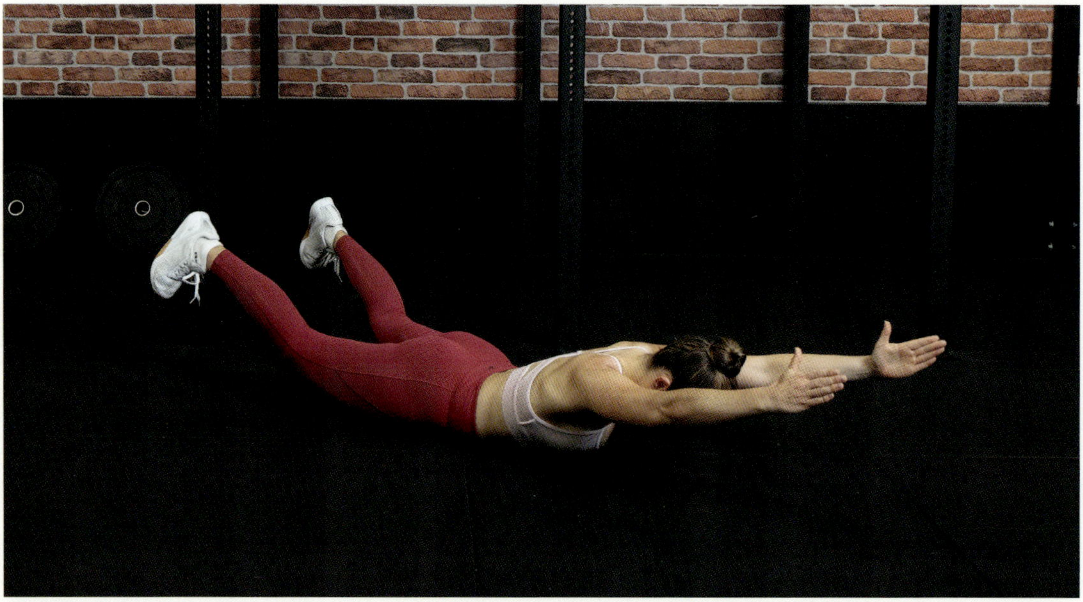

B ▶ Körperspannung erhöhen, dann Arme und Beine gleichzeitig vom Boden lösen und durch Rückenspannung maximal anheben. Spannung 10 Sekunden lang halten, dann wieder ablegen. Fünfmal.

Caterpillar-Walk

Funktionskreise **Kopf, Rumpf, Arme, Beine** Schwerpunkt(e) **Core-Muskulatur, Arme, Schultern, Beine**

■ Cardio ■ Kraft ■ Stretching/Mobilisation

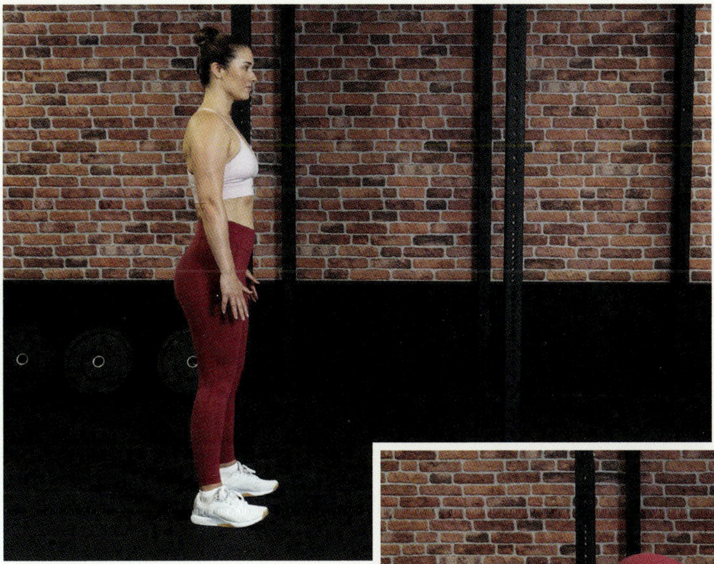

A ▶ Im Stand beginnen. Füße hüftweit öffnen, Arme locker neben dem Körper halten. Bauch und Rücken aktivieren. Oberkörper aus der Hüfte heraus nach vorn neigen, Hände zum Boden bringen, Rücken möglichst gerade halten.

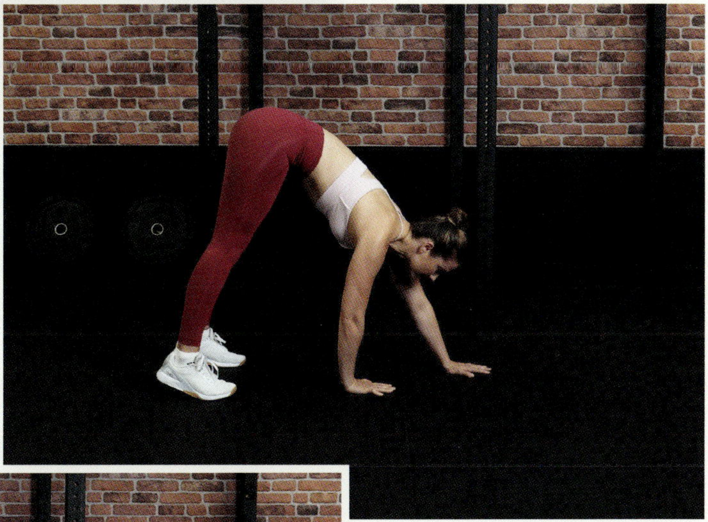

B ▶ Mit den Händen nach vorn laufen, bis der Körper sich in der Liegestützposition befindet.

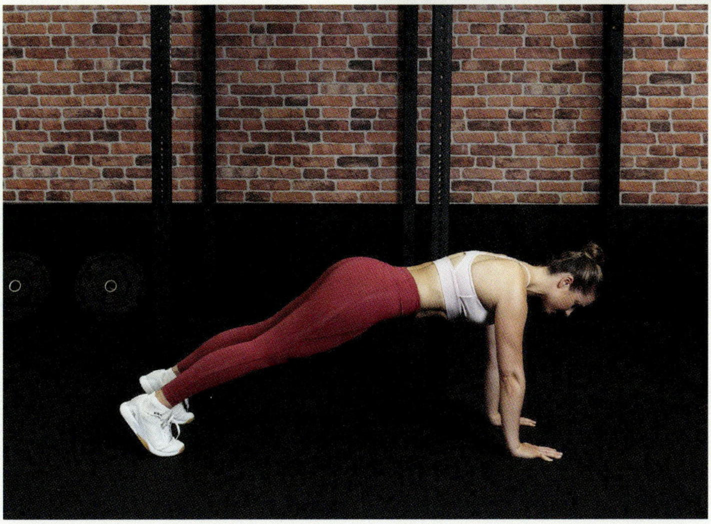

C ▶ Dann mit den Füßen Richtung Hand laufen, bis die Füße sich hinter den Händen befinden. Die Bewegung fünfmal wiederholen und so nach vorn laufen.

Frontlunge

Funktionskreise **Rumpf, Beine** Schwerpunkt(e) **Beine, Core-Muskulatur** ■ Cardio ■ Kraft □ Stretching/Mobilisation

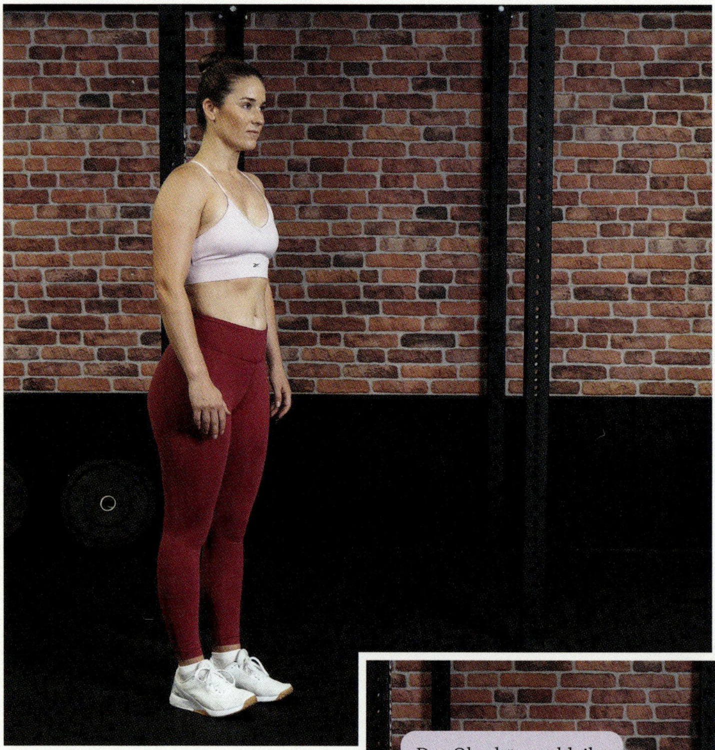

A ▶ Im Stand beginnen. Füße geschlossen halten, Arme locker neben dem Körper halten. Leichte Core-Spannung aufbauen.

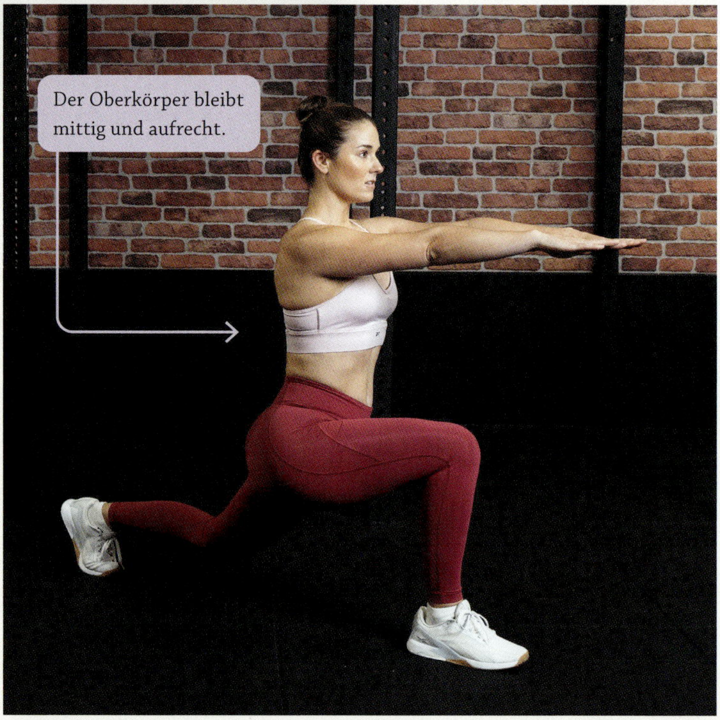

B ▶ Mit dem rechten Fuß einen sehr großen Schritt nach vorn ausführen, gleichzeitig die Arme auf Schulterhöhe nach oben ziehen. Das linke Knie tief beugen, dabei die Ferse vom Boden lösen. Zurück in die Ausgangsposition, dann die Bewegung mit dem anderen Bein wiederholen. Zehnmal jede Seite.

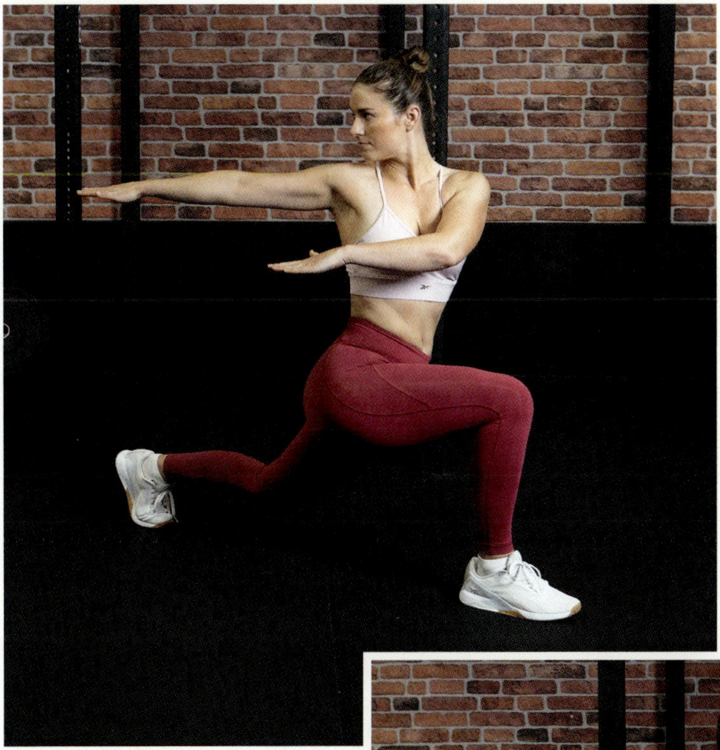

Variante 1: Frontlunge mit Oberkörperdrehung

C ▶ In der Schrittposition beide Arme auf Schulterhöhe nach rechts ziehen, dabei den Oberkörper so weit wie möglich nach rechts und hinten drehen. Anschließend die Übung zur anderen Seite wiederholen.

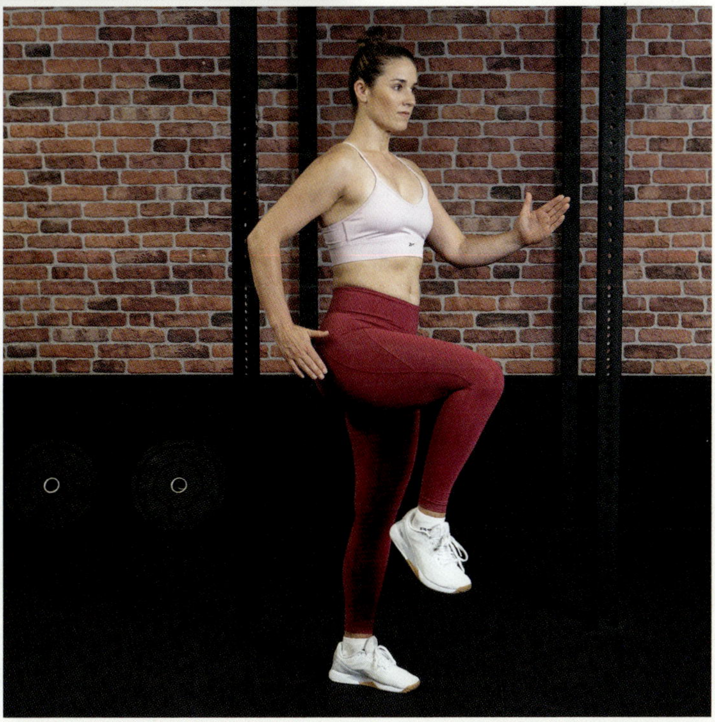

Variante 2: Frontlunge mit Knieheben

D ▶ Beim Schritt nach vorn das rechte Knie zunächst betont nach oben ziehen, kurz in der angehobenen Position verharren und dann erst in den Ausfallschritt mit rechts nach vorn kommen. Zehnmal auf beiden Seiten wiederholen.

Diagonales Arm- und Beinheben im Vierfüßlerstand

Funktionskreise **Arme, Beine, Rumpf** Schwerpunkt(e) **Core-Muskulatur, Arme, Schultern, Beine**

■ Cardio ■ Kraft □ Stretching/Mobilisation

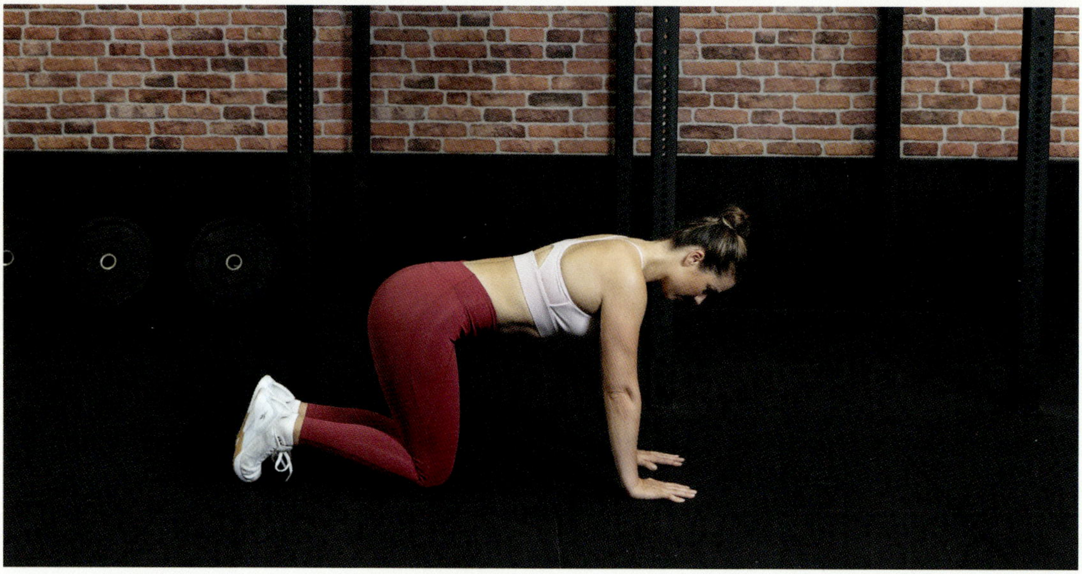

A ▶ Im Stand beginnen. Füße geschlossen halten, Arme locker neben dem Körper halten. Leichte Core-Spannung aufbauen.

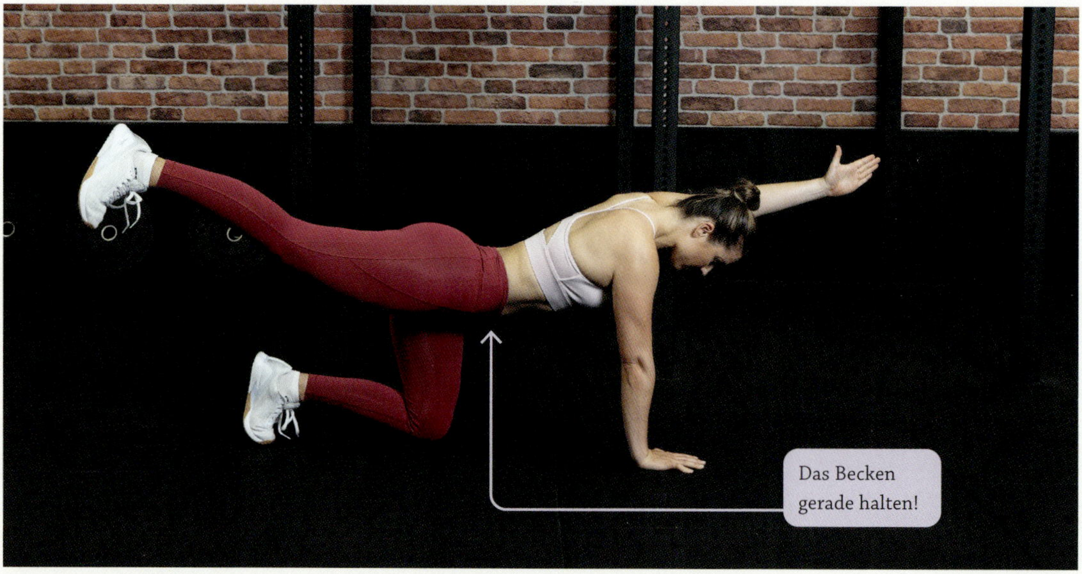

B ▶ Mit dem rechten Fuß einen sehr großen Schritt nach vorn ausführen, gleichzeitig die Arme auf Schulterhöhe nach oben ziehen. Das linke Knie tief beugen, dabei die Ferse vom Boden lösen. Zurück in die Ausgangsposition, dann die Bewegung mit dem anderen beiden wiederholen. Zehnmal jede Seite.

Einbeinige Vorbeuge

Funktionskreise **Rumpf, Beine** Schwerpunkt(e) **Balance, Beine** ☐ Cardio ■ Kraft ■ Stretching/Mobilisation

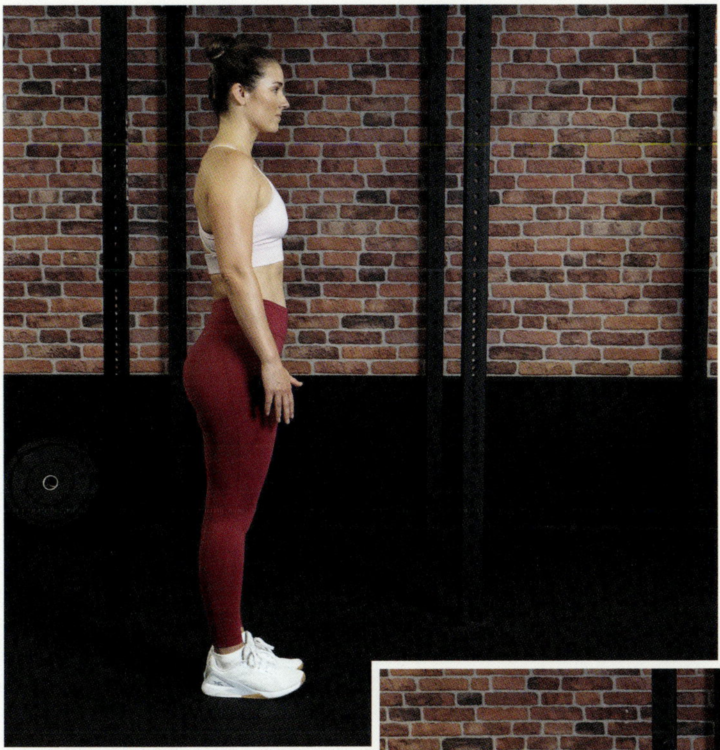

A ▶ Aufrecht stehen. Füße geschlossen, halten, Arme locker neben dem Körper herabhängen lassen. Rücken strecken, Bauch leicht anspannen. Kopf in Verlängerung der Wirbelsäule halten.

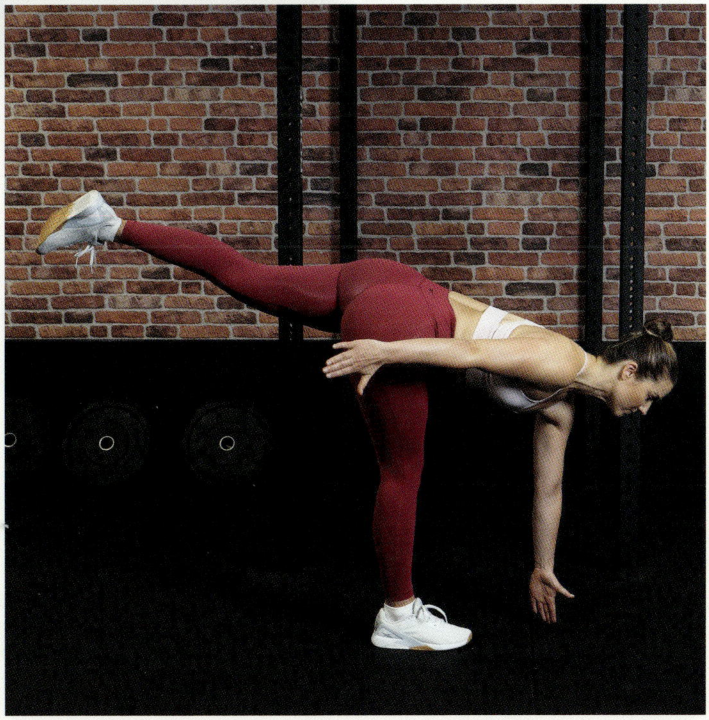

B ▶ Gewicht auf das rechte Bein verlagern, linkes Bein gestreckt nach hinten strecken und anheben, den Oberkörper gleichzeitig aus der Hüfte heraus gestreckt nach vorn neigen. Die linke Hand mit der Vorwärtsneigung in Richtung Boden strecken, bis die Fingerspitzen den Boden berühren. Das linke Bein bis knapp über Hüfthöhe anheben, bis es eine Linie mit dem Rücken bildet. Wieder aufrichten. Auf der anderen Seite wiederholen. Fünf Sets je Seite.

Tiefe Grätsche

Funktionskreise **Rumpf, Beine** Schwerpunkt(e) **Beine, Gesäß** ☐ Cardio ■ Kraft ☐ Stretching/Mobilisation

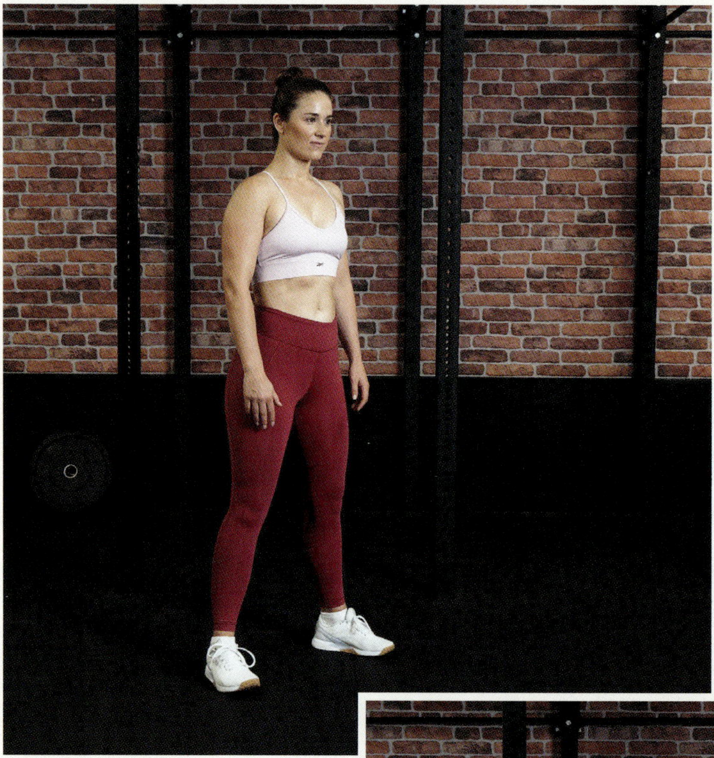

A ▶ Füße etwas mehr als schulterbreit öffnen, Zehen leicht nach außen drehen. Arme hängen locker neben dem Körper herab.

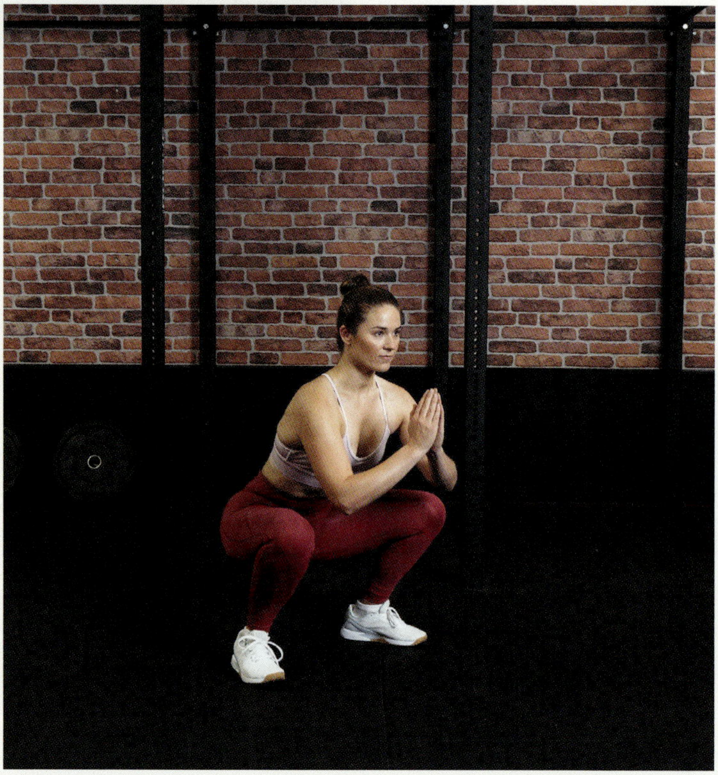

B ▶ Knie gleichzeitig beugen, Arme nach vorn ziehen und die Handflächen vor der Brust aneinanderlegen. Das Gesäß bis knapp über dem Boden absenken. Wieder hochdrücken, die Hüfte dabei nach vorn schieben. Nächste Wiederholung anschließen. Zehn Wiederholungen absolvieren.

Strecksprung

Funktionskreise **Rumpf, Beine** Schwerpunkt(e) **Explosivkraft, Beine, Gesäß**
☐ Cardio ■ Kraft ☐ Stretching/Mobilisation

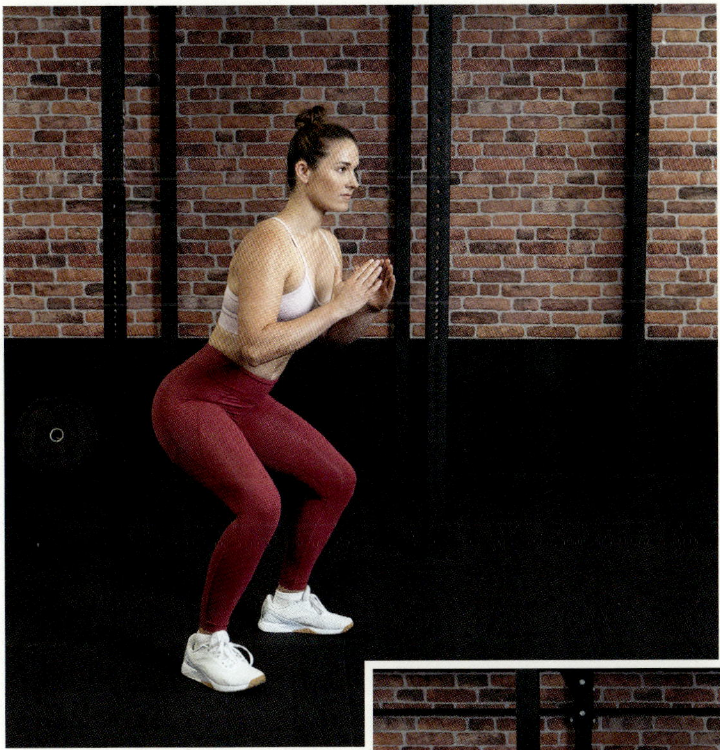

A ▶ Beine ungefähr schulterbreit öffnen. Zehenspitzen und Knie leicht nach außen drehen. Knie leicht beugen, Gesäß leicht, nach hinten absenken und Oberkörper aus der Hüfte heraus nach vorn neigen. Hände vor der Brust zusammenführen.

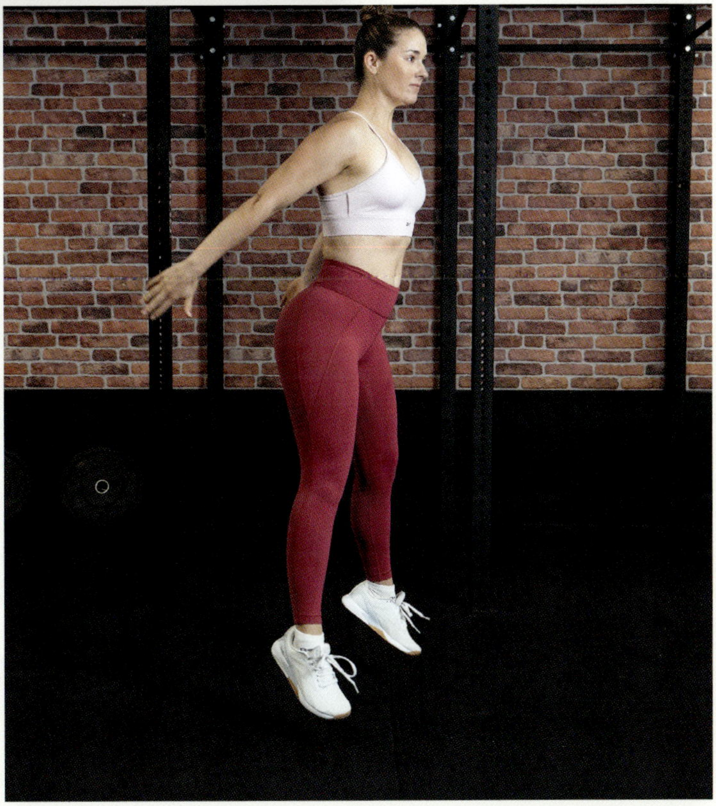

B ▶ Kraftvoll zum Sprung hochdrücken, dabei die Arme gestreckt nach hinten ziehen. Den ganzen Körper unter Spannung halten. In der schulterbreiten Grätsche landen und die nächste Wiederholung ohne Pause anschließen. Eine Minute ohne Unterbrechung, dann 30 Sekunden Pause. Drei Sets absolvieren.

Einbeinige Kniebeuge

Funktionskreise **Beine, Rumpf** Schwerpunkt(e) **Beine, Gesäß** ☐ Cardio ■ Kraft ☐ Stretching/Mobilisation

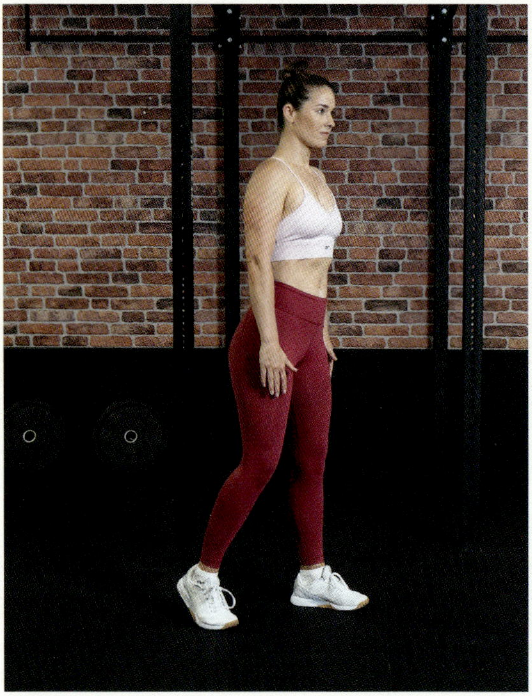

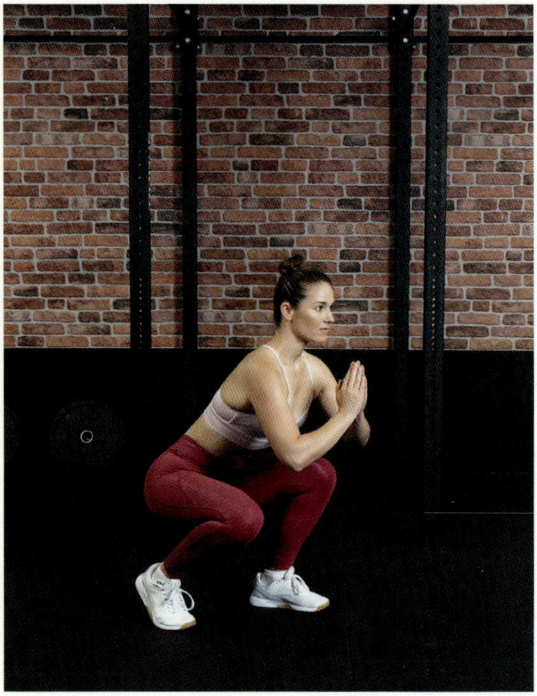

A ▶ Aufrecht stehen. Mit rechts einen kleinen Schritt nach hinten machen, Gewicht auf den linken Fuß verlagern.

B ▶ Beide Knie gleichzeitig beugen, dabei den Großteil des Körpergewichts auf dem linken Fuß halten. Knie weiter beugen, gleichzeitig Arme nach vorn ziehen und Handflächen vor der Brust aneinander legen. Oberkörper leicht nach vorn neigen. Dann aus der Kraft des linken Beines und der linken Gesäßseite kraftvoll hochdrücken, nächste Wiederholung anschließen. Zehn Wiederholungen je Seite.

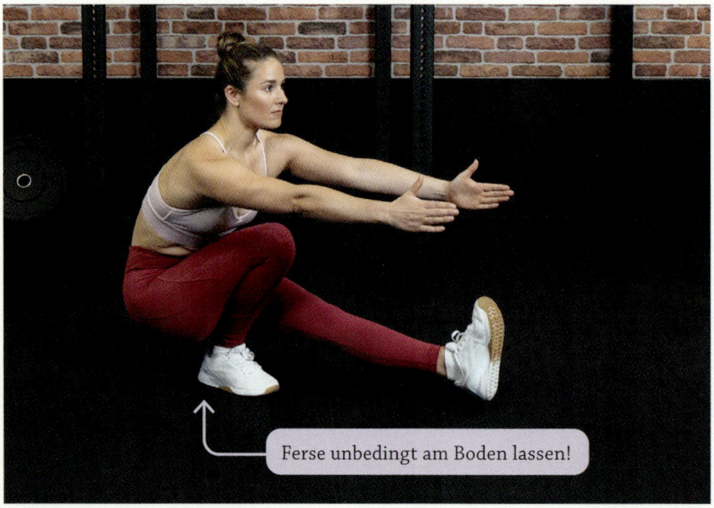

Variante: Pistol Squat

C ▶ Wirbelsäule gerade halten, Blick nach vorn, Arme bis auf Schulterhöhe nach oben ziehen. Daumen nach oben zeigen lassen. Die Bewegung auf der anderen Seite wiederholen.

Enge Kniebeuge

Funktionskreise **Beine** Schwerpunkt(e) **Beine, Gesäß** ☐ Cardio ■ Kraft ☐ Stretching/Mobilisation

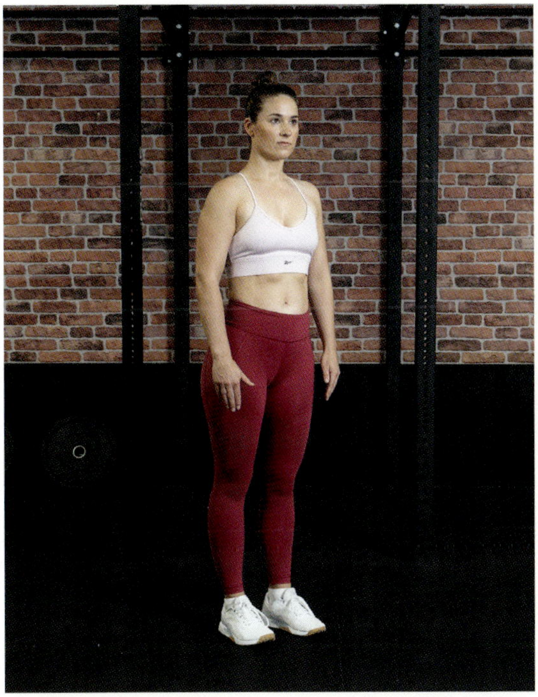

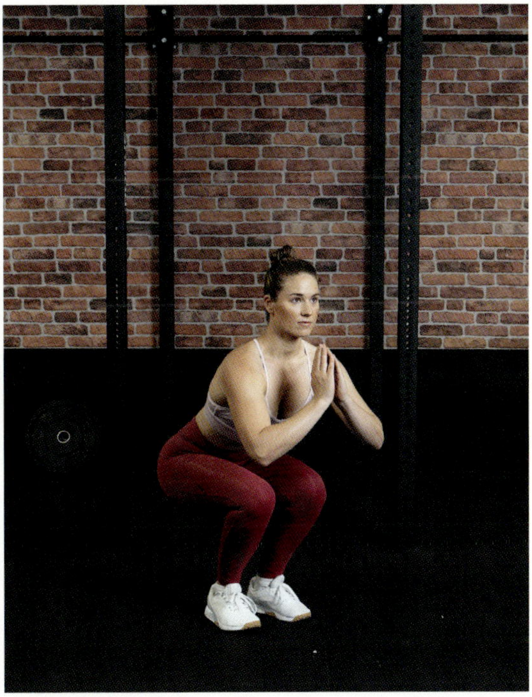

A ▶ Füße hüftweit öffnen, Zehenspitzen zeigen nach vorn. Oberkörper leicht anspannen, Arme locker neben dem Körper halten.

B ▶ Beide Knie gleichzeitig tief beugen, das Gesäß nach hinten und unten absenken. Oberkörper dabei leicht nach vorn neigen, beide Arme nach vorn schwingen und Handflächen aneinanderlegen. Aus den Oberschenkeln und dem Gesäß heraus wieder zum Stehen hochdrücken. Zehn Wiederholungen absolvieren.

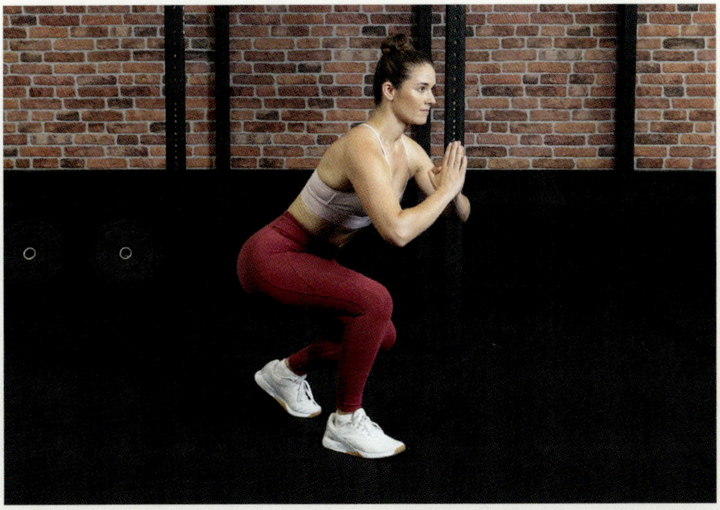

Variante: Walk in der Kniebeuge

C ▶ In der tiefen Kniebeuge das Gewicht auf einen Fuß verlagern, mit dem anderen Fuß nach vorn steigen. Auf diese Art 10 kleine Schrittchen machen, dann wieder hochdrücken.

Gesprungener Ausfallschritt

Funktionskreise **Rumpf, Beine** Schwerpunkt(e) **Cardio, Gesäß, Beine** ■ Cardio ■ Kraft □ Stretching/Mobilisation

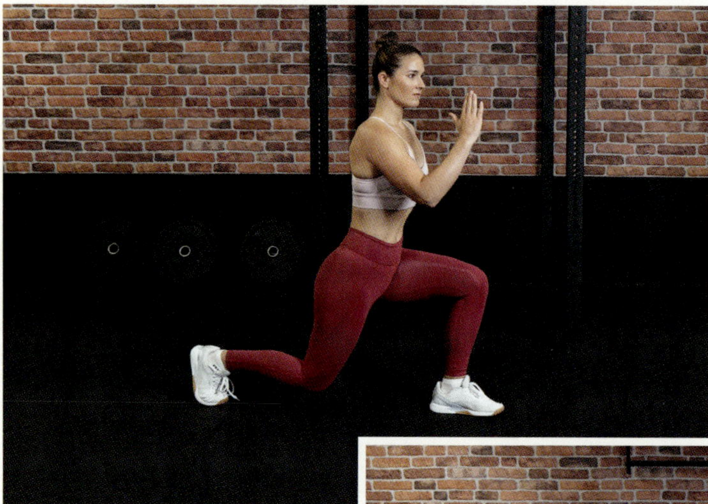

A ▶ Beine zunächst geschlossen halten. Mit links einen großen Ausfallschritt nach vorn machen, die rechte Ferse heben und das rechte Knie tief beugen. Oberkörper mittig halten. Rechten Arm gebeugt nach vorn, linken Arm nach hinten ziehen.

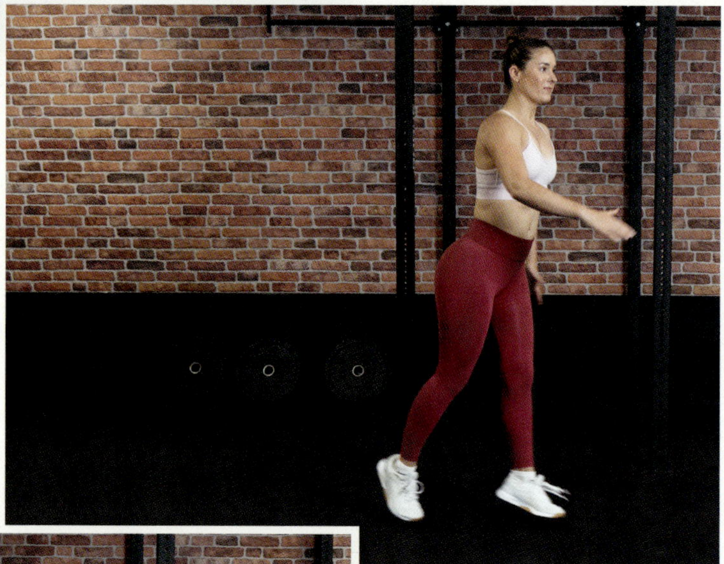

B ▶ Mit beiden Füßen gleichzeitig kraftvoll zum Sprung nach oben drücken. In der Luft die Beine wechseln.

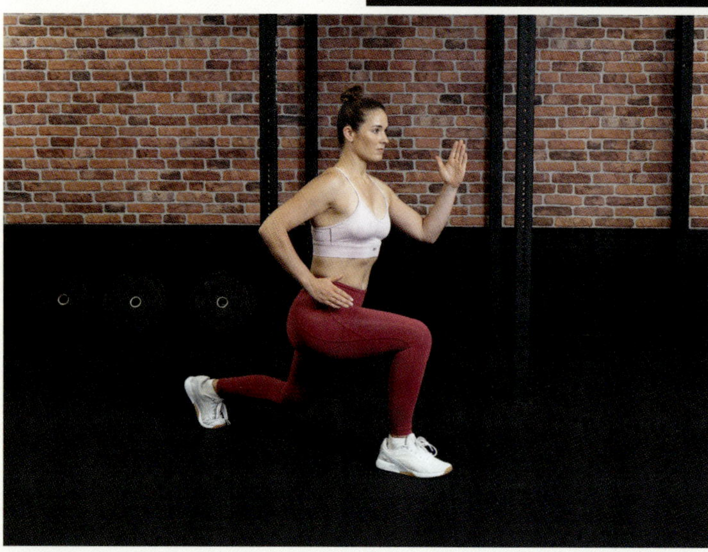

C ▶ Bei der Landung wieder in den Ausfallschritt kommen: Das rechte Bein ist jetzt vorn und das Knie gebeugt. Linkes Bein ist hinten, die Ferse angehoben. Das linke Knie ist gebeugt und knapp über dem Boden. Linken Arm gebeugt nach vorn und rechten Arm nach hinten ziehen. Eine Minute im dynamischen Wechsel, 20 Sekunden Pause. Drei Sets.

Weite Kniebeuge im Wechsel

Funktionskreise **Rumpf, Beine** Schwerpunkt(e) **Beine, Gesäß** ☐ Cardio ■ Kraft ☐ Stretching/Mobilisation

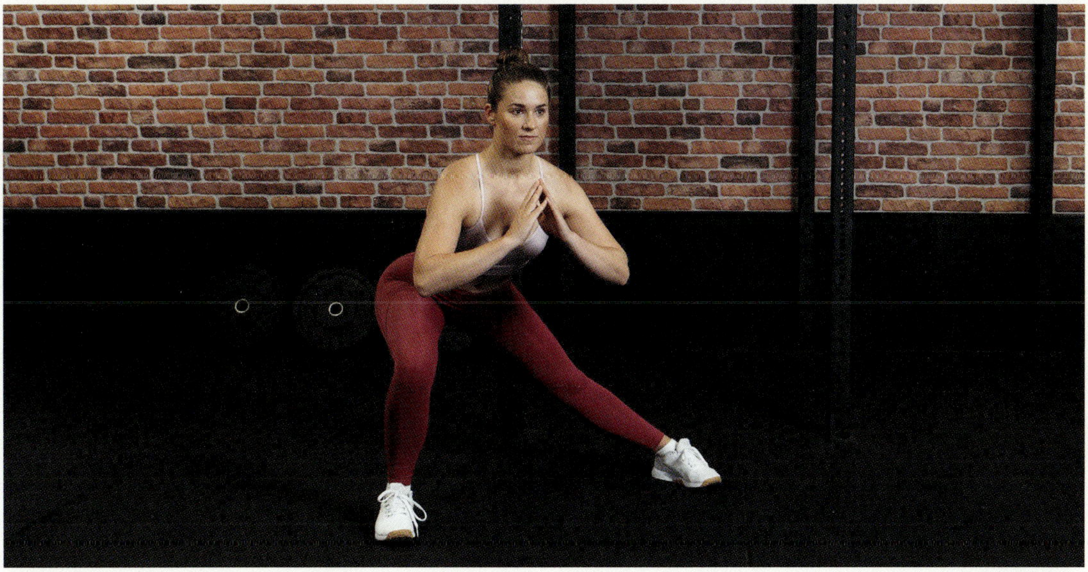

A ▶ Beine sehr weit grätschen, Zehenspitzen und Knie nach außen drehen. Gewicht auf das rechte Bein verlagern, linkes Bein ausstrecken. Oberkörper leicht nach vorn neigen, die Handflächen aneinanderlegen.

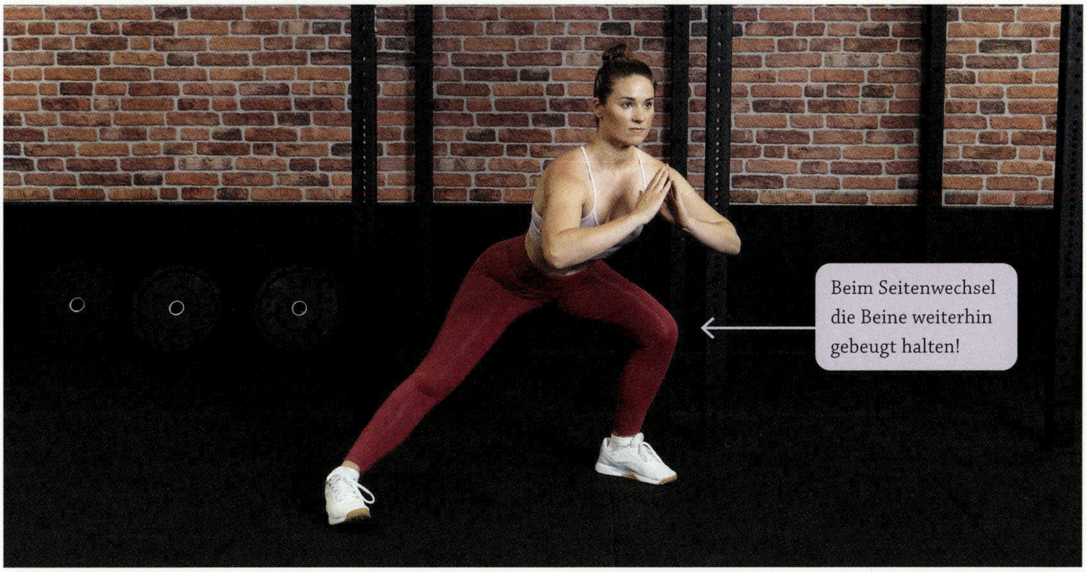

B ▶ Gewicht in der tiefen Grätsche langsam nach links verlagern, dann das rechte Bein ausstrecken. Übung wiederholen. Eine Minute dynamisch und kontrolliert durchführen, dann 20 Sekunden Pause. Drei Sets.

Ausfallschritt mit Walk nach vorn

Funktionskreise **Rumpf, Beine** Schwerpunkt(e) **Gesäß, Beine** ☐ Cardio ■ Kraft ☐ Stretching/Mobilisation

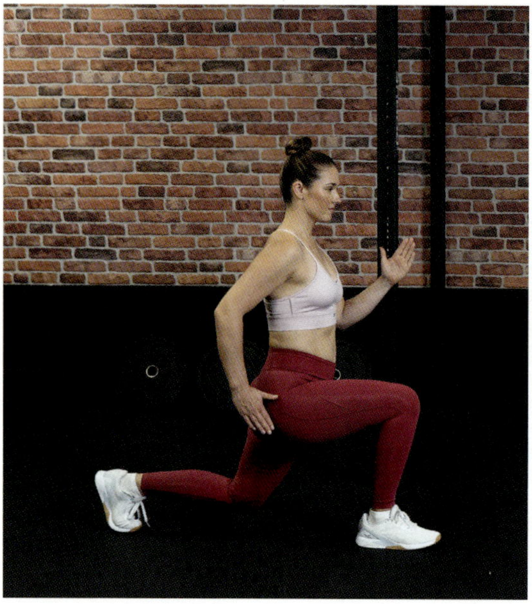

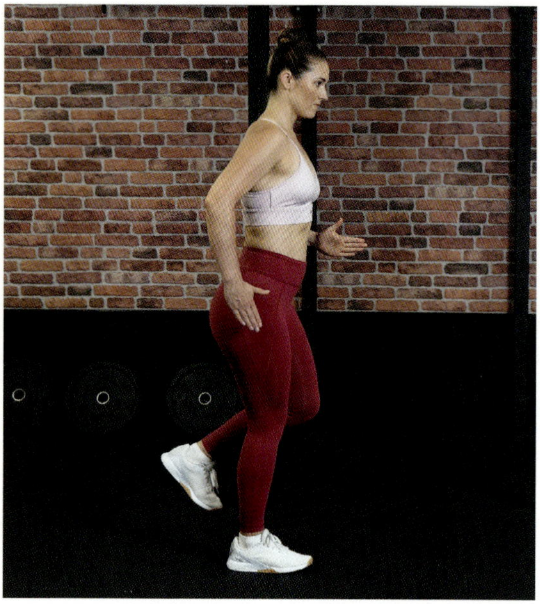

A ▶ Zunächst aufrecht stehen, Füße geschlossen halten. Arme locker neben dem Körper halten, Rücken strecken. Mit dem rechten Bein einen großen Ausfallschritt nach vorn machen, beide Beine tief beugen, linke Ferse anheben. Linkes Knie bis knapp über dem Boden absenken. Arme gebeugt mitnehmen: Den linken Arm locker nach vorn, den rechten Arm locker nach hinten schwingen.

B ▶ Kraft auf den rechten Fuß verlagern und zum einbeinigen Stand hochdrücken, dabei den linken Fuß vom Boden lösen und das linke Bein nach vorn ziehen.

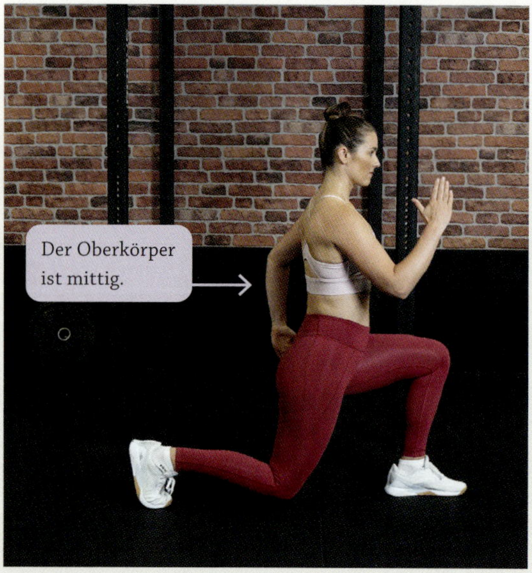

C ▶ Ausfallschritt auf der anderen Seite machen: Das linke Bein ist nun vorn, das rechte Bein hinten. Rechte Ferse ist angehoben, rechtes Knie knapp über dem Boden. Zehnmal wiederholen, dann die Seiten wechseln.

Diagonaler Ausfallschritt

Funktionskreise **Rumpf, Beine** Schwerpunkt(e) **Beine, Gesäß** ☐ Cardio ■ Kraft ☐ Stretching/Mobilisation

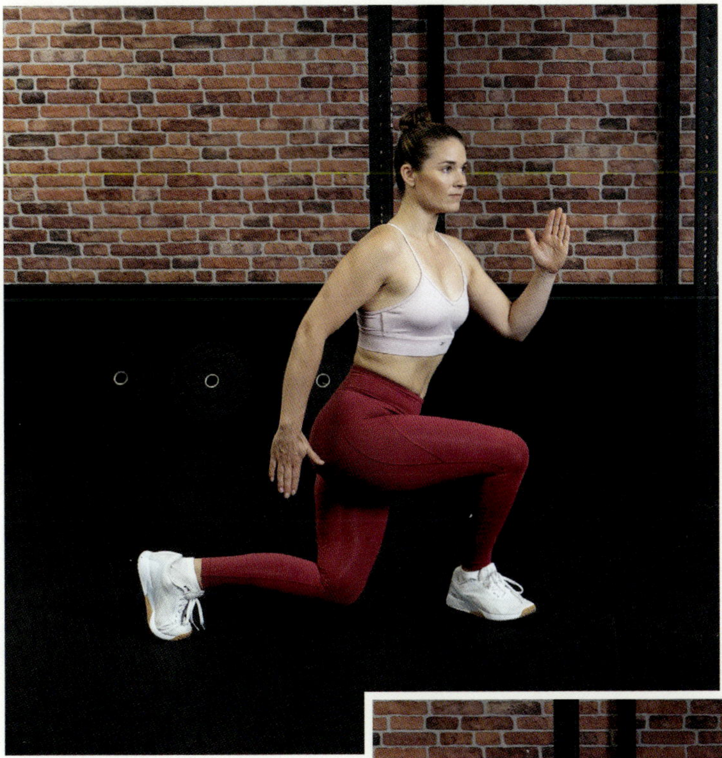

A ▶ Im Stehen beginnen. Füße geschlossen halten. Oberkörper aufrecht halten, leichte Bauchspannung aufbauen. Gewicht auf den rechten Fuß verlagern, das linke Bein hinter dem rechten kreuzen. Beide Knie tief beugen, Arme gebeugt mitschwingen: Den linken Arm locker nach vorn, den rechten Arm locker nach hinten ziehen.

B ▶ Wieder hochdrücken, Füße parallel aufsetzen. Dann das Gewicht auf den linken Fuß verlagern, rechtes Bein hinter dem linken kreuzen. Jetzt den rechten Arm gebeugt nach vorn und den linken Arm locker nach hinten schwingen. Wieder aufrichten, nächste Wiederholung anschließen. Zehn Wiederholungen, dann die Bewegung auf der anderen Seite wiederholen.

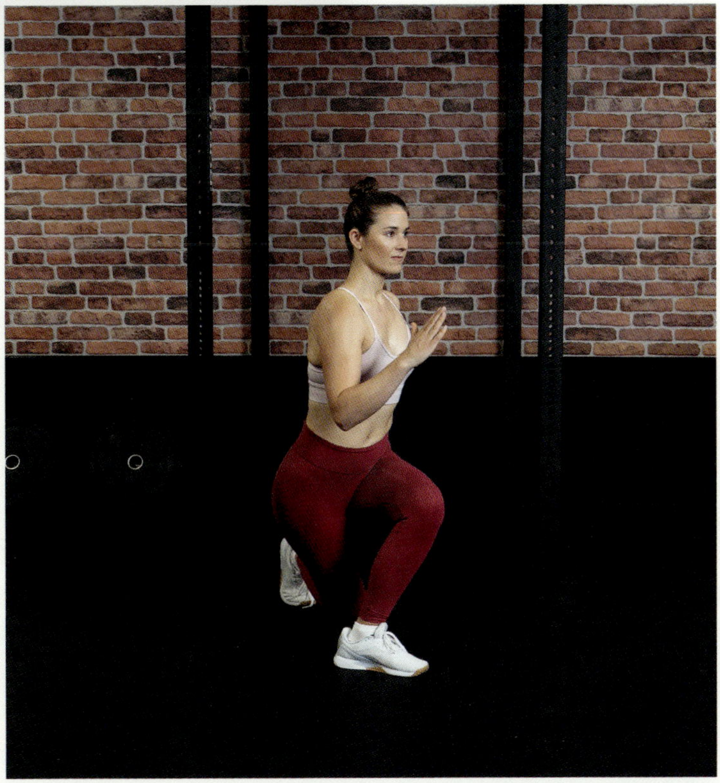

Beckenheben in Rückenlage

Funktionskreise **Rumpf, Beine** Schwerpunkt(e) **Beine, Gesäß** ☐ Cardio ■ Kraft ☐ Stretching/Mobilisation

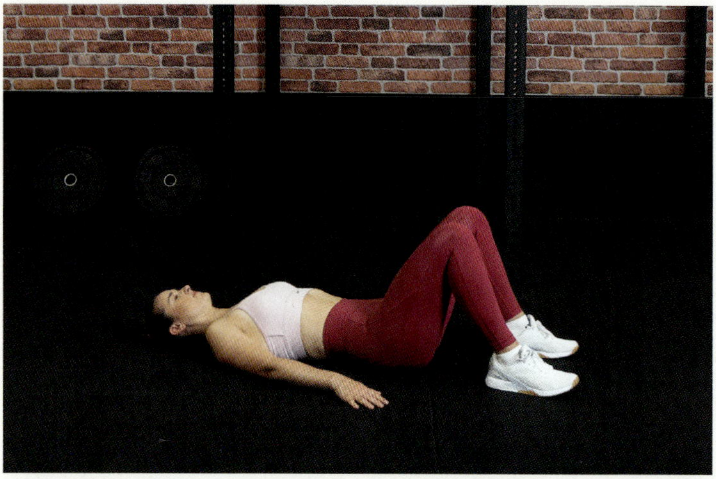

A ▶ Auf den Rücken legen, die Beine beugen und die Füße flach auf den Boden stellen. Arme locker neben dem Körper halten. Bauch und Beckenboden aktivieren.

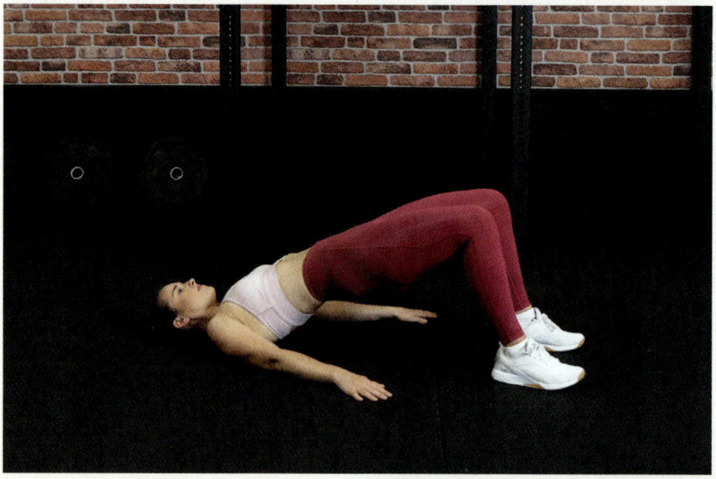

B ▶ Fersen fest in den Boden drücken, Gesäß und hintere Oberschenkel anspannen. Becken anheben, bis sich Oberkörper und Oberschenkel auf einer Ebene befinden. Becken wieder senken, aber nicht mehr ganz ablegen. Nächste Wiederholung anschließen. Zehn Wiederholungen.

Variante: Beckenheben mit geöffneten Knien

C ▶ In der Rückenlage beginnen. Fußsohlen aneinander legen und Knie locker zu den Seiten kippen lassen. Druck in die Fußkanten aufbauen und das Becken anheben, so hoch es möglich ist.

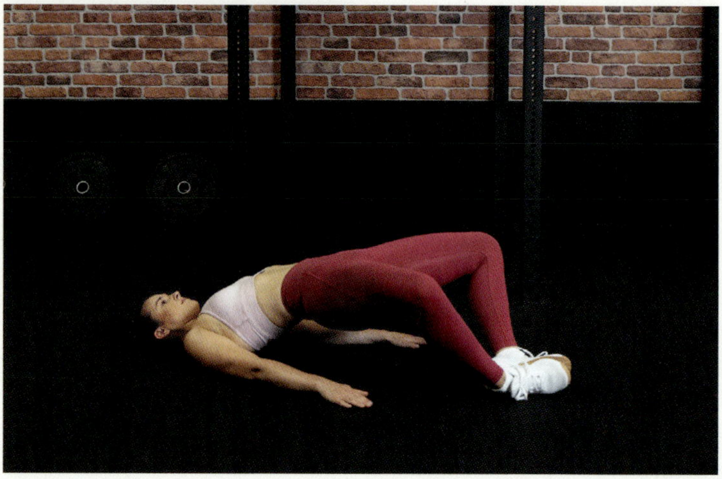

Einbeiniges Beckenheben in Rückenlage

Funktionskreise **Rumpf, Beine** Schwerpunkt(e) **Core-Muskulatur, Beine, Gesäß**
☐ Cardio ■ Kraft ☐ Stretching/Mobilisation

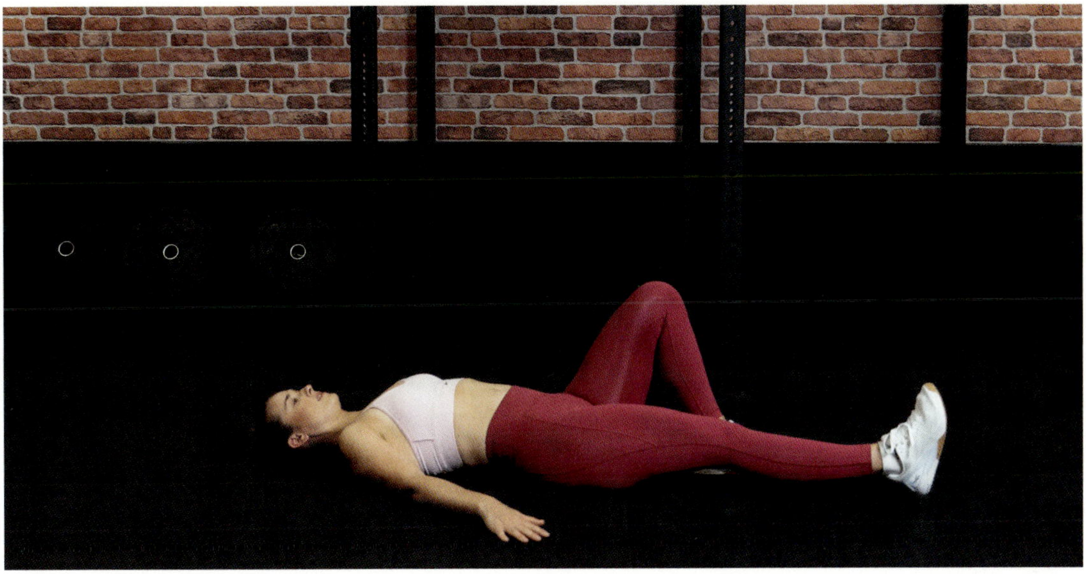

A ▶ In der Rückenlage beginnen. Füße flach auf dem Boden stellen, Knie gebeugt halten. Bauch und Beckenboden anspannen. Rechtes Bein nach vorn ausstrecken.

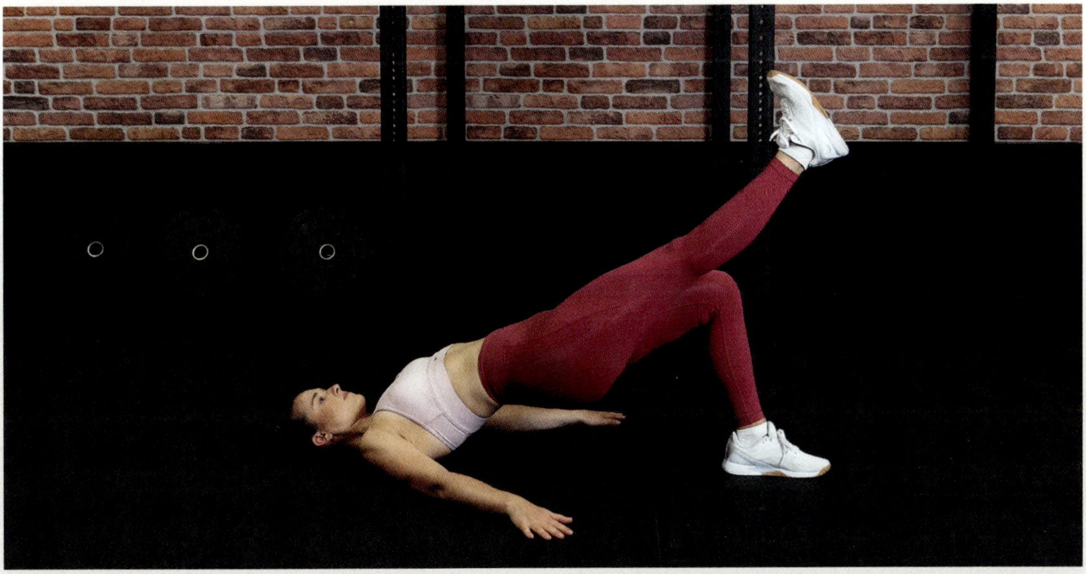

B ▶ Druck in den linken Fuß verstärken, linken Oberschenkel und linke Gesäßhälfte anspannen und das Becken kraftvoll nach oben drücken, bis Oberkörper und Oberschenkel sich auf einer Linie befinden. Zehn Wiederholungen je Seite.

Füße heben in der Beckenbrücke

Funktionskreise **Rumpf, Beine** Schwerpunkt(e) **Beine, Gesäß, Cardio** ■ Cardio ■ Kraft □ Stretching/Mobilisation

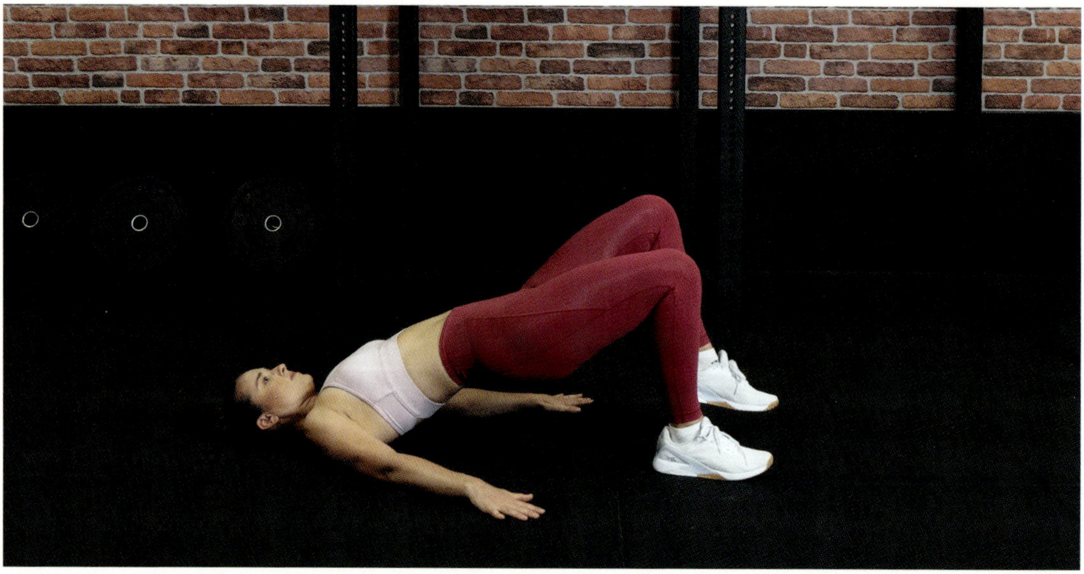

A ▶ In der Rückenlage beginnen. Füße flach auf den Boden stellen, Fersen knapp hinter dem Gesäß aufsetzen. Bauch, Beckenboden und Rücken anspannen, Becken anheben. Das Gewicht auf den rechten Fuß verlagern, linken Fuß vom Boden haben. Übung eine Minute lang in dynamischem Tempo durchführen, dann 20 Sekunden Pause. Drei Sets.

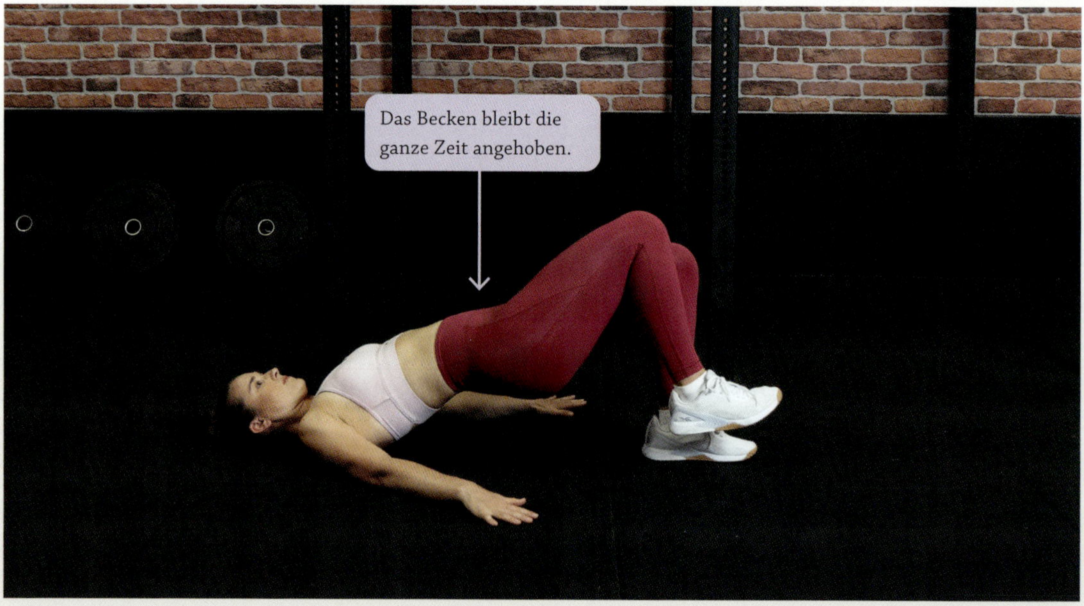

B ▶ Dann den linken Fuß zum Boden zurückstellen, den rechten Fuß heben.

Rücklage im Kniestand

Funktionskreise **Kopf, Rumpf, Beine** Schwerpunkt(e) **Core-Muskulatur, Beine**
☐ Cardio ■ Kraft ☐ Stretching/Mobilisation

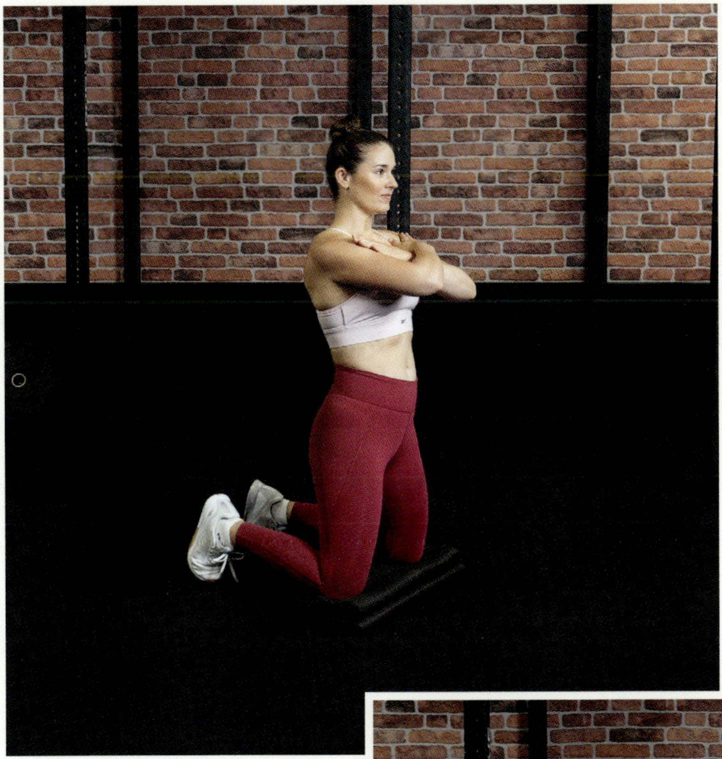

A ▶ In den Kniestand kommen. Knie etwa hüftbreit öffnen, Fußspitzen und Fußballen aufstellen. Arme vor der Brust kreuzen und Hände an die Schultern legen. Spannung in Bauch, Beckenboden und Rücken aufbauen.

B ▶ Die Spannung im Gesäß und den hinteren Oberschenkeln weiter erhöhen, dann den Oberkörper aus den Oberschenkeln heraus gestreckt nach hinten neigen, soweit es möglich ist. Wieder hochdrücken. Nächste Wiederholung ohne Pause anschließen. Fünf Wiederholungen.

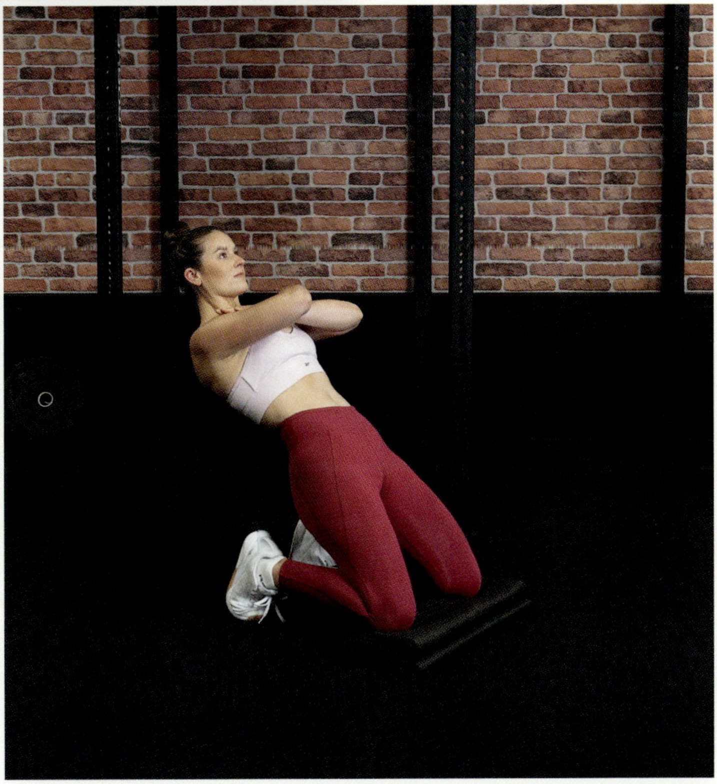

Seitlicher Walk im breiten Squat

Funktionskreise **Rumpf, Beine** Schwerpunkt(e) **Beine, Gesäß** ■ Cardio ■ Kraft □ Stretching/Mobilisation

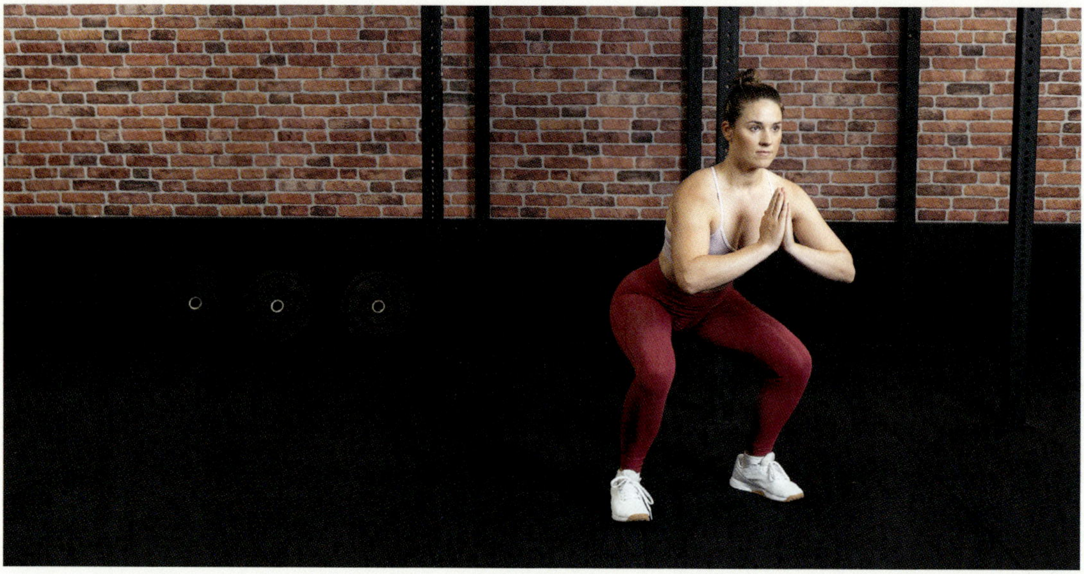

A ▶ Füße ungefähr schulterbreit öffnen, Knie und Fußspitzen zeigen leicht nach außen. Handflächen vor der Brust locker aneinanderlegen, Schultern entspannen. Die Knie tief beugen und das Gesäß nach hinten absenken, bis die Oberschenkel parallel zum Boden sind.

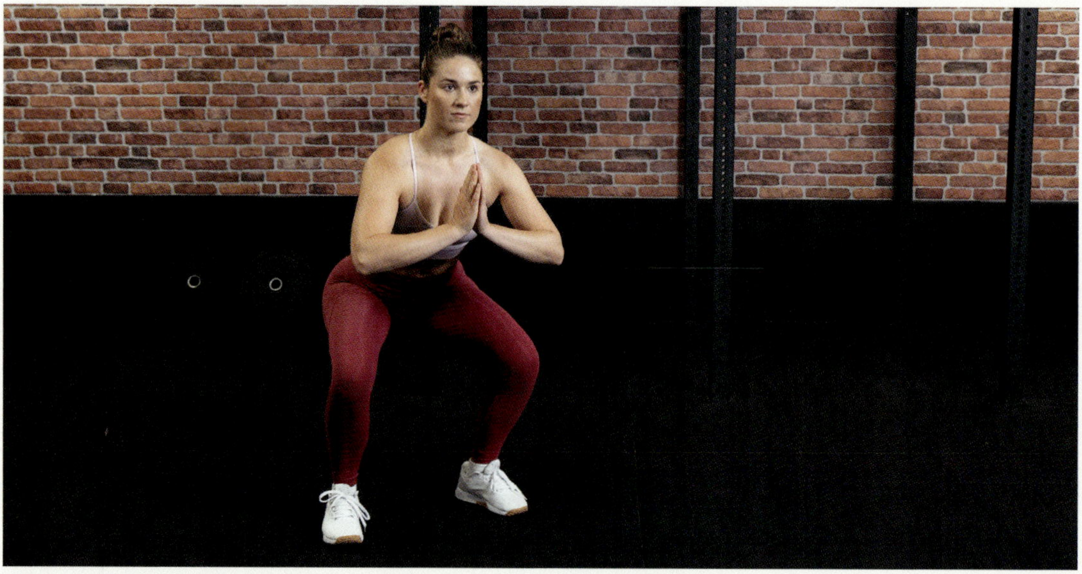

B ▶ Dann das Gewicht auf den linken Fuß verlagern und mit dem rechten Bein einen weiten Schritt nach rechts machen. Gewicht auf den rechten Fuß verlagern und das linke Bein nachziehen. Wieder in einem tiefen Squat enden, nicht hochdrücken, zurück in die Ausgangsposition und nächste Wiederholung ausführen. Zehnmal auf beide Seiten bewegen.

Gesprungener breiter Squat

ÜBUNG 56

Funktionskreise **Rumpf, Beine** Schwerpunkt(e) **Beine, Gesäß, Cardio** ■ Cardio ■ Kraft □ Stretching/Mobilisation

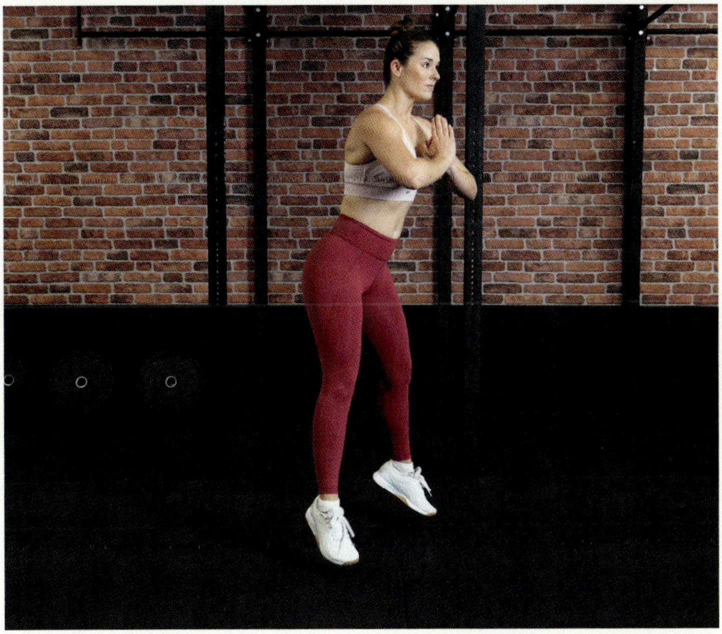

▶ Füße schulterbreit öffnen, Knie und Zehenspitzen zeigen nach außen. Oberkörper leicht anspannen, Po nach hinten absenken. Handflächen locker vor der Brust aneinanderlegen. Körperspannung erhöhen, dann aus den Beinen heraus kraftvoll zum Sprung hochdrücken. Im tiefen Squat landen und nächste Wiederholung nahtlos anschließen. Eine Minute lang so viele Wiederholungen wie möglich machen, dann 20 Sekunden Pause. Drei Sets.

Beinheben in Seitlage

ÜBUNG 57

Funktionskreise **Beine** Schwerpunkt(e) **Beine, Gesäß** □ Cardio ■ Kraft □ Stretching/Mobilisation

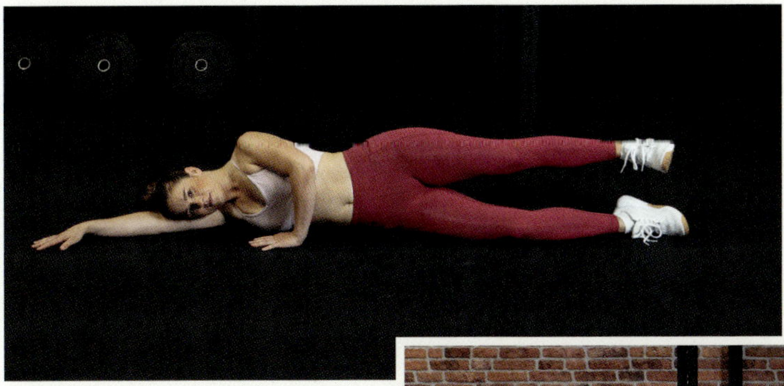

A ▶ Auf die rechte Seite legen. Rechtes Bein locker beugen, rechten Arm ausstrecken und Kopf darauf ablegen. Linke Hand vor dem Körper aufstützen. Linkes Bein in Verlängerung des Oberkörpers knapp über dem Boden halten.

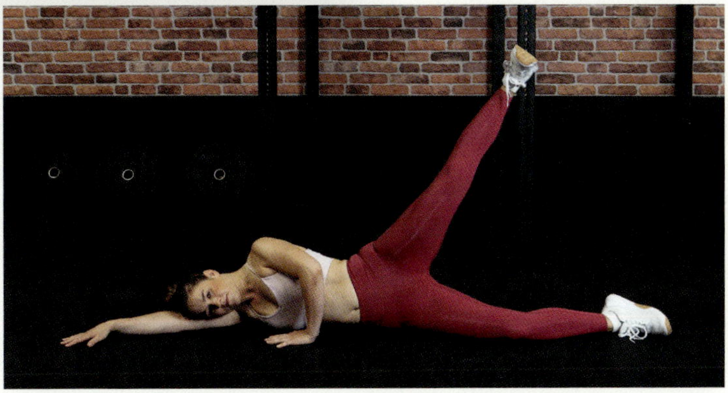

B ▶ Linkes Bein anheben, so hoch es ohne Außenrotation der Hüfte möglich ist. Dann das Bein wieder absenken, nicht ablegen, und ohne Unterbrechung die nächste Wiederholung anschließen. Seite wechseln. Zehn Wiederholungen je Seite.

Gerade Crunches

Funktionskreise **Rumpf** Schwerpunkt(e) **Bauch** ☐ Cardio ■ Kraft ☐ Stretching/Mobilisation

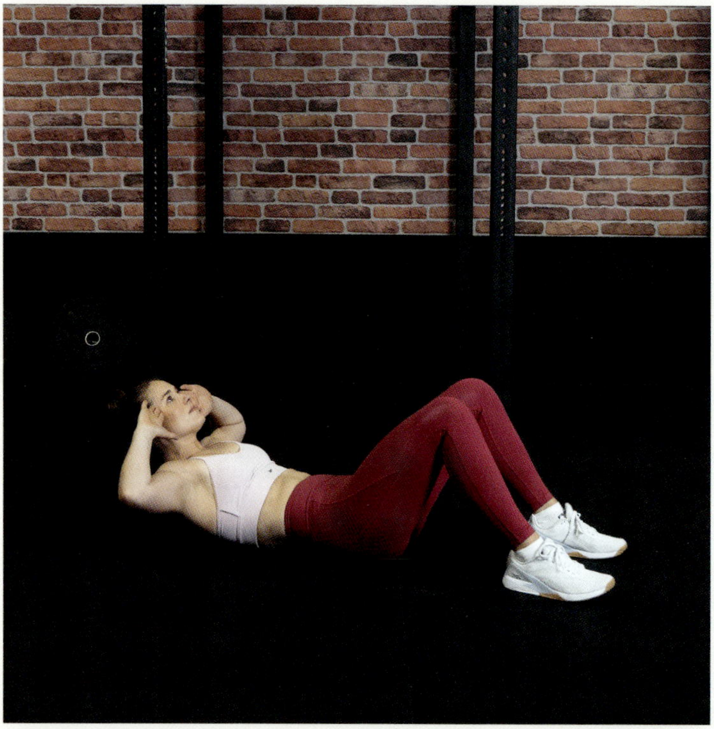

A ▶ In der Rückenlage beginnen. Füße flach auf dem Boden stellen, Füße und Knie hüftweit öffnen. Hände an den Hinterkopf legen, Ellbogen kippen locker zu den Seiten. Bauchspannung aufbauen und den Oberkörper langsam vom Boden lösen. Dann die Anspannung in Bauch und Beckenboden erhöhen und den Oberkörper anheben, so hoch es geht.

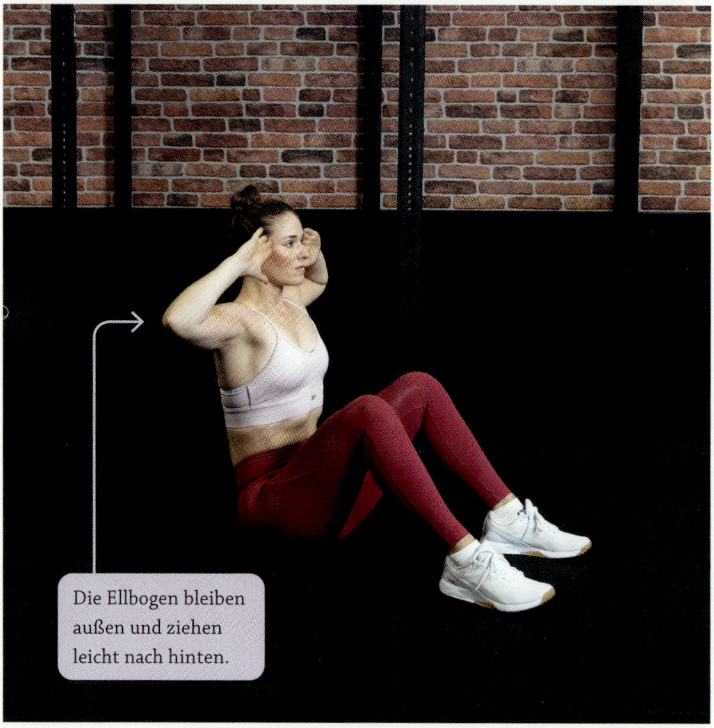

Die Ellbogen bleiben außen und ziehen leicht nach hinten.

Variante: mit Aufrichten

B ▶ Den Oberkörper aus der Spannung des Bauches heraus bis zum Sitzen aufrichten. Eine Minute lang so viele Wiederholungen wie möglich absolvieren, dann 20 Sekunden Pause. Drei Sets.

Seitliche Crunches

Funktionskreise **Kopf, Rumpf, Arme, Beine** Schwerpunkt(e) **Bauch, Core-Muskulatur**

☐ Cardio ■ Kraft ☐ Stretching/Mobilisation

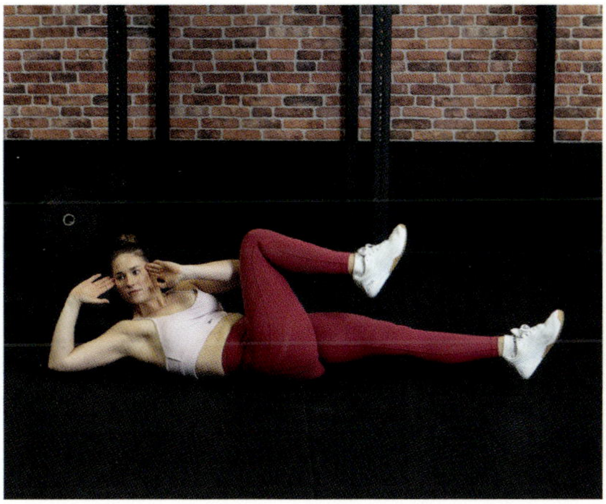

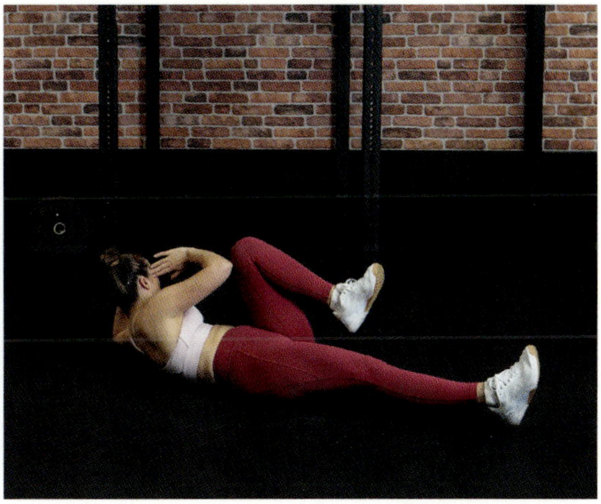

A ▶ In der Rückenlage beginnen. Füße vom Boden lösen. Knie über den Hüften halten. Hände an den Hinterkopf nehmen, Bauchspannung erhöhen und den Oberkörper leicht anheben. Ellbogen ziehen nach außen. Oberkörper nach rechts drehen und den linken Ellbogen Richtung rechtes Knie ziehen. gleichzeitig linkes Bein strecken.

B ▶ Dann den Oberkörper nach links drehen, linkes Knie heranziehen und rechtes Bein ausstrecken. Mit dem rechten Ellbogen Richtung linkes Knie ziehen. Eine Minute lang so viele Wiederholungen wie möglich absolvieren, dann 20 Sekunden Pause. Drei Sets.

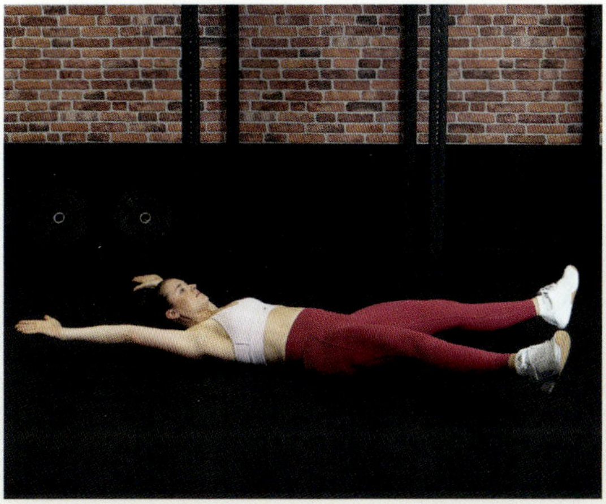

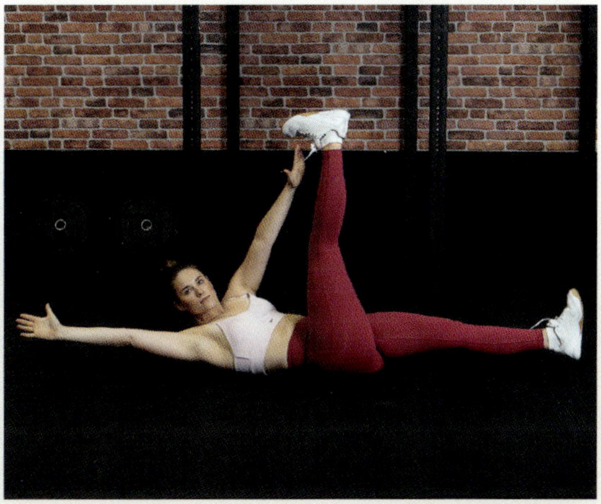

Variante: Seitliche Crunches mit gestrecktem Bein

C ▶ In der Rückenlage beginnen. Arme über den Kopf ausstrecken, Beine ausstrecken und knapp über dem Boden halten. Füße etwa hüftweit öffnen.

D ▶ Bauchspannung erhöhen. Rechtes Bein senkrecht nach oben ausstrecken, gleichzeitig den Oberkörper nach rechts anheben und die linke Hand zum rechten Fuß ziehen. In die Ausgangsposition zurückkehren und die Bewegung zur anderen Seite wiederholen. Arme und Beine nicht ablegen, nächste Wiederholung anschließen. Je Seite zehnmal wiederholen.

Spider-Crunch

Funktionskreise **Kopf, Rumpf, Arme, Beine** Schwerpunkt(e) **Bauch, Core-Muskulatur**

☐ Cardio ■ Kraft ☐ Stretching/Mobilisation

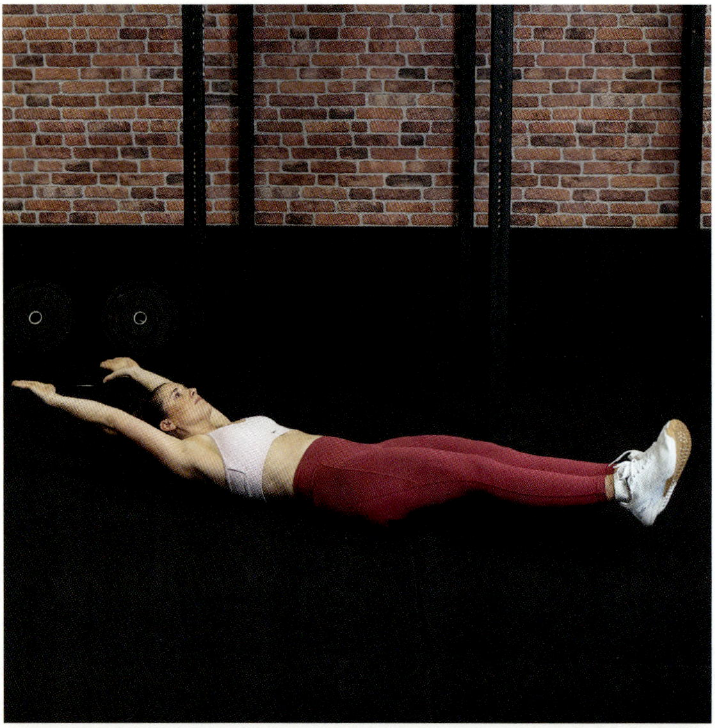

A

- In der Rückenlage starten. Arme über den Kopf ausstrecken und knapp über dem Boden halten. Beine ebenfalls knapp über dem Boden ausstrecken, Beine geschlossen halten.

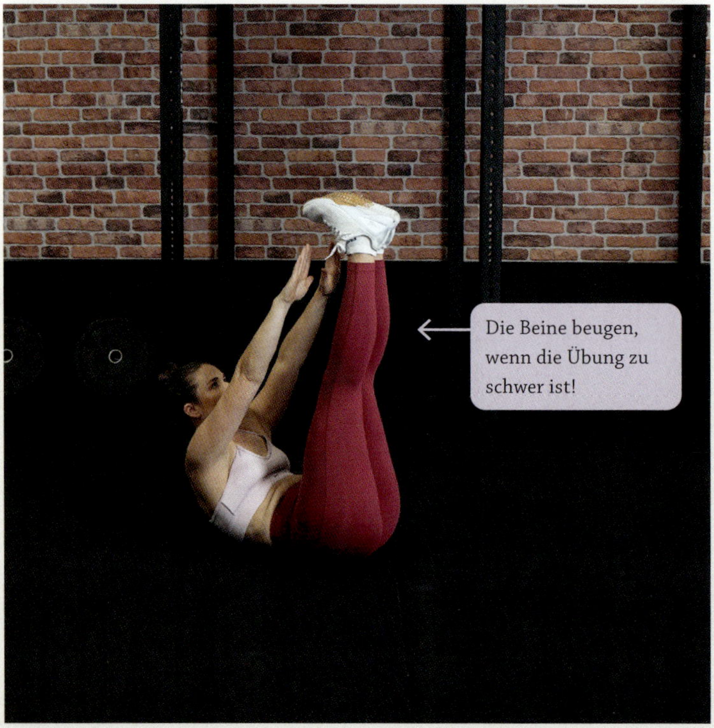

B

- Bauchspannung erhöhen, Beine anheben und gleichzeitig die Arme über den Kopf nach oben ziehen, dabei die Fingerspitzen Richtung Füße schieben. Oberkörper maximal anheben. Zurück in die Ausgangsposition, nicht ablegen, nächste Wiederholung anschließen. Zehnmal langsam und kontrolliert wiederholen.

Ruder-Crunch

Funktionskreise **Kopf, Rumpf, Arme, Beine** Schwerpunkt(e) **Core-Muskulatur**
☐ Cardio ■ Kraft ☐ Stretching/Mobilisation

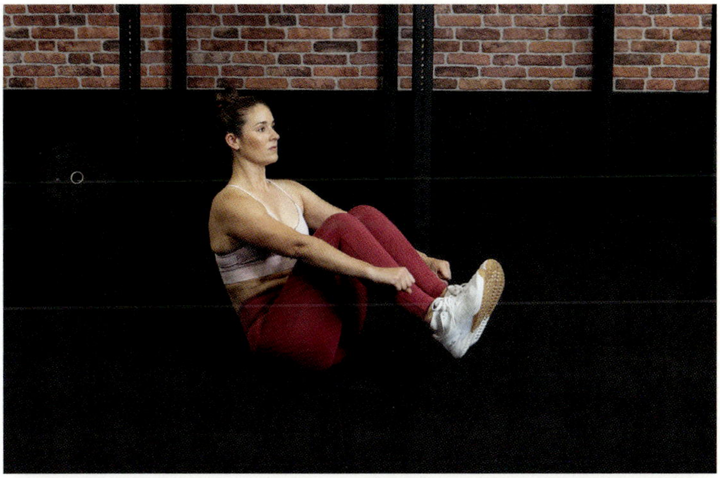

A ▶ Im Sitzen beginnen. Fersen auf dem Boden aufsetzen, Zehenspitzen anheben. Wirbelsäule strecken, Rücken aufrichten und Bauchspannung erhöhen. Arme neben den Knien nach vorn ausstrecken, Hände zu Fäusten ballen. Gewicht nach hinten verlagern und die Unterschenkel parallel zum Boden halten.

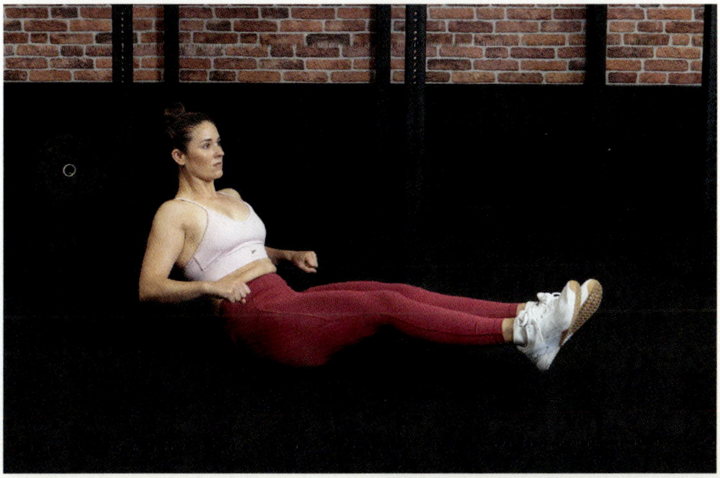

B ▶ Beide Beine gleichzeitig nach vorn ausstrecken, dabei Arme beugen und Fäuste zu den unteren Rippen ziehen. Beine wieder beugen und ohne abzusetzen die nächste Wiederholung anschließen. Eine Minute lang so viele Wiederholungen wie möglich absolvieren, dann 20 Sekunden Pause. Drei Sets.

Variante: abgestützt

C ▶ Hände hinter dem Körper aufstützen, Beine gebeugt vom Boden lösen, dann die Beine knapp über dem Boden ausstrecken. Knie wieder beugen, nächste Wiederholung anschließen.

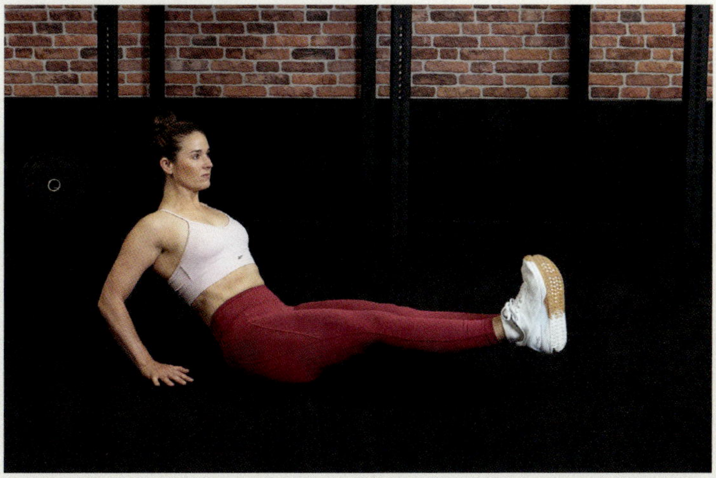

Russian Twist

Funktionskreise **Kopf, Rumpf, Arme, Beine** Schwerpunkt(e) **Bauch, Core-Muskulatur**

☐ Cardio ■ Kraft ☐ Stretching/Mobilisation

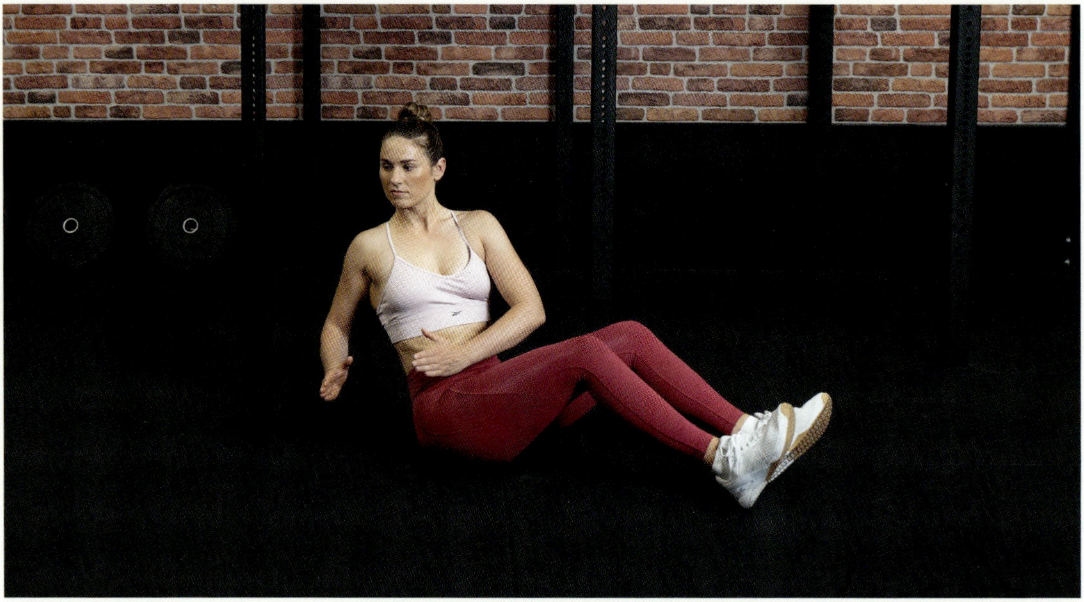

A ▶ Im Sitzen beginnen. Fersen aufstellen, Zehenspitzen heranziehen. Arme beugen, Ellbogen neben dem Körper halten, Hände zeigen nach vorn. Den Oberkörper aus der Bauchkraft heraus zuerst nach rechts drehen.

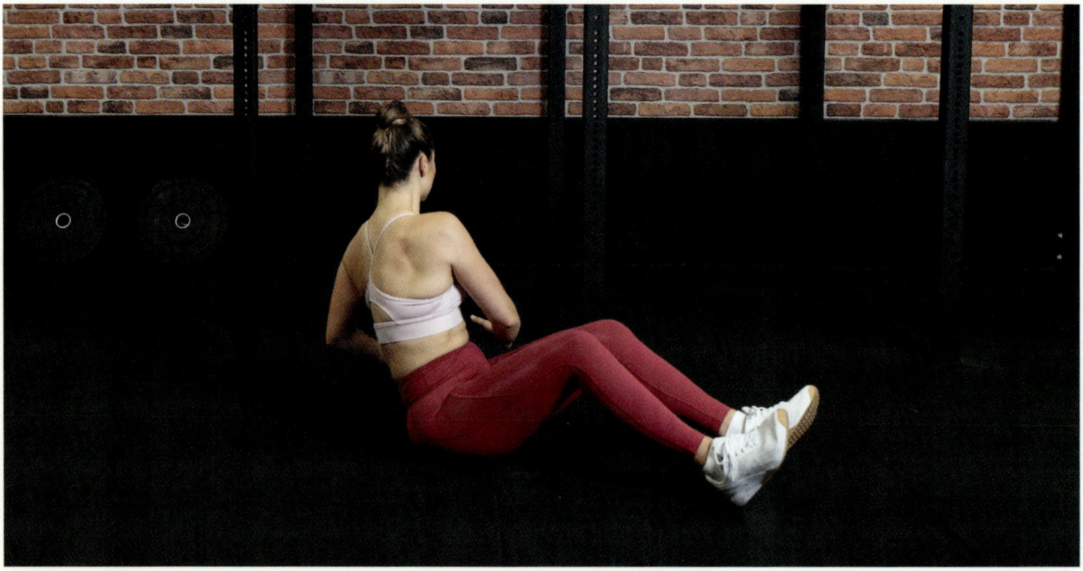

B ▶ Dann den Oberkörper nach links drehen. Nächste Wiederholung ohne Pause anschließen. Eine Minute lang so viele Wiederholungen wie möglich absolvieren, dann 20 Sekunden Pause. Drei Sets.

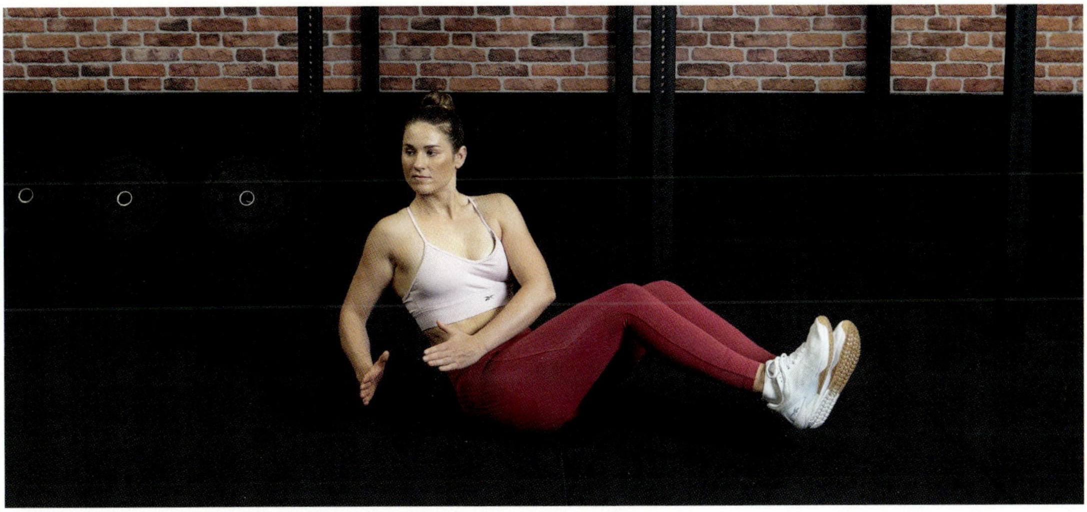

Variante 1: Russian Twist mit angehobenen Füßen

C ▶ Im Sitzen beginnen. Fersen aufstellen, Zehenspitzen heranziehen. Arme beugen, Ellenbogen neben dem Körper halten, Fingerspitzen zeigen nach vorn. Füße leicht vom Boden lösen. Jetzt den Oberkörper nach rechts drehen, Spannung im Bauch und im Beckenboden erhöhen. Mit viel Körperkontrolle nun den Oberkörper nach links drehen.

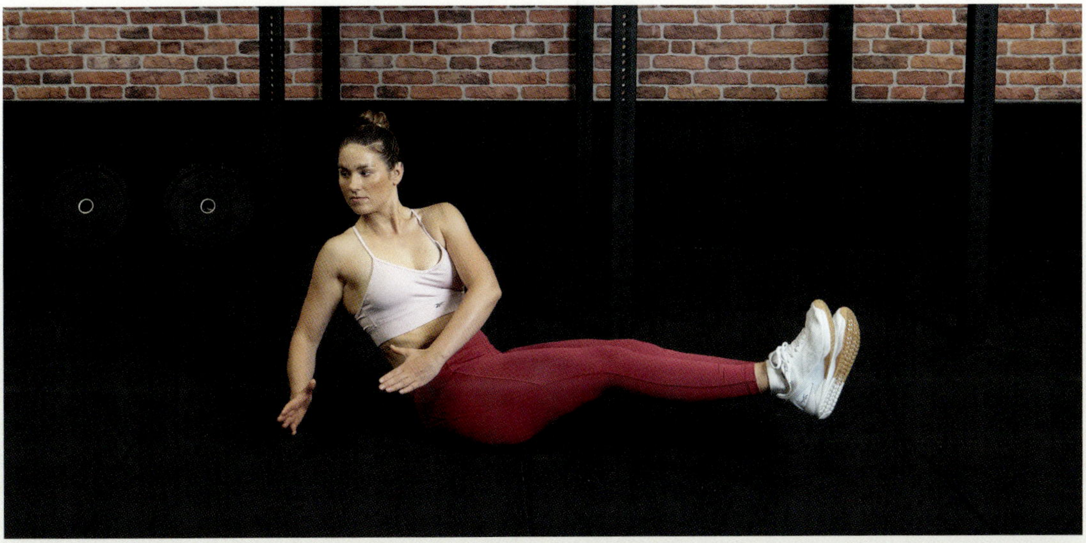

Variante 2: mit angehobenen gestreckten Beinen

D ▶ In der Ausgangshaltung die Füße vom Boden lösen und die Beine ausstrecken. Oberkörper zuerst nach rechts drehen, dann nach links. Nächste Wiederholung ohne Pause anschließen.

ÜBUNG 63

Beinsenken im Liegen

Funktionskreise **Rumpf, Beine** Schwerpunkt(e) **Bauch, Core-Muskulatur** ☐ Cardio ■ Kraft ☐ Stretching/Mobilisation

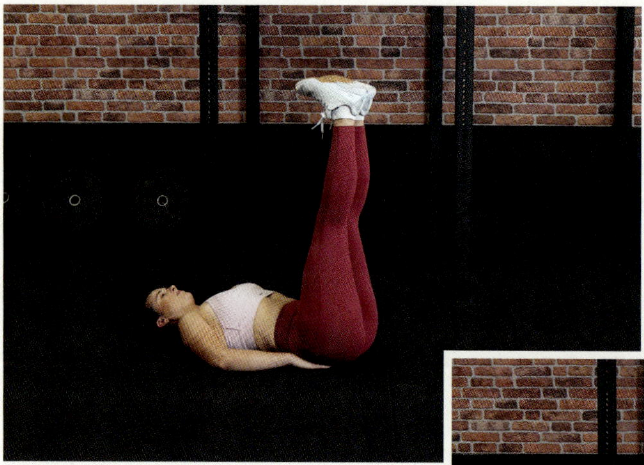

A

- In der Rückenlage beginnen. Hände unter das Kreuzbein legen, Beine senkrecht nach oben ausstrecken. Bauch und Beckenboden aktivieren. Zehn langsame und kontrollierte Wiederholungen absolvieren.

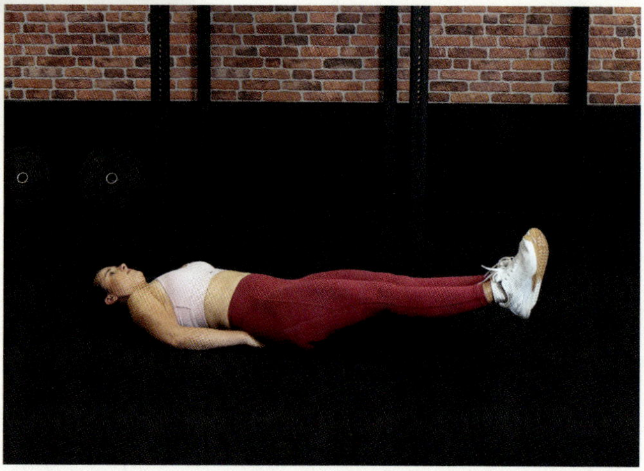

B

- Körperspannung erhöhen und Beine bis knapp über dem Boden gestreckt absenken. Beine gestreckt wieder anheben, dann ohne Pause die nächste Wiederholung absolvieren.

ÜBUNG 64

Unterbauch-Crunch

Funktionskreise **Rumpf, Beine** Schwerpunkt(e) **Bauch, Core-Muskulatur** ☐ Cardio ■ Kraft ☐ Stretching/Mobilisation

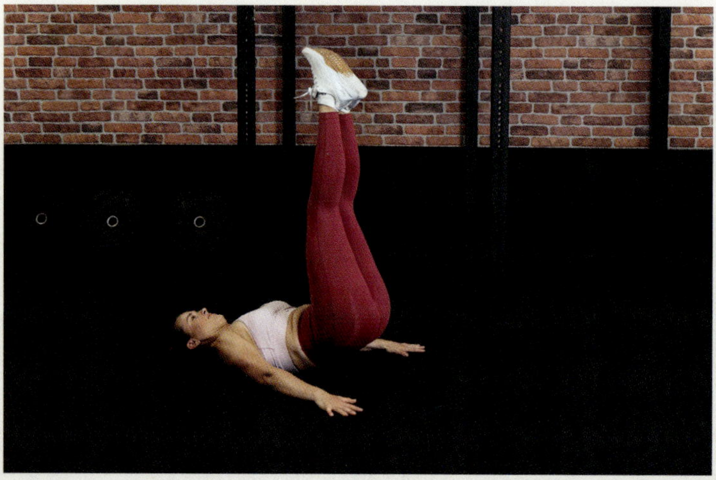

- In der Rückenlage beginnen. Arme neben dem Körper ablegen, Handflächen nach unten. Beine nach oben ausstrecken.
- Bauchspannung erhöhen und aus der Kraft des unteren Bauches heraus das Becken anheben, so hoch es möglich ist. Wieder absenken, aber nicht mehr ablegen. Nächste Wiederholung ohne Pause anschließen.

Mountainclimber

Funktionskreise **Kopf, Rumpf, Arme, Beine** Schwerpunkt(e) **Cardio, Bauch, Core-Muskulatur**

■ Cardio ■ Kraft □ Stretching/Mobilisation

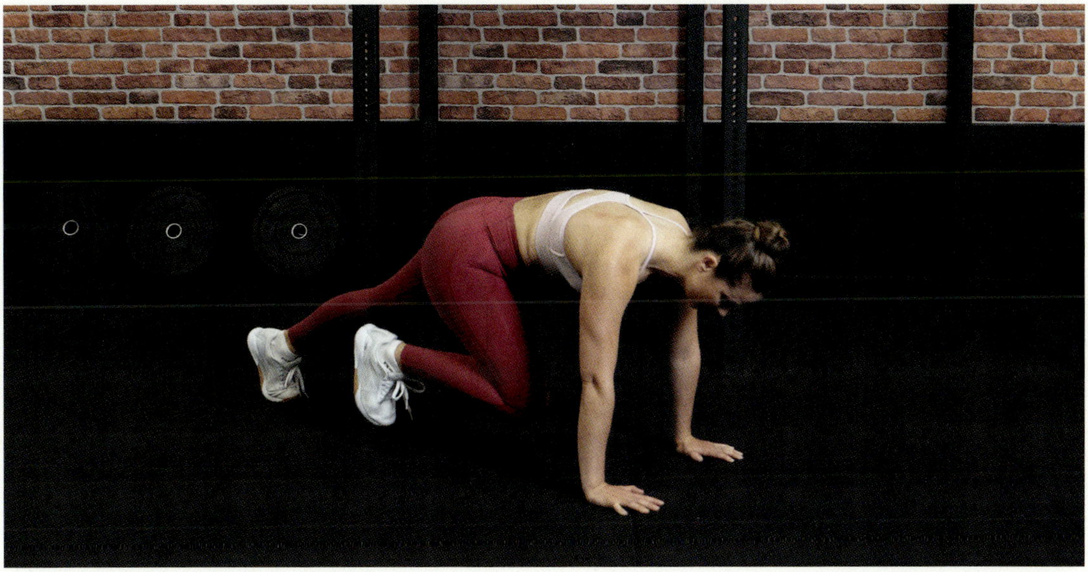

A ▶ Im Vierfüßlerstand beginnen: Handgelenke unter den Schultern, Knie unter den Hüften ausrichten. Kopf in Verlängerung der Wirbelsäule halten. Beine in Verlängerung des Oberkörpers ausstrecken und in eine Liegestützposition kommen. Dann das Gewicht nach links verlagern und das rechte Knie zur Brust nach vorn ziehen.

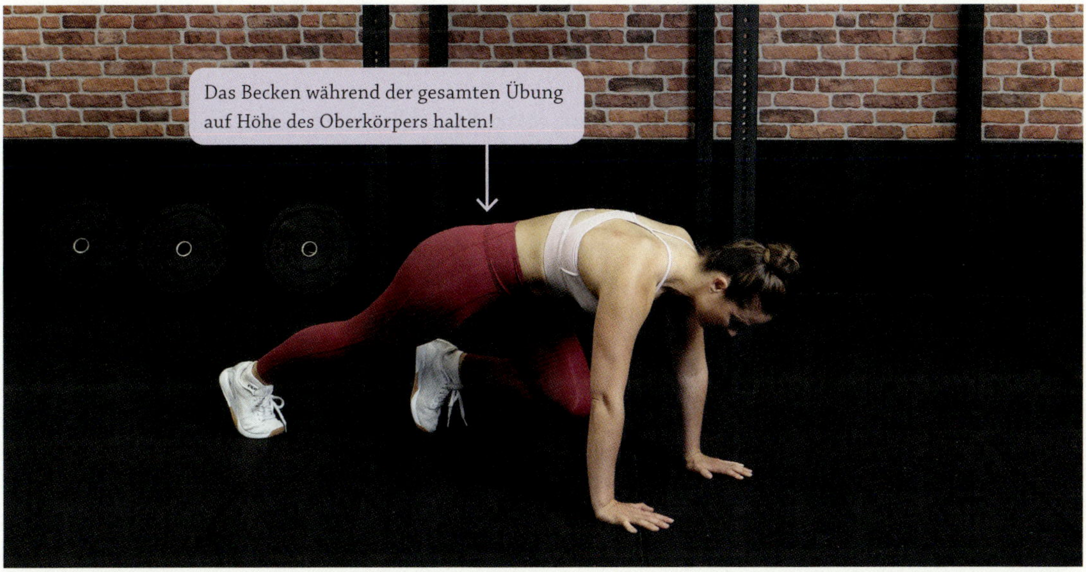
Das Becken während der gesamten Übung auf Höhe des Oberkörpers halten!

B ▶ Rechten Fuß zurück nach hinten setzen, dann Gewicht nach rechts verlagern und das linke Knie zur Brust ziehen. Im dynamischen Wechsel alle Wiederholungen absolvieren. Eine Minute lang so viele Wiederholungen wie möglich absolvieren, dann 20 Sekunden Pause. Drei Sets.

Rückenwippe

Funktionskreise **Kopf, Rumpf, Arme, Beine** Schwerpunkt(e) **Rücken** ☐ Cardio ■ Kraft ☐ Stretching/Mobilisation

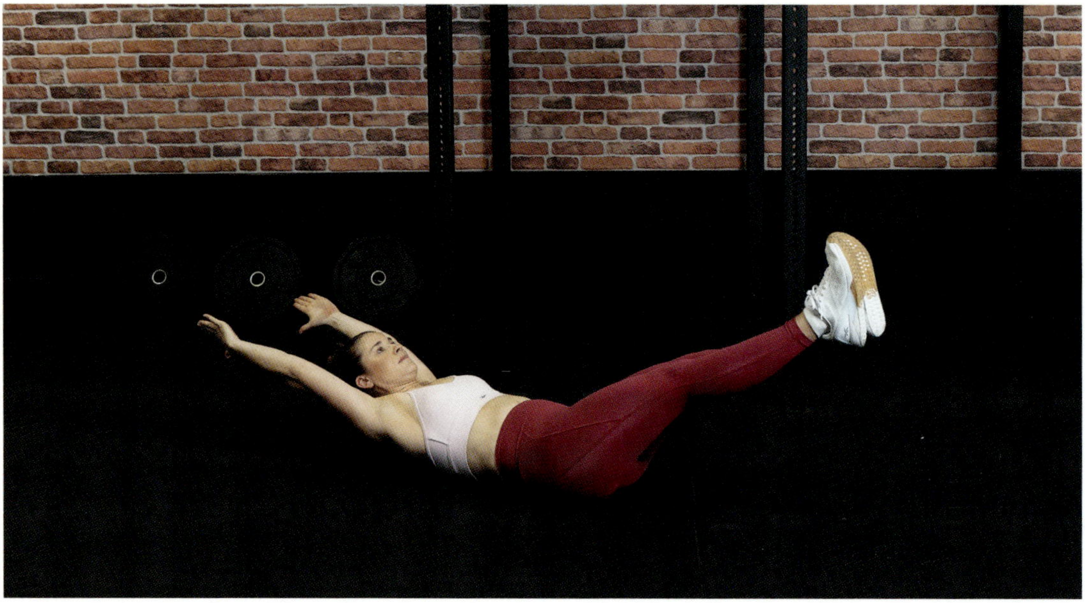

A ▶ In der Rückenlage beginnen. Arme hinter dem Kopf, Beine knapp über den Boden ausstrecken. Bauchspannung erhöhen und in eine Wippbewegung kommen: Zuerst den Oberkörper nach hinten abrollen, die Beine hochziehen.

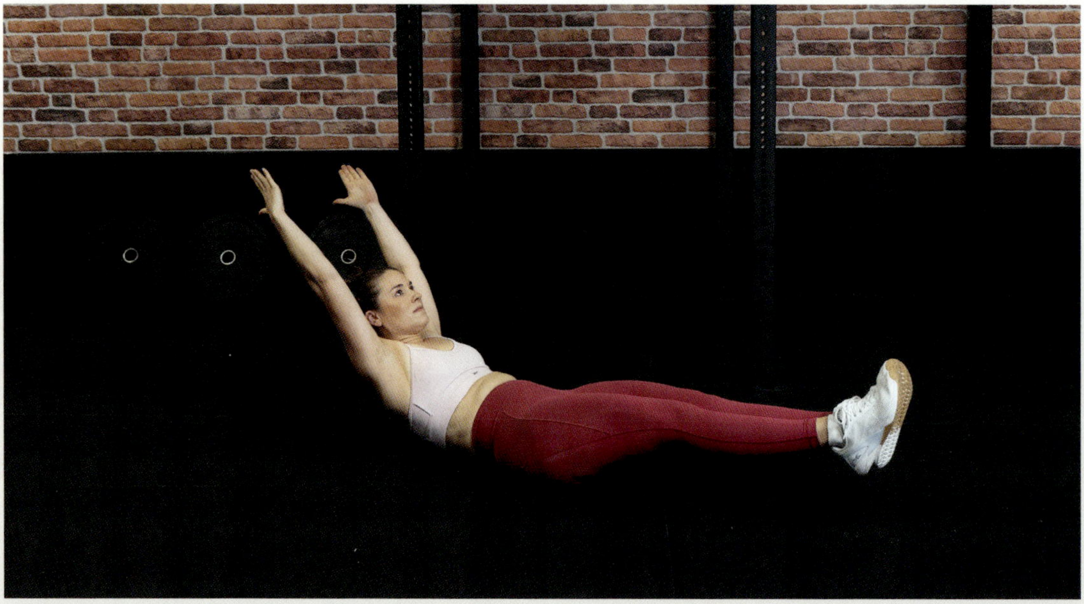

B ▶ Dann die Beine sinken lassen und den Oberkörper aufrichten, dabei die Arme weiterhin neben dem Kopf halten. Alle Wiederholungen ohne Pause absolvieren. Zehnmal mit viel Körperspannung in beide Richtungen wippen.

Rückenheben

Funktionskreise **Kopf, Rumpf, Arme, Beine** Schwerpunkt(e) **Rücken** ☐ Cardio ■ Kraft ☐ Stretching/Mobilisation

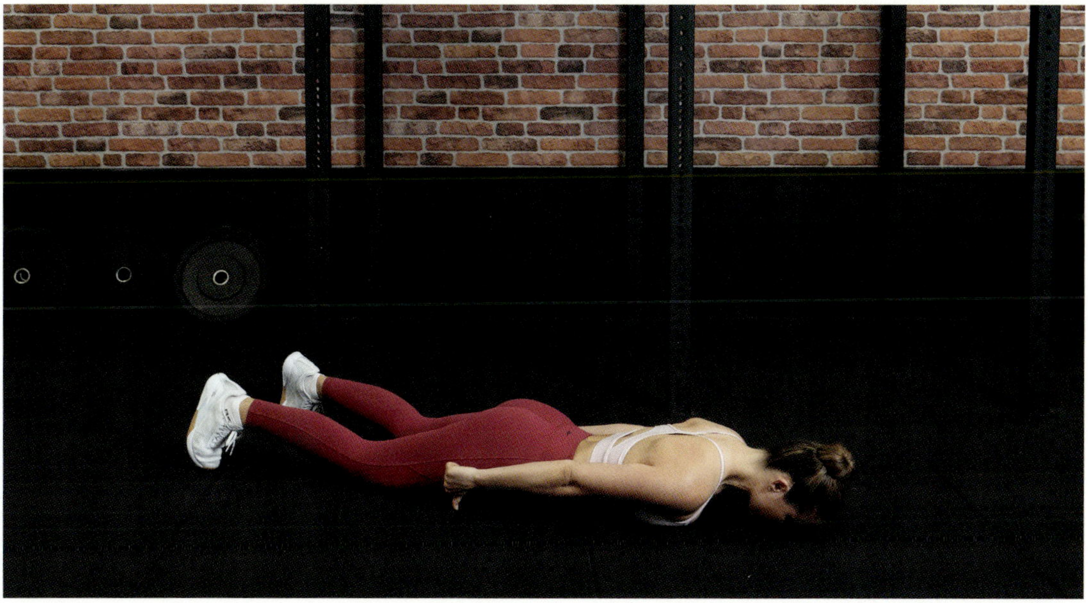

A ▶ In der Bauchlage beginnen. Füße leicht öffnen, Stirn auf dem Boden ablegen und Arme neben dem Körper ausstrecken. Hände zu Fäusten ballen, die Daumen ausstrecken und betont in den Boden drücken.

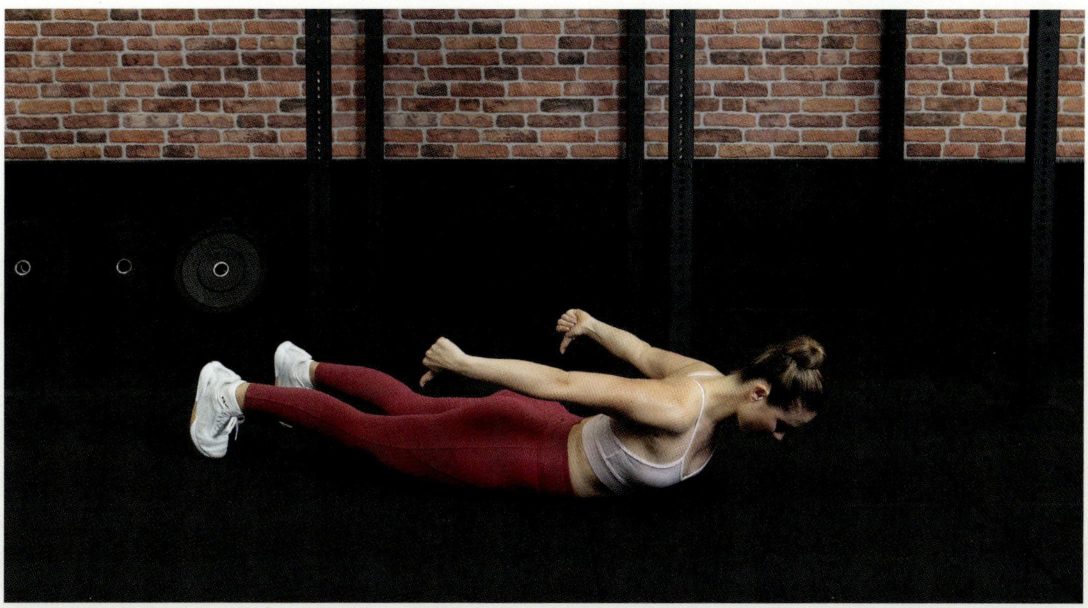

B ▶ Spannung im Rücken aufbauen und den Oberkörper aus der Kraft der Rückenmuskulatur heraus nach oben anheben, gleichzeitig die Arme anheben. Lösen, nächste Wiederholung absolvieren. Zehnmal wiederholen.

Armkreisen in Bauchlage

Funktionskreise **Kopf, Rumpf, Arme, Beine** Schwerpunkt(e) **Schultern, Rücken**

□ Cardio ■ Kraft ■ Stretching/Mobilisation

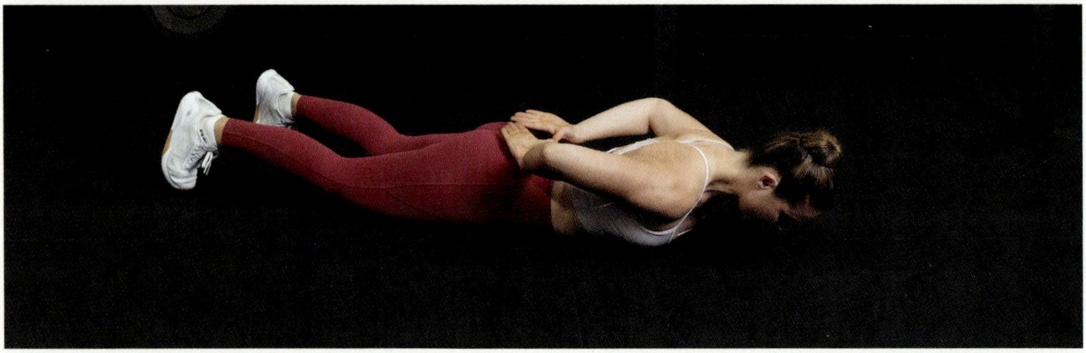

A ▶ Auf den Bauch legen, die Beine leicht öffnen, Fußspitzen in den Boden drücken. Arme vom Boden lösen, anwinkeln und Handrücken auf das Kreuzbein legen. Stirn leicht vom Boden lösen.

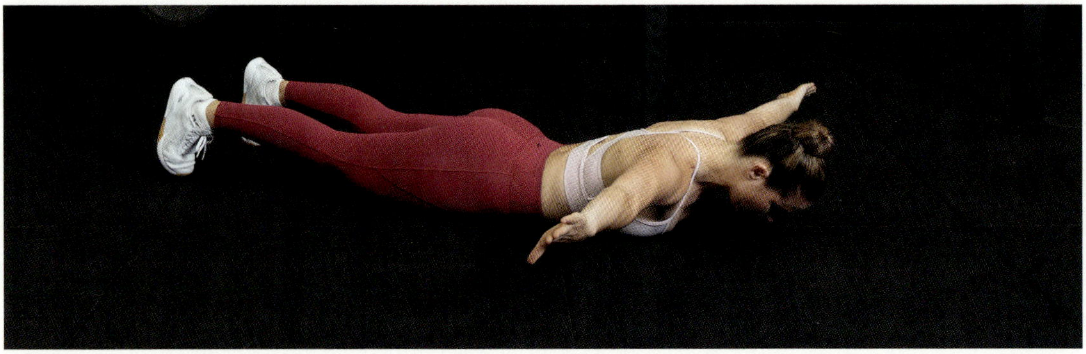

B ▶ Oberkörper angehoben halten, dann die Arme seitlich ausstrecken und auf Schulterhöhe halten. Blick zum Boden richten und den Nacken bewusst strecken.

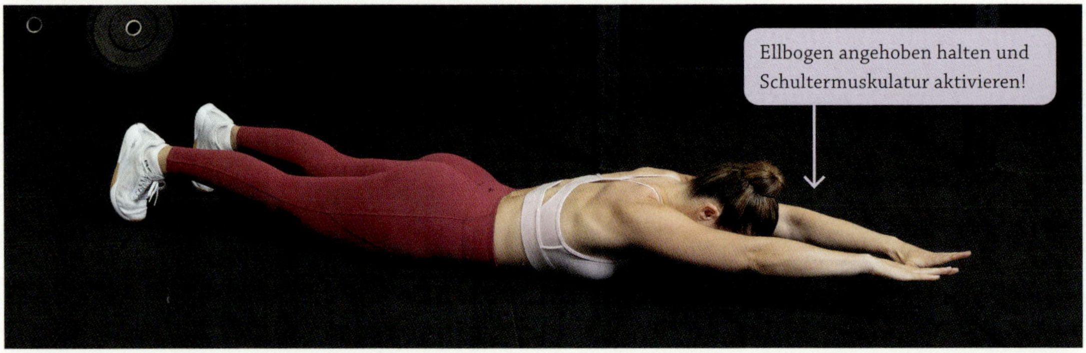

C ▶ Arme weiter über die Seiten nach oben führen, bis sie die Verlängerung des Rückens darstellen. Dann die Arme über die Seiten wieder zurückführen, bis die Handrücken wieder über dem Kreuzbein sind. Nächste Wiederholung ohne Pause anschließen. Zehn Wiederholungen.

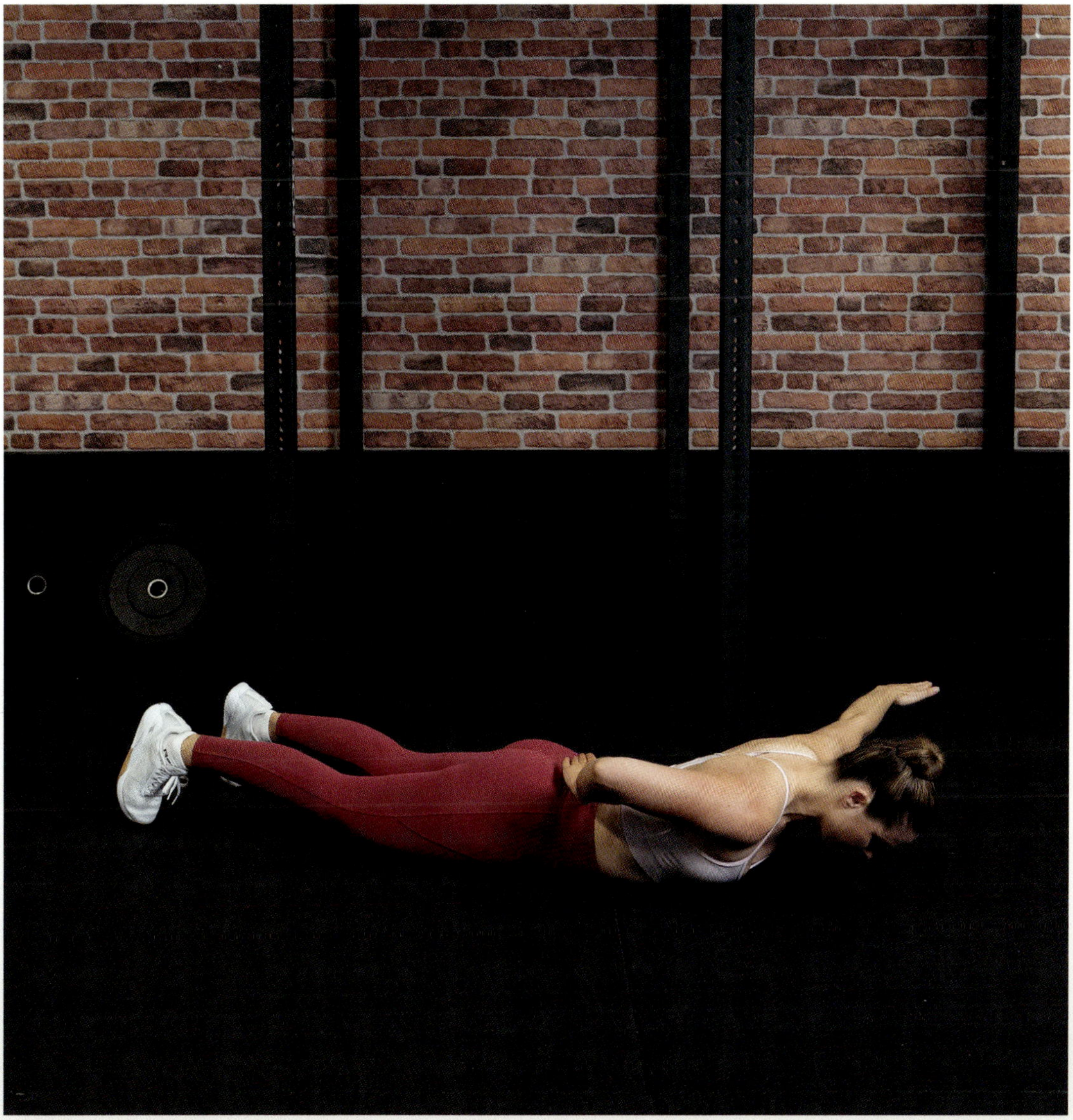

Variante: Einarmiges Armkreisen in Bauchlage

D

- Die Übung zunächst nur mit einem Arm ausführen, bis die Bewegung verinnerlicht wurde. Dann mit dem anderen Arm ausführen. Auf eine Streckung der Wirbelsäule achten und den Beckenboden betont anspannen. Kopf in Verlängerung der Wirbelsäule halten und das Kinn leicht in Richtung Brust ziehen, den Hinterkopf leicht anheben. Der Ellbogen der passiven Seite bleibt angehoben, die Schulter nach hinten und unten ziehen.

Latziehen in Bauchlage

Funktionskreise **Kopf, Rumpf, Arme, Beine** Schwerpunkt(e) **Rücken, Schultern, Arme**

☐ Cardio ■ Kraft ☐ Stretching/Mobilisation

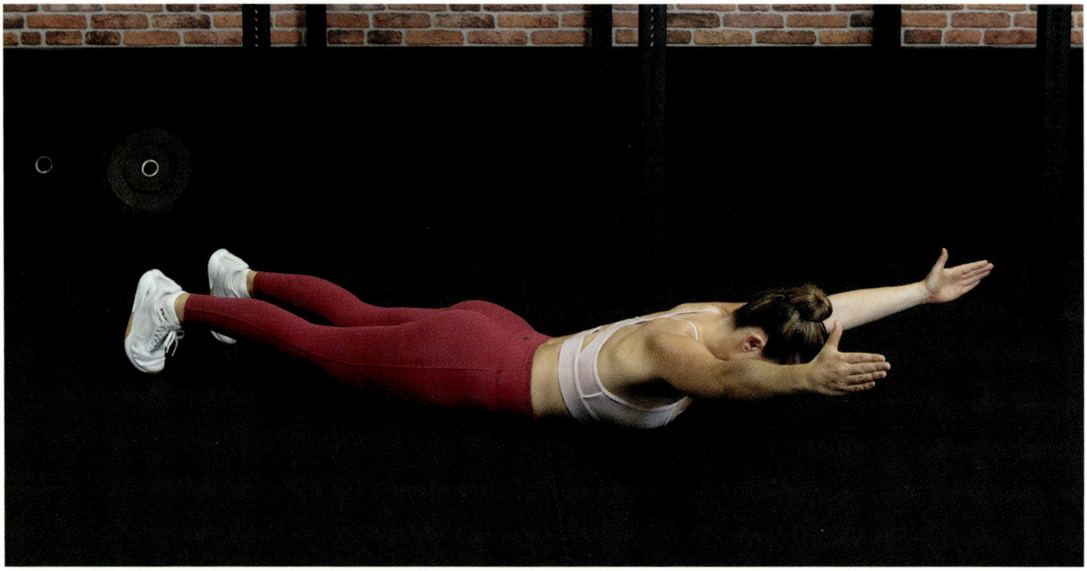

A ▶ Auf dem Bauch liegend beginnen. Füße leicht öffnen, Fußspitzen auf den Boden setzen. Arme über dem Kopf ausstrecken und in eine leichte V-Position bringen. Daumen zeigen nach oben. Rückenmuskulatur aktivieren. Kopf, Oberkörper und Arme leicht anheben.

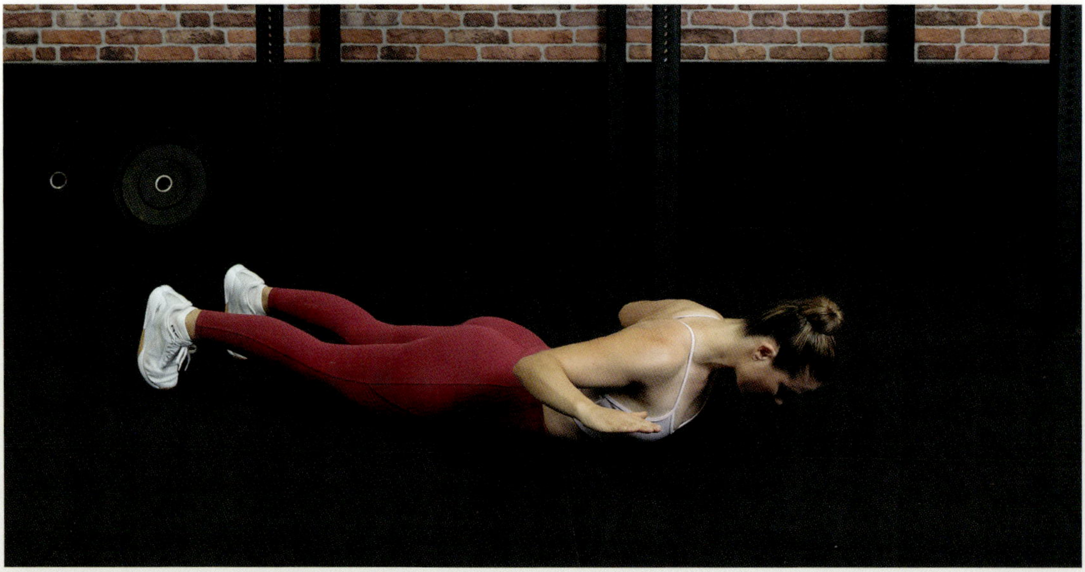

B ▶ Ellbogen beugen und nach hinten und unten ziehen, bis die Ellbogen sich neben den unteren Rippen befinden. Schultermuskulatur dabei anspannen: Der Oberkörper bleibt während der gesamten Bewegung angehoben. Dann die Arme wieder ausstrecken und ohne Pause die nächste Wiederholung anschließen. Zehnmal wiederholen.

Armheben in Bauchlage

Funktionskreise **Kopf, Rumpf, Arme, Beine** Schwerpunkt(e) **Rücken, Schultern, Arme**

☐ Cardio ■ Kraft ☐ Stretching/Mobilisation

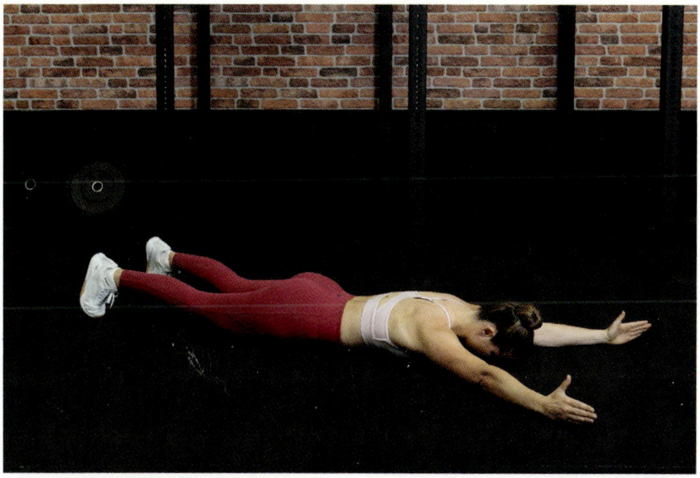

A ▶ In der Bauchlage beginnen. Fußspitzen aufstellen, Arme in V-Position ausstrecken. Daumen zeigen nach oben, Stirn ist abgelegt.

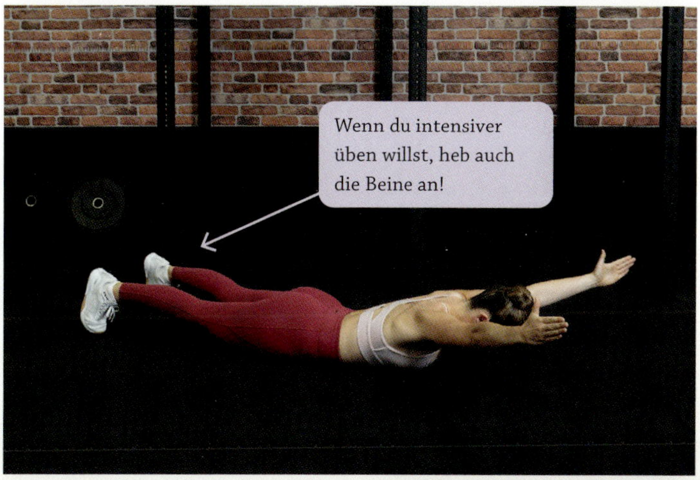
Wenn du intensiver üben willst, heb auch die Beine an!

B ▶ Rückenmuskulatur aktivieren, Oberkörper, Arme und Kopf vom Boden wegheben, so hoch es geht. Dann Arme und Oberkörper wieder senken, aber nicht mehr ablegen. Nächste Wiederholung ohne Pause anschließen. Insgesamt zehnmal.

Variante: mit seitlich ausgestreckten Armen

C ▶ Arme bereits in Bauchlage seitlich ausstrecken. Arme, Kopf und Oberkörper anheben, die Arme weiter seitlich halten und nach oben ziehen. Oberkörper und Arme wieder absenken, aber nicht mehr ablegen. Nächste Wiederholung anschließen.absenken.nächste Wiederholung anschließen. Zehnmal je Seite.

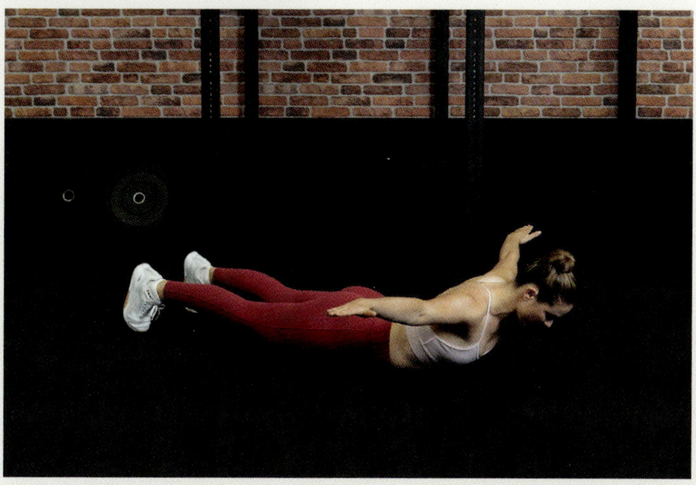

Diagonales Arm- und Beinheben in Bauchlage

Funktionskreise **Kopf, Rumpf, Arme, Beine** Schwerpunkt(e) **Rücken, Arme, Gesäß, Beine**

☐ Cardio ■ Kraft ☐ Stretching/Mobilisation

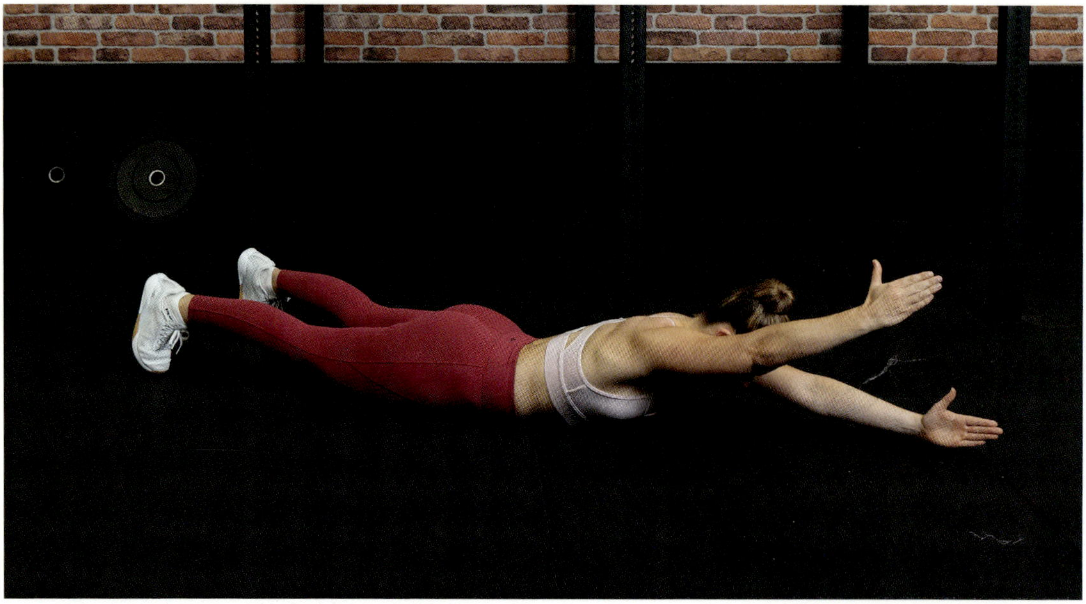

A ▶ In der Bauchlage beginnen. Füße hüftweit öffnen, Fußspitzen aufstellen. Arme nach vorn ausstrecken, Daumen zeigen nach oben. Stirn und Arme zunächst auf dem Boden halten. Rückenspannung aktivieren, dann den Oberkörper, den Kopf und den rechten Arm vom Boden lösen.

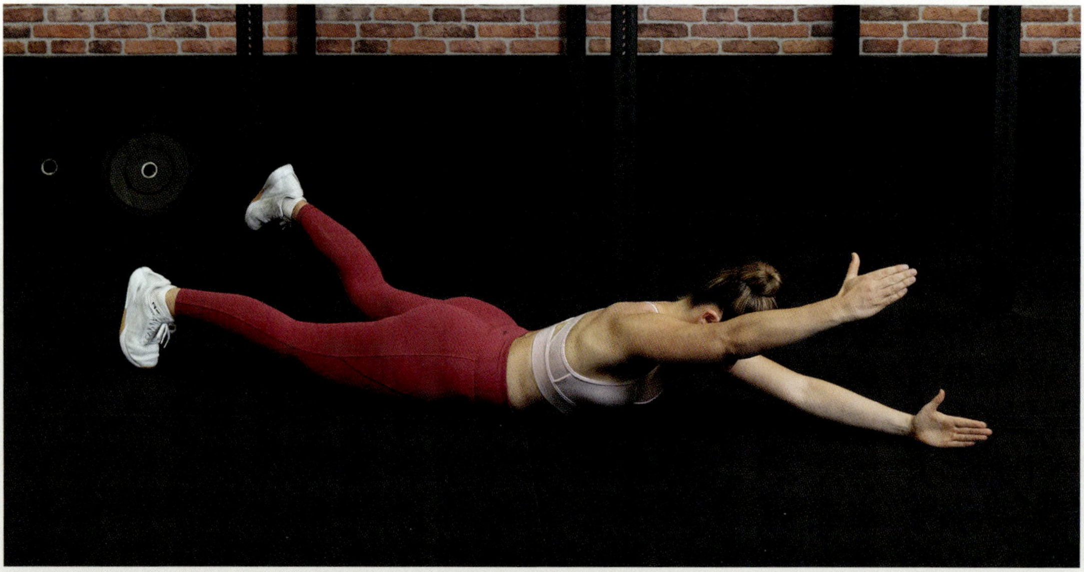

B ▶ Rückenspannung erhöhen, jetzt auch das linke Bein anheben. Rechten Arm und linkes Bein senken, aber nicht mehr ablegen. Nächste Wiederholung anschließen. Zehnmal je Seite, dann die Seiten wechseln und die Übung mit linkem Arm und rechtem Bein wiederholen.

Umgekehrte Liegestütz

Funktionskreise **Rumpf, Arme, Beine** Schwerpunkt(e) **Rücken, Schultern, Arme**

☐ Cardio ■ Kraft ☐ Stretching/Mobilisation

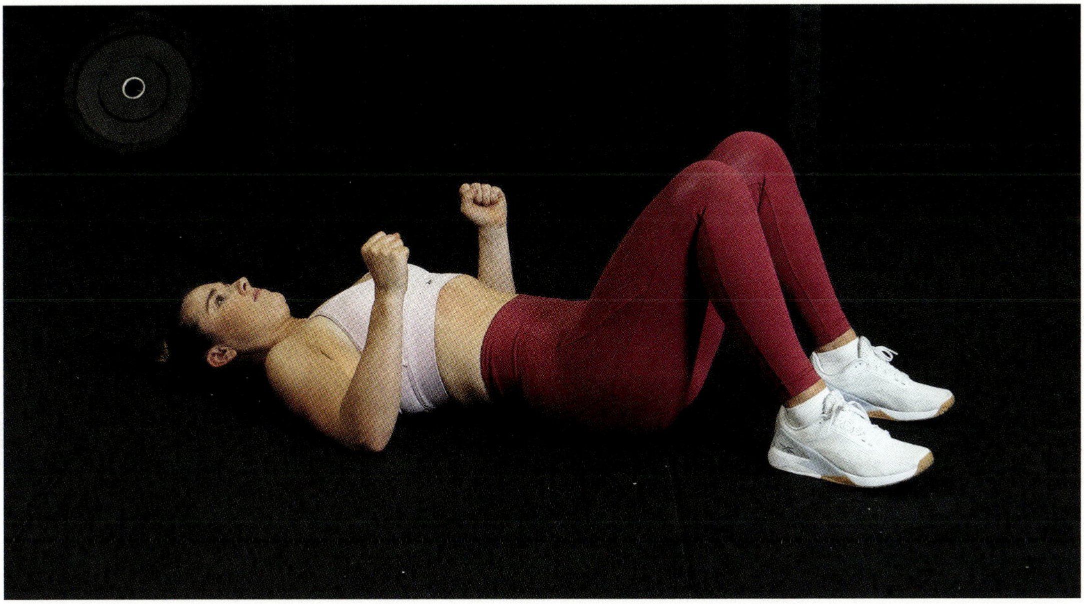

A ▶ In der Rückenlage beginnen. Füße hüftweit öffnen, Fußsohlen flach auf den Boden stellen. Knie ebenfalls hüftweit öffnen. Arme beugen und Oberarme eng neben dem Körper in den Boden drücken. Unterarme senkrecht nach oben zeigen lassen und Hände zu Fäusten ballen.

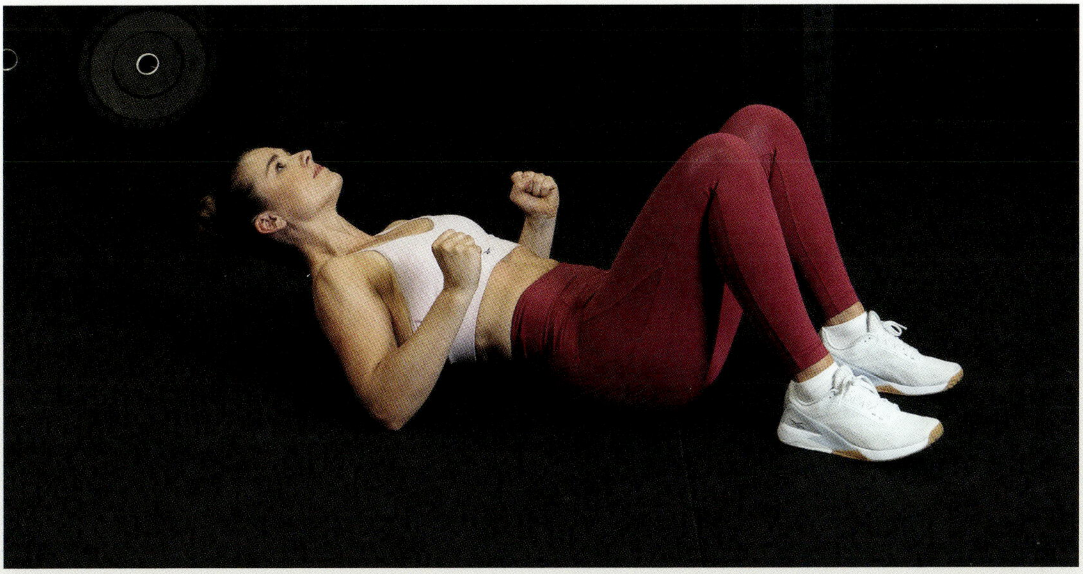

B ▶ Spannung in Schultern und Rücken erhöhen und den Oberkörper durch Arm- und Schulterkraft nach oben drücken. Kopf dabei in Verlängerung der Wirbelsäule halten. Oberkörper wieder ablegen, dann die nächste Wiederholung anschließen. Zehnmal wiederholen.

Liegestütz

Funktionskreise **Kopf, Rumpf, Arme, Beine** Schwerpunkt(e) **Core-Muskulatur, Arme, Schultern**

☐ Cardio ■ Kraft ☐ Stretching/Mobilisation

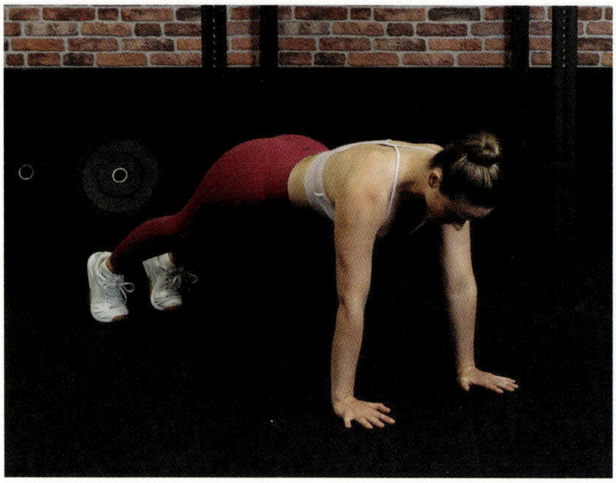

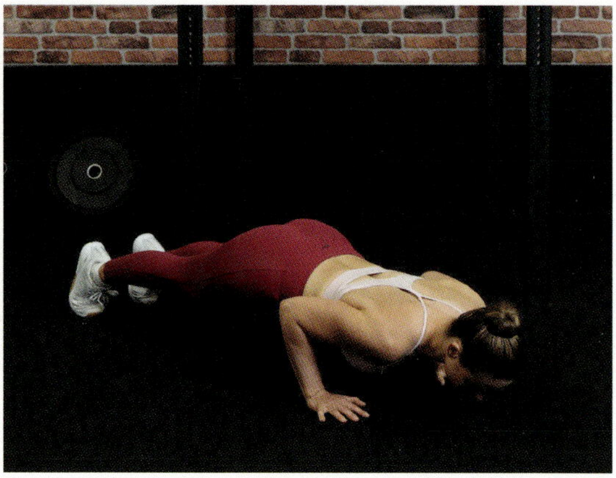

A ▶ Im Vierfüßlerstand beginnen. Knie unter den Hüften, Handgelenke unter den Schultergelenken aufsetzen. Kopf in Verlängerung der Wirbelsäule halten. Rücken strecken. Bauch, Core- und Rückenmuskulatur aktivieren. Beine nacheinander ausstrecken, bis sich Beine und Oberkörper auf einer Ebene befinden. Fingerspitzen zeigen nach vorn.

B ▶ Körperspannung erhöhen und beide Ellbogen gleichzeitig beugen. Oberkörper absenken, bis er sich knapp über dem Boden befindet. Wieder hochdrücken. Ohne Pause die nächste Wiederholung absolvieren. Zehn Wiederholungen.

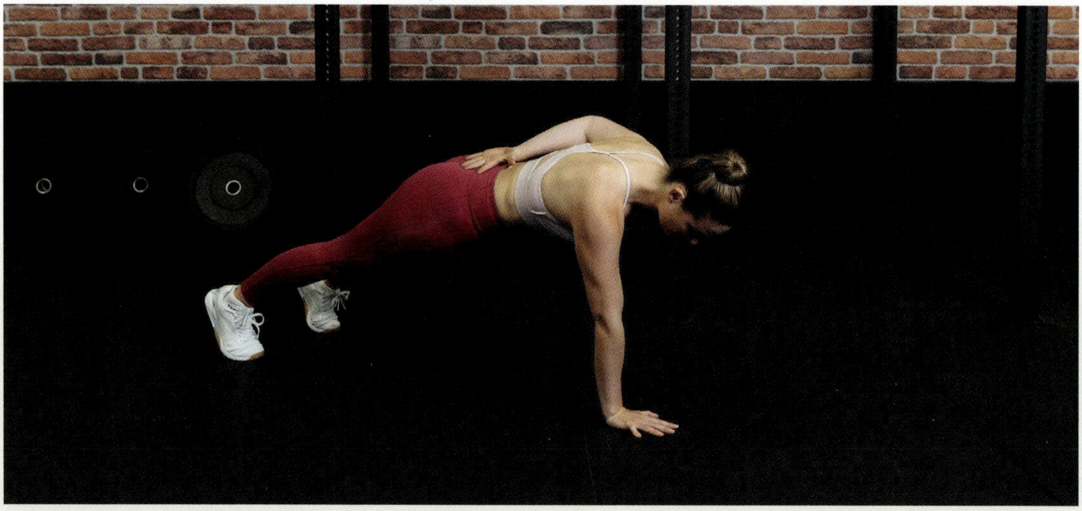

Variante: Rücken-Tap

C ▶ Im Vierfüßlerstand beginnen und die Beine ausstrecken. In die Liegestützposition kommen. Gewicht auf die rechte Hand verlagern, linke Hand vom Boden lösen und den Handrücken auf das Kreuzbein legen. Linke Hand zurück auf den Boden bringen, dann das Gewicht nach links verlagern und die Übung mit der rechten Hand wiederholen. Ohne Pause alle Wiederholungen absolvieren.

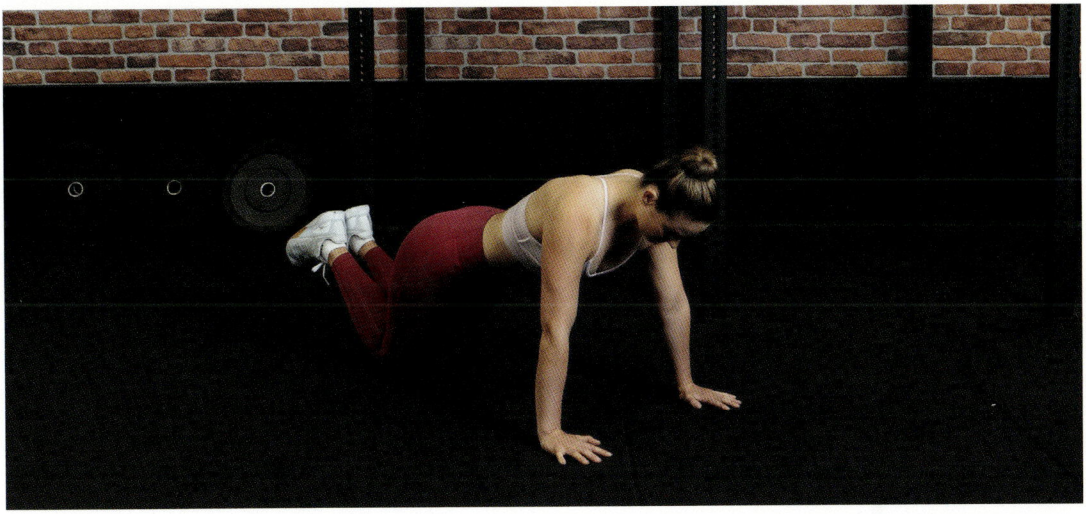

Variante: Halbe Liegestütz

D ▶ Im Vierfüßlerstand beginnen, Knie unter den Hüften und Hände unter den Schultern aufsetzen. Mit den Händen etwas weiter nach vorn laufen, bis sich Oberschenkel und Oberkörper auf einer Ebene befinden. Unterschenkel anheben.

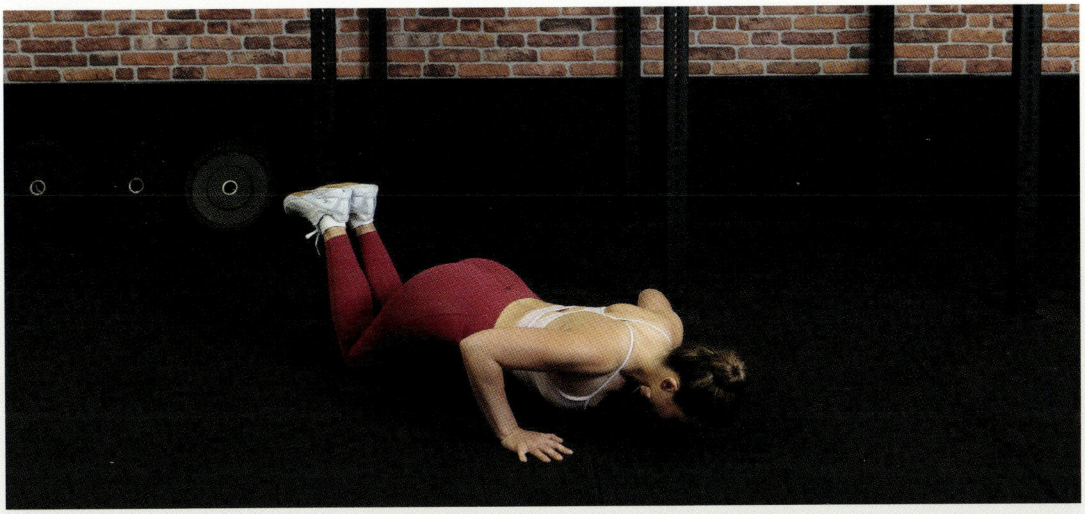

E ▶ Beide Arme beugen, bis sich der Oberkörper knapp über dem Boden befindet. Wieder hochdrücken und nächste Wiederholung anschließen.

ÜBUNG 74

Liegestütz-Extensions

Funktionskreise **Kopf, Rumpf, Arme, Beine** Schwerpunkt(e) **Core-Muskulatur, Arme, Schultern**

☐ Cardio ■ Kraft ☐ Stretching/Mobilisation

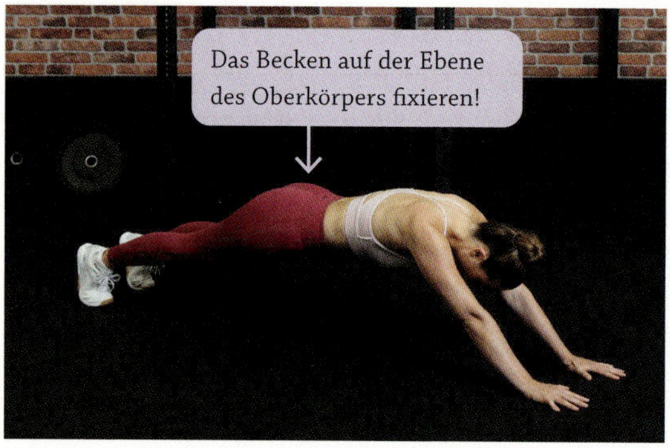

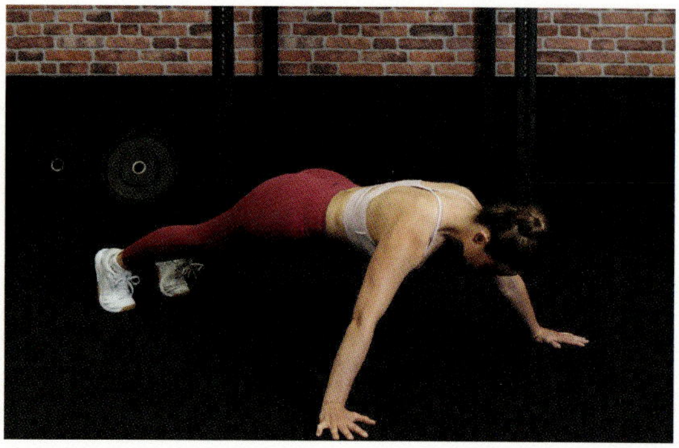

A ▶ In der Liegestützposition beginnen. Mit den Händen Stück für Stück weiter nach vorn laufen, bis die maximale Streckung des gesamten Körpers erreicht ist. Kurz halten, dann mit den Händen langsam wieder zurück in die Liegestützposition kommen. Nächste Wiederholung ohne Pause anschließen.

Variante: Hände weiter öffnen

B ▶ In der Liegestützposition beginnen. Zunächst die rechte Hand etwas zur Seite setzen, dann die linke Hand etwas weiter zur Seite setzen. So weitermachen, bis die maximale Öffnung der Arme erreicht ist. Spannung kurz halten, dann zurück in die Ausgangsposition. Nächste Wiederholung anschließen. Zehn Wiederholungen.

ÜBUNG 75

Seitstütz-Rotation

Funktionskreise **Kopf, Rumpf, Arme, Beine** Schwerpunkt(e) **Core-Muskulatur, Arme, Schultern**

☐ Cardio ■ Kraft ☐ Stretching/Mobilisation

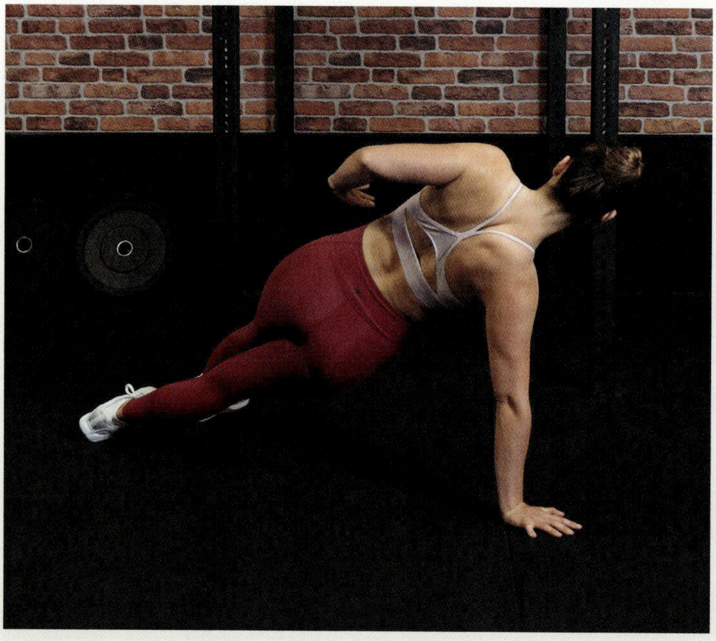

▶ In der Liegestützposition beginnen. Gewicht auf die rechte Hand verlagern, dann die Hüfte nach rechts kippen lassen. Die linke Schulter nach oben aufdrehen und den linken Arm gleichzeitig vom Boden lösen, Ellbogen an die Taille ziehen. Wenn die maximale Aufdrehung erreicht ist und die linke Ferse den Boden berührt, wieder in die Ausgangsposition zurückkehren und die Bewegung zur anderen Seite wiederholen. Alle Wiederholungen ohne Pause absolvieren. Zehn Wiederholungen.

Overhead-Press

Funktionskreise **Kopf, Rumpf, Arme, Beine** Schwerpunkt(e) **Core-Muskulatur, Arme, Schultern**

☐ Cardio ■ Kraft ☐ Stretching/Mobilisation

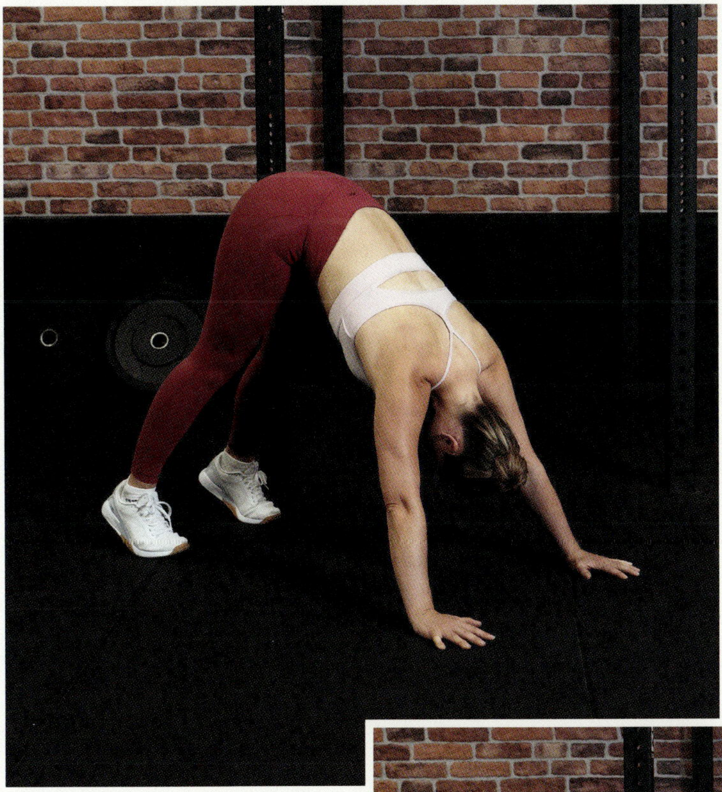

A ▶ In der Liegestützposition beginnen. Gewicht nach hinten verlagern, das Becken nach hinten und den Po nach oben schieben. Der Körper bildet ein umgedrehtes V. Blick zu den Oberschenkeln richten.

B ▶ Arme gleichzeitig beugen und den Kopf bis knapp über dem Boden absenken. Wieder hochdrücken. Nächste Wiederholung ohne Pause absolvieren. Die Übung zehnmal wiederholen.

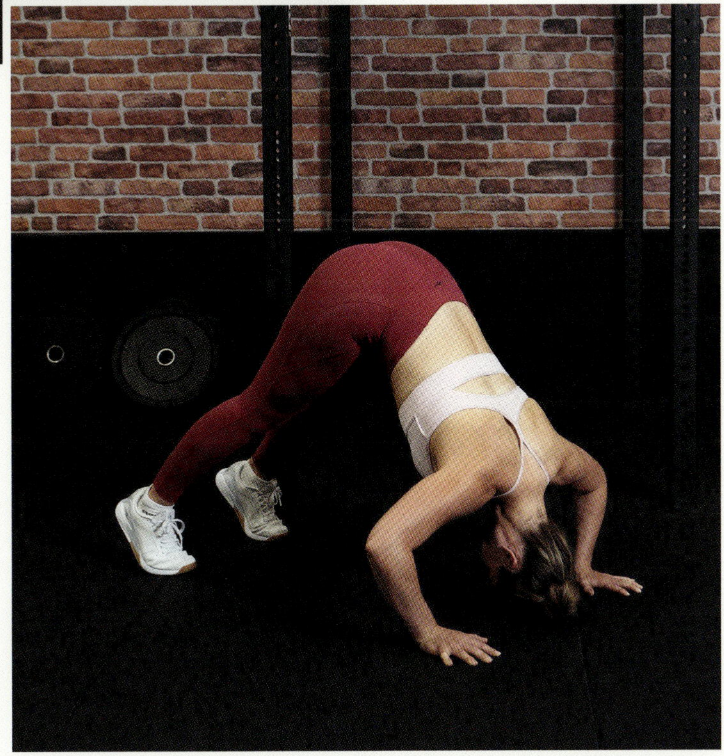

ÜBUNG 77

Shouldertaps

Funktionskreise **Kopf, Rumpf, Arme, Beine** Schwerpunkt(e) **Core-Muskulatur, Arme, Schultern**

☐ Cardio ■ Kraft ☐ Stretching/Mobilisation

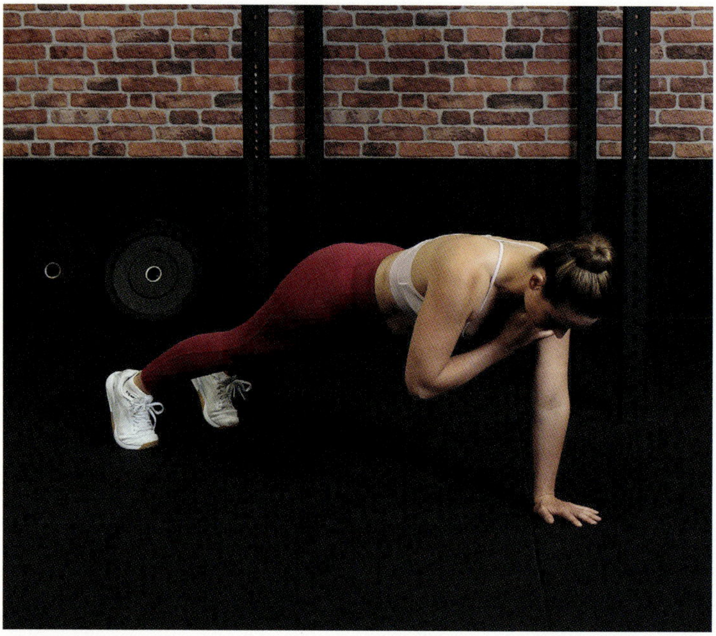

▶ In der Liegestützposition beginnen. Gewicht nach links verlagern und mit der rechten Hand auf die linke Schulter tippen. Rechte Hand zurück zum Boden, Gewicht nach rechts, dann mit der linken Hand auf die rechte Schulter tippen. Alle Wiederholungen ohne Pause absolvieren. Eine Minute lang so viele Wiederholungen wie möglich absolvieren, dann 20 Sekunden Pause. Drei Sets.

ÜBUNG 78

Einbeinige Liegestütz

Funktionskreise **Kopf, Rumpf, Arme, Beine** Schwerpunkt(e) **Core-Muskulatur, Arme, Schultern, Beine**

☐ Cardio ■ Kraft ☐ Stretching/Mobilisation

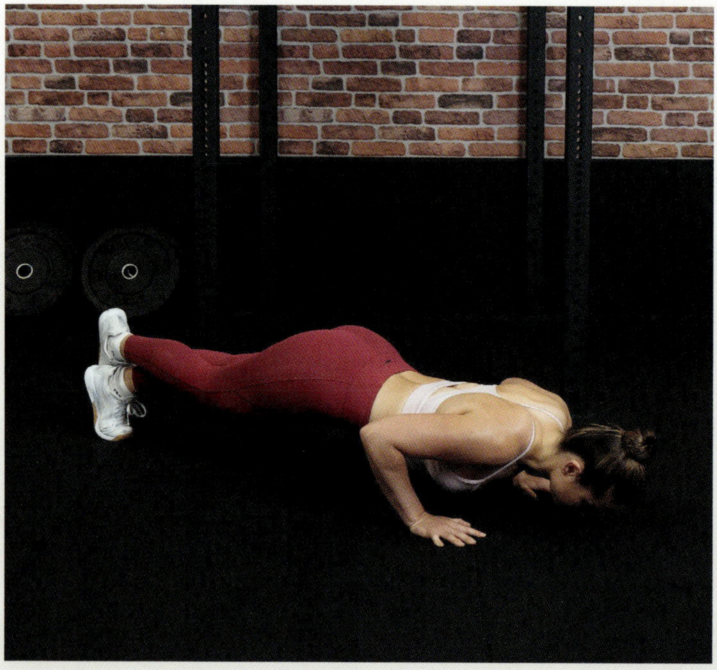

▶ In der Liegestützhaltung beginnen. Den rechten Fuß vom Boden lösen und locker über dem linken Fußgelenk ablegen. Dann beide Arme gleichzeitig beugen und den Oberkörper bis knapp über dem Boden absenken. Wieder hochdrücken und die nächste Wiederholung absolvieren. Je Seite zehn Wiederholungen.

Hindu-Liegestütz

Funktionskreise **Kopf, Rumpf, Arme, Beine** Schwerpunkt(e) **Core-Muskulatur, Arme, Schultern, Beine**
☐ Cardio ■ Kraft ☐ Stretching/Mobilisation

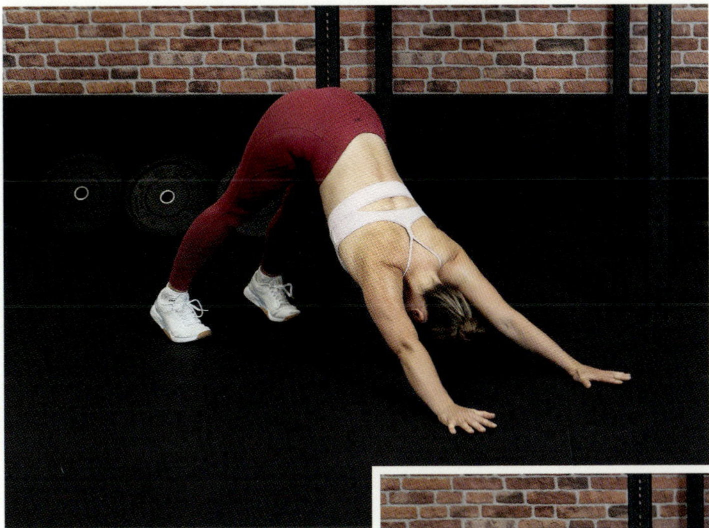

A ▶ In der Liegestützposition beginnen. Becken nach hinten und oben schieben, der Körper bildet ein umgedrehtes V.

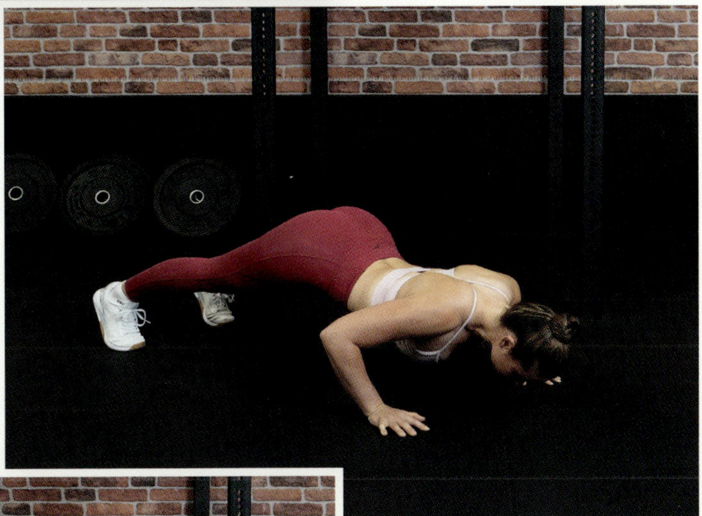

B ▶ Dann den Oberkörper in einer fließenden Bewegung nach vorn schieben, gleichzeitig die Ellbogen beugen und den Oberkörper absenken.

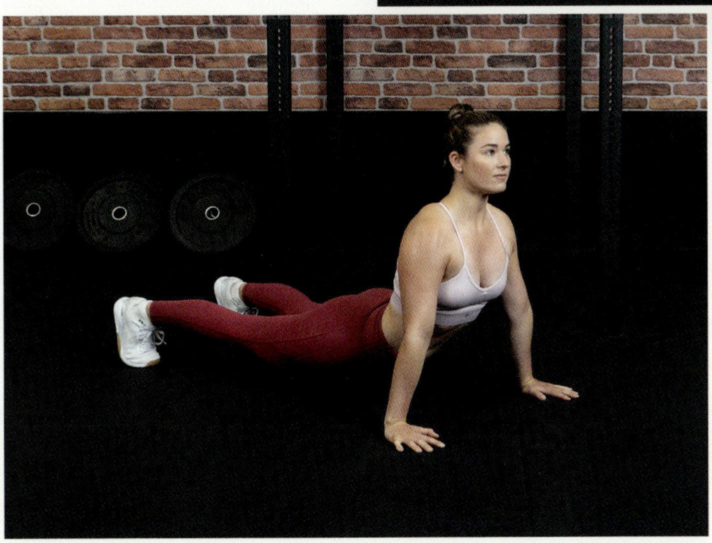

C ▶ Weiterhin in Bewegung das Becken sinken lassen, die Arme strecken und den Oberkörper anheben, Blick nach vorn richten. Fußspitzen bleiben aufgestellt. Von hier in die Ausgangsposition zurückkehren und ohne Pause die nächste Wiederholung anschließen. Zehn Durchgänge.

Beinheben hängend

Funktionskreise **Kopf, Rumpf, Arme, Beine** Schwerpunkt(e) **Core-Muskulatur, Arme, Schultern, Beine**

☐ Cardio ■ Kraft ☐ Stretching/Mobilisation

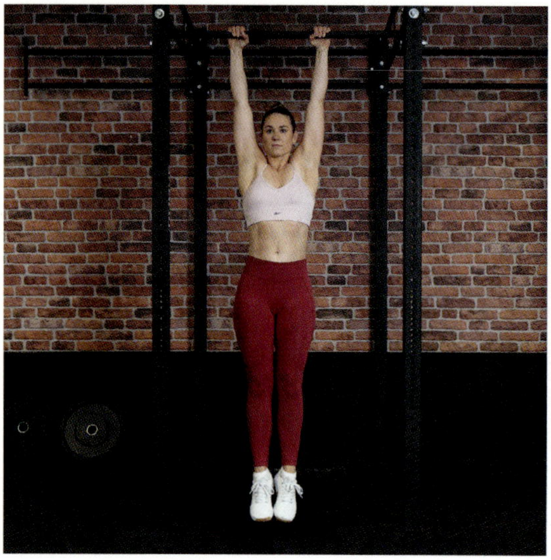

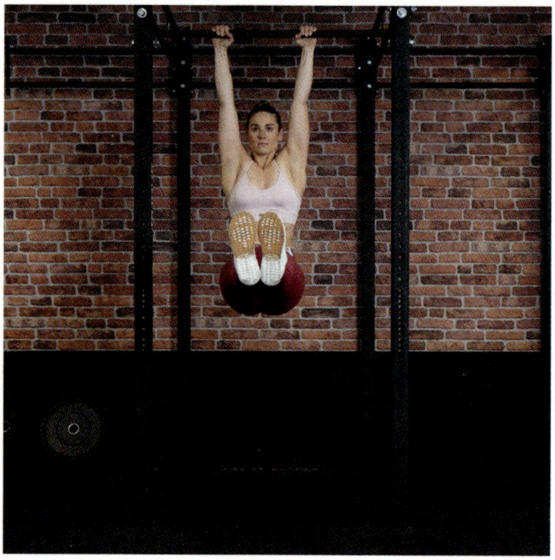

A ▶ Mit den Händen schulterbreit an die Reckstange greifen. Die Füße dürfen den Boden jetzt nicht mehr berühren.

B ▶ Spannung erhöhen und die Beine gestreckt bis auf Hüfthöhe anheben. Beine langsam und kontrolliert wieder absenken, dann ohne Pause die nächste Wiederholung anschließen. Zehnmal wiederholen.

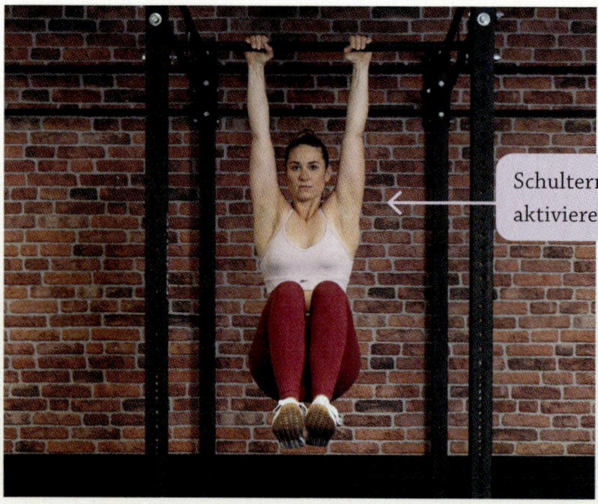

Schultermuskulatur aktivieren!

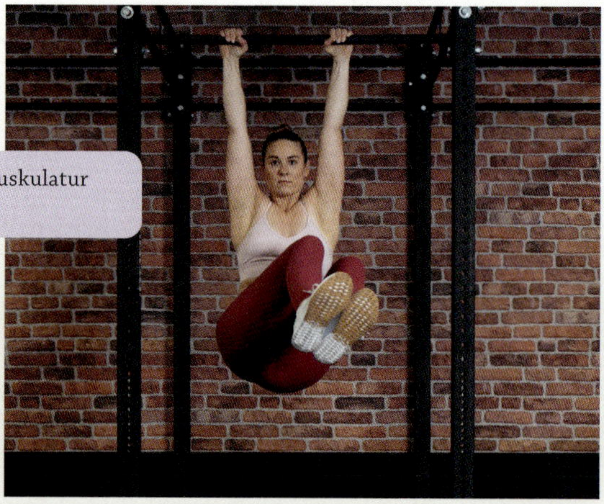

Variante: mit gebeugten Beinen

C ▶ In der Ausgangsposition starten, mit den Händen wie beschrieben an die Reckstange greifen. Beine beugen und Knie bis auf Bauchhöhe hochziehen. Beine wieder nach unten ausstrecken, nächste Wiederholung anschließen.

Variante: diagonal mit gebeugten Beinen

D ▶ In der Ausgangsposition starten, dann die Knie nach links und oben ziehen, bis sie sich auf Höhe der Brust befinden. Füße bleiben dabei geschlossen. Beine wieder ausstrecken, Übung zur anderen Seite wiederholen. Alle angegebenen Wiederholungen ohne Pause zu beiden Seiten wiederholen.

Shoulder Shrugs

Funktionskreise **Kopf, Rumpf, Arme** Schwerpunkt(e) **Arme, Schultern** ☐ Cardio ■ Kraft ☐ Stretching/Mobilisation

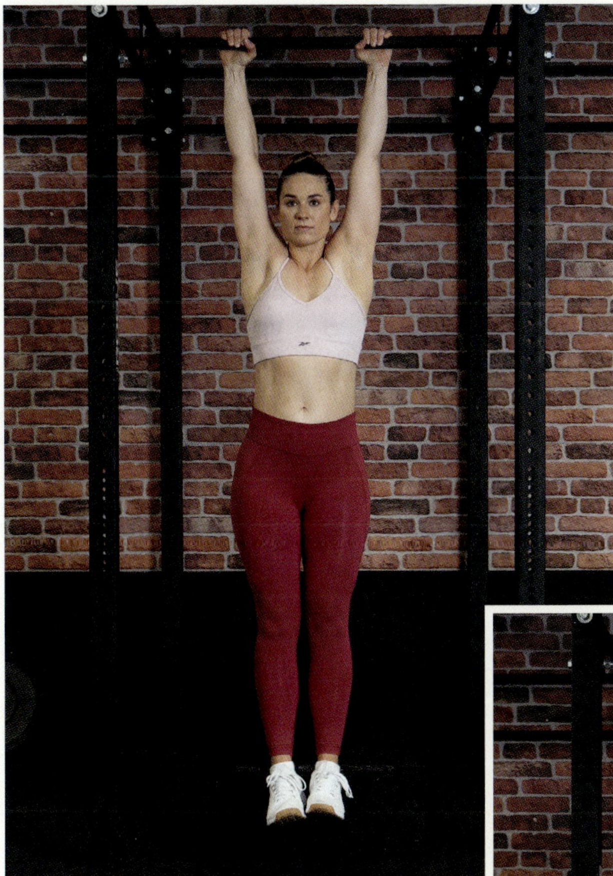

A ▶ Mit beiden Händen an die Reckstange greifen. Hände dazu schulterbreit öffnen. Beine hängen locker nach unten herab, die Füße berühren den Boden nicht. Komplett aus den Schultergelenken heraus nach unten sinken lassen.

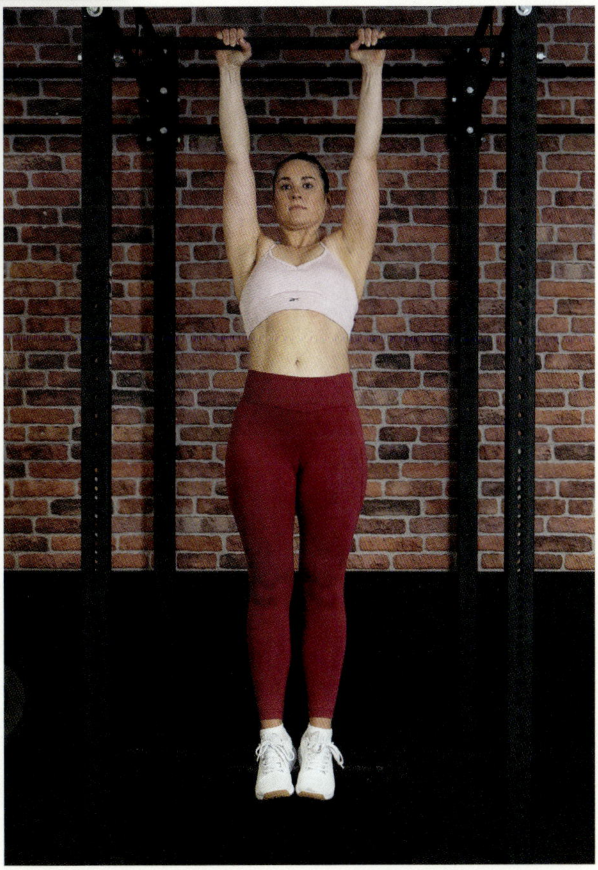

B ▶ Arme und Schultern anspannen, dann den Körper nur aus den Schultern heraus wenige Zentimeter hochziehen. Den Körper langsam und kontrolliert wieder in die Ausgangsposition hineingleiten lassen. Nächste Wiederholung anschließen. Insgesamt zehn Wiederholungen.

Klimmzug

Funktionskreise **Kopf, Rumpf, Arme** Schwerpunkt(e) **Core-Muskulatur, Arme, Schultern**

☐ Cardio ■ Kraft ☐ Stretching/Mobilisation

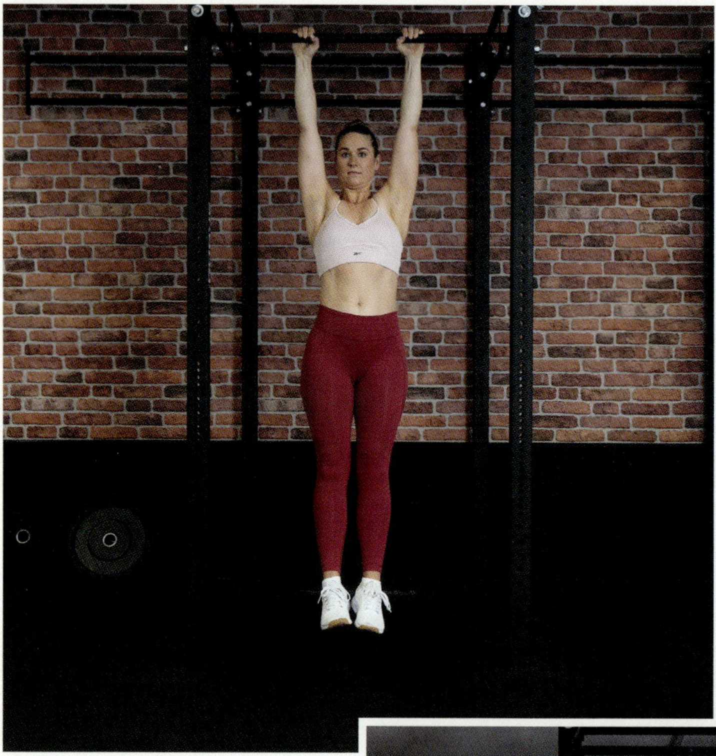

A ▶ Mit beiden Händen schulterbreit an die Reckstange greifen. Schultermuskulatur aktivieren. Beine hängen locker herab, die Füße berühren den Boden nicht mehr.

B ▶ Schulter- und Rückenmuskulatur anspannen, den Körper zum Klimmzug hochziehen und das Kinn über die Reckstange bringen. Den Körper langsam und kontrolliert wieder absenken. Insgesamt zehn Wiederholungen.

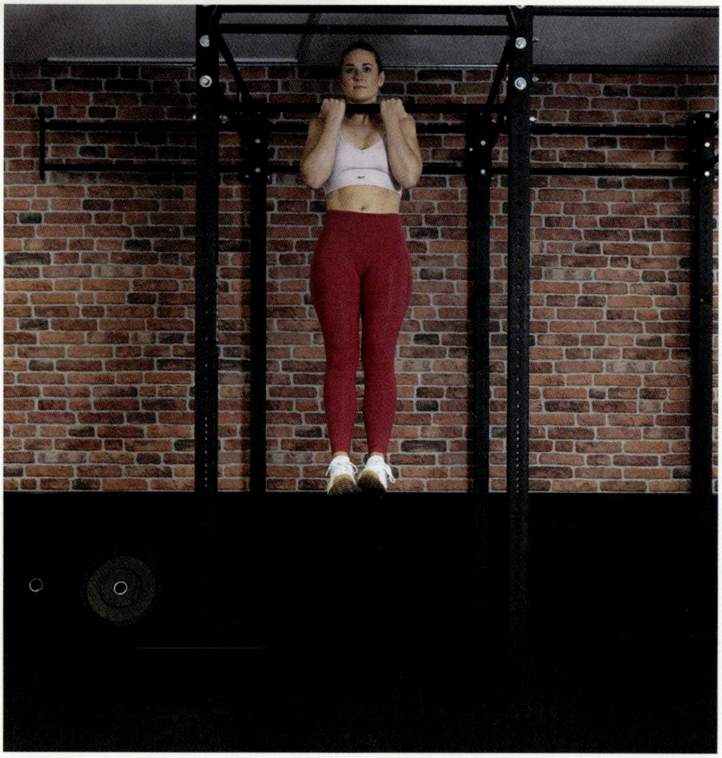

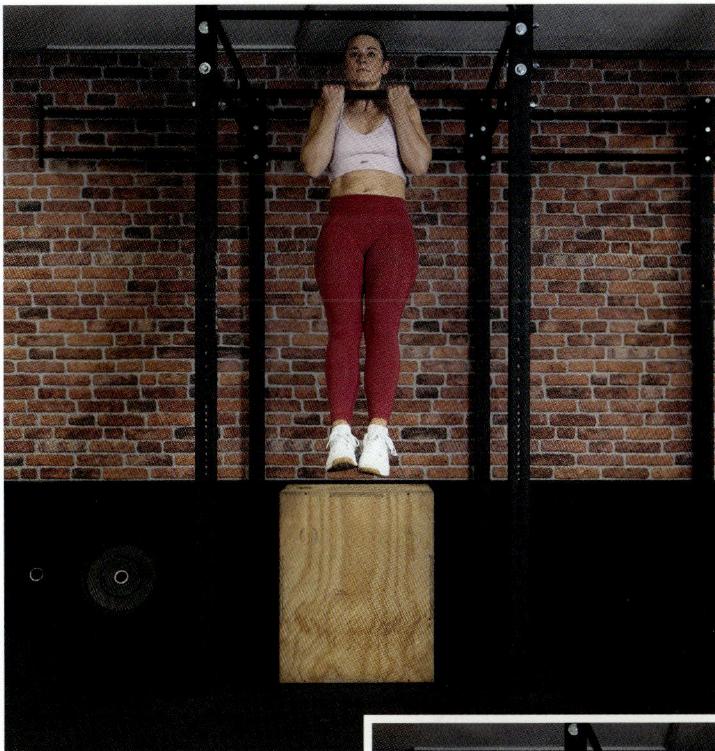

Variante: Prep mit Box

C ▶ Eine große Box unter der Reckstange platzieren. Auf die Box steigen, mit beiden Händen schulterbreit an die Stange greifen und das Kinn über die Stange bringen. In der angespannten Position die Füße für den ganzen Klimmzug von der Box lösen.

D ▶ In einer Negativbewegung den Körper langsam in die Streckung sinken lassen.

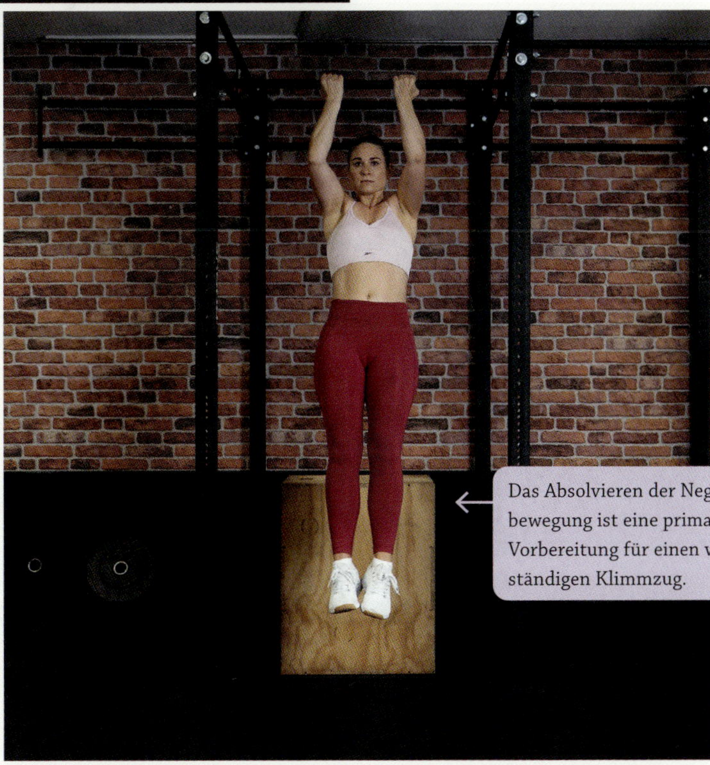

Das Absolvieren der Negativbewegung ist eine prima Vorbereitung für einen vollständigen Klimmzug.

ÜBUNGEN MIT KURZHANTELN UND LANGHANTEL

Das Workout mit der Langhantel oder Kurzhanteln wird deutlich intensiver, wenn ihr die richtigen Gewichte verwendet. Grundsätzlich gilt: Lieber mit zu viel Gewicht starten und dann reduzieren als umgekehrt. Die letzte Wiederholung sollte gerade noch möglich sein. Wichtig: Du machst immer zwei Sets, also zwei Durchgänge von jeder Übung! Seiten wechseln nicht vergessen!

ÜBUNG 83

Breiter Squat mit Kurzhantel

Funktionskreise **Rumpf, Arme, Beine** Schwerpunkt(e) **Beine, Gesäß** ☐ Cardio ■ Kraft ☐ Stretching/Mobilisation

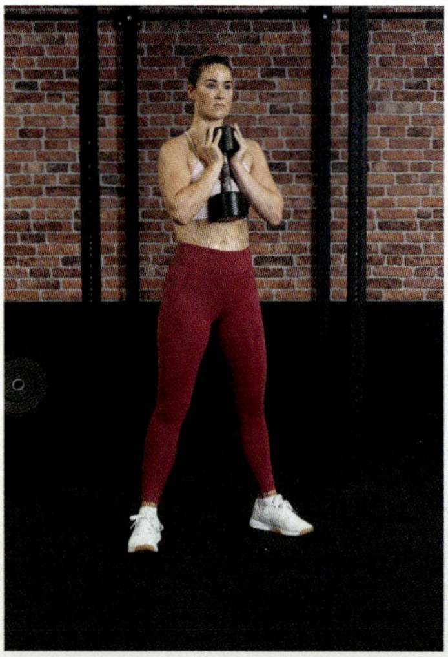

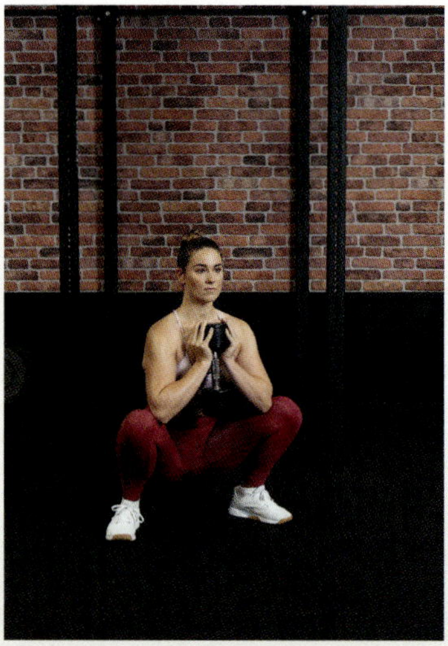

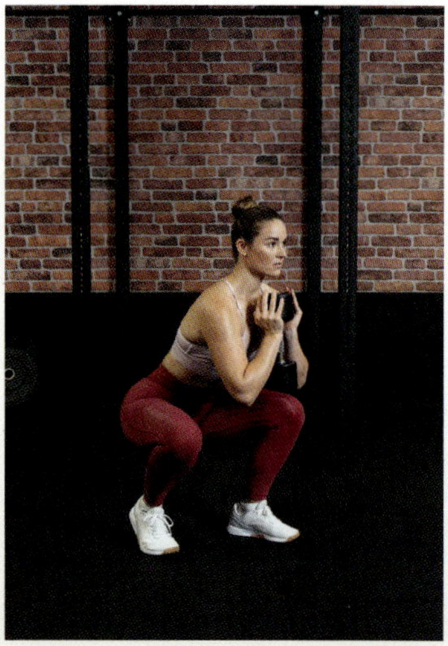

A ▶ Füße deutlich weiter als schulterbreit grätschen. Kurzhanteln mit beiden Händen vor der Brust halten, Ellbogen locker herabhängen lassen. Core-Spannung aufbauen.

B ▶ Knie beugen und das Gesäß absenken, soweit es ohne Anheben der Fersen möglich ist. Wieder hochdrücken, nächste Wiederholung absolvieren. Insgesamt zehnmal wiederholen.

Variante: Gewicht auf einem Bein

C ▶ Beine weit grätschen, Gewicht auf den linken Fuß verlagern und rechte Ferse anheben. Gewicht lastet nun auf dem linken Fuß. Knie tief beugen, dann aus der Kraft des linken Oberschenkels und der linken Gesäßhälfte wieder hochdrücken.

Enger Squat mit Kurzhanteln

Funktionskreise **Rumpf, Arme, Beine** Schwerpunkt(e) **Beine, Gesäß** ☐ Cardio ■ Kraft ☐ Stretching/Mobilisation

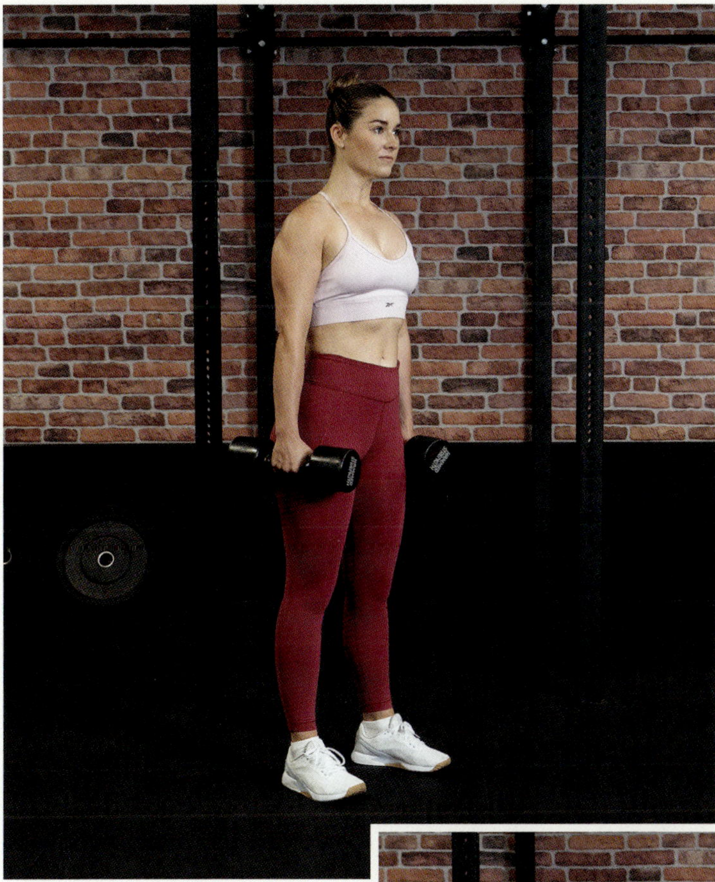

A ▶ Beine hüftweit öffnen. Kurzhanteln in beide Hände nehmen. Oberkörper aufrichten, Bauchspannung aktivieren.

B ▶ Knie tief beugen, dabei das Gesäß nach hinten absenken, den Oberkörper mit geradem Rücken leicht nach vorn neigen. Wieder hochdrücken, nächste Wiederholung anschließen. Zehn Wiederholungen absolvieren.

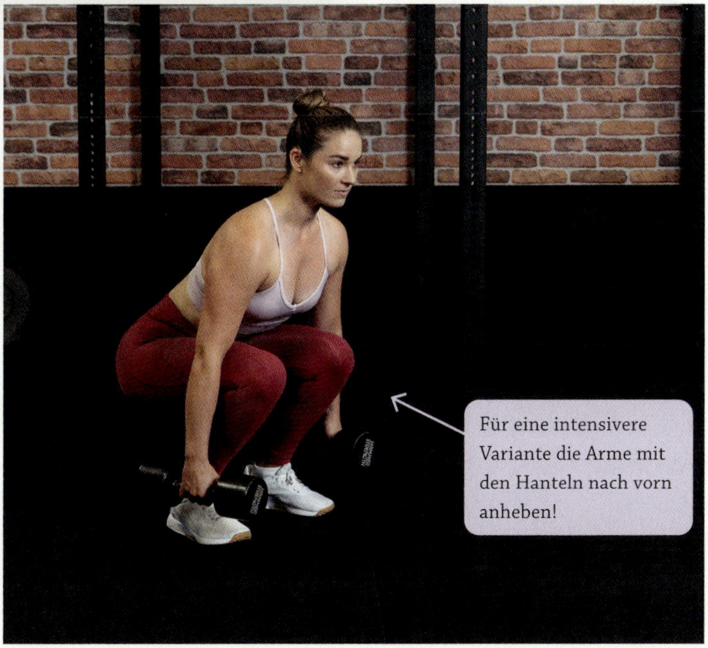
Für eine intensivere Variante die Arme mit den Hanteln nach vorn anheben!

Kreuzheben mit Kurzhanteln

Funktionskreise **Kopf, Rumpf, Arme, Beine** Schwerpunkt(e) **Beine, Rücken** ☐ Cardio ■ Kraft ☐ Stretching/Mobilisation

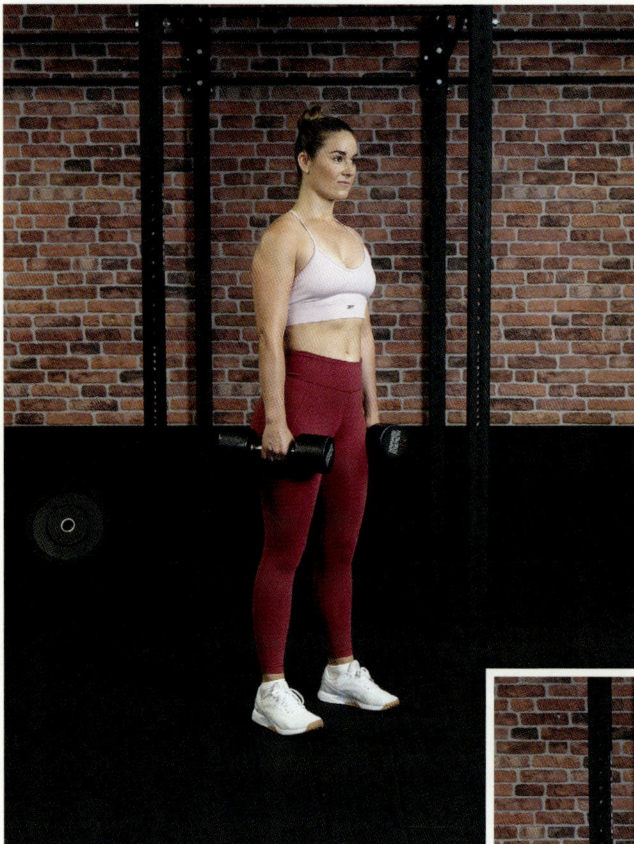

A ▶ Aufrecht hinstellen, Hanteln in beide Hände nehmen. Füße hüftweit öffnen, Bauchspannung aktivieren. Den Rücken gerade halten, Wirbelsäule aufrichten und den Beckenboden aktivieren.

B ▶ Oberkörper gerade aus der Hüfte heraus nach vorn absenken, bis der Oberkörper parallel zum Boden ist. Knie dabei minimal beugen, Hanteln an den Beinen nach unten gleiten lassen. Wieder hochdrücken, nächste Wiederholung absolvieren. Insgesamt zehnmal langsam und kontrolliert wiederholen, dabei auf eine sehr saubere Ausführung achten.

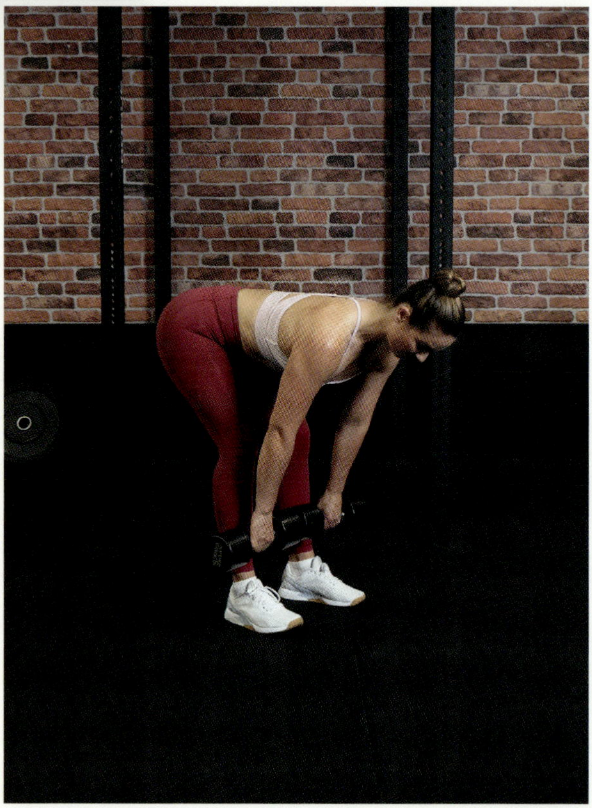

Ausfallschritt mit Kurzhanteln

Funktionskreise **Rumpf, Arme, Beine** Schwerpunkt(e) **Beine, Gesäß** ☐ Cardio ■ Kraft ☐ Stretching/Mobilisation

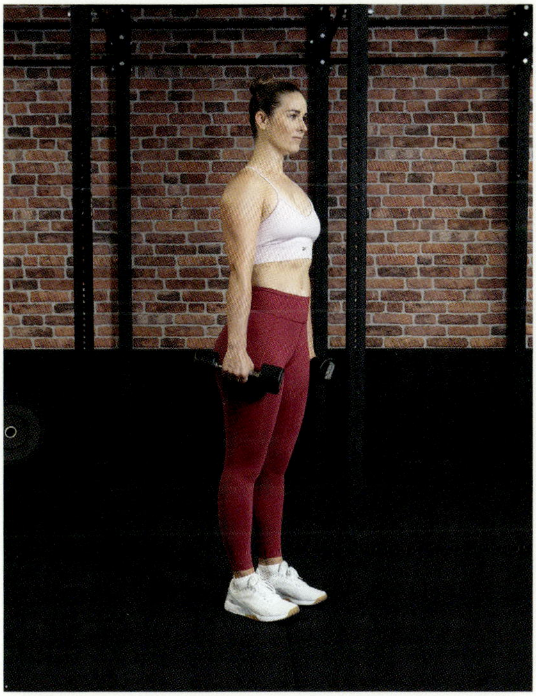

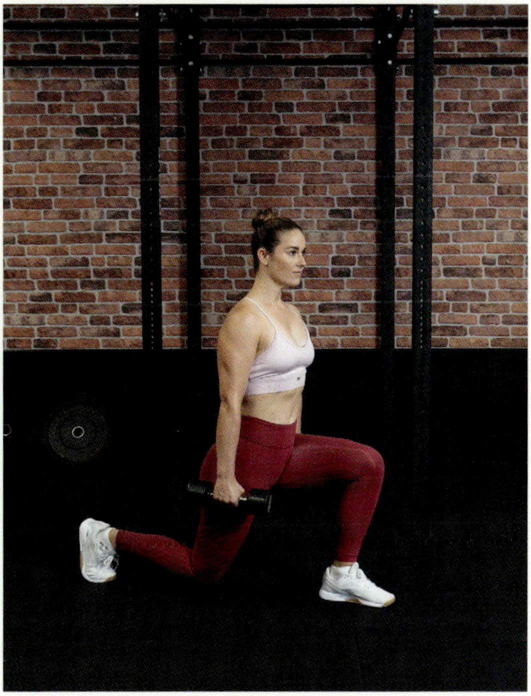

A ▶ Aufrecht hinstellen, Füße hüftweit öffnen. Hanteln in beide Hände nehmen. Bauch und Rücken leicht anspannen.

B ▶ Gewicht auf das linke Bein verlagern und mit rechts einen großen Ausfallschritt nach hinten machen. Rechtes Knie bis knapp über dem Boden absenken. Wieder in die Ausgangsposition zurückkehren und nächste Wiederholung anschließen. Je Seite zehn Wiederholungen machen.

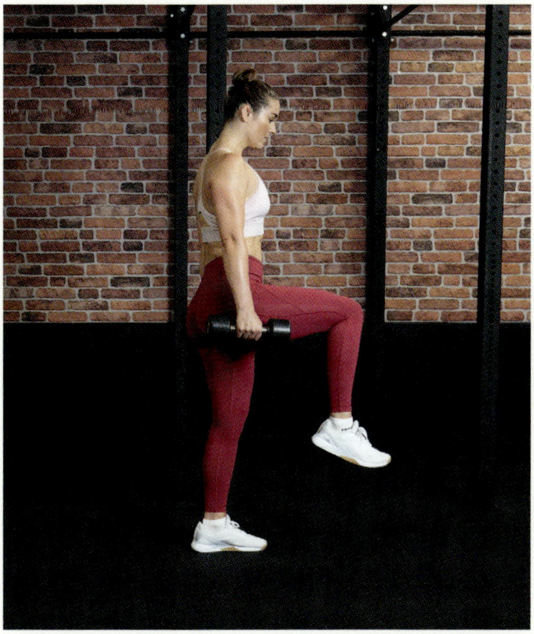

Variante: mit Knieheben

C ▶ Aus dem Ausfallschritt heraus das Gewicht nach links verlagern, dann das rechte Knie mit etwas Schwung bis auf Hüfthöhe nach vorn anheben. Anschließend zurück in die Ausgangsposition kommen. Dann die nächste Wiederholung anschließen. Alle Wiederholungen mit beiden Seiten absolvieren.

Rückenheben mit Kurzhantel im Stehen

Funktionskreise **Kopf, Rumpf, Arme, Beine** Schwerpunkt(e) **Beine, Rücken** ☐ Cardio ■ Kraft ☐ Stretching/Mobilisation

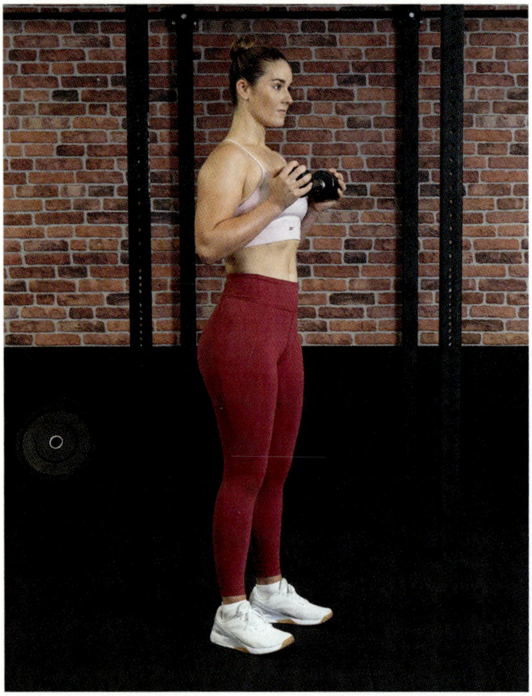

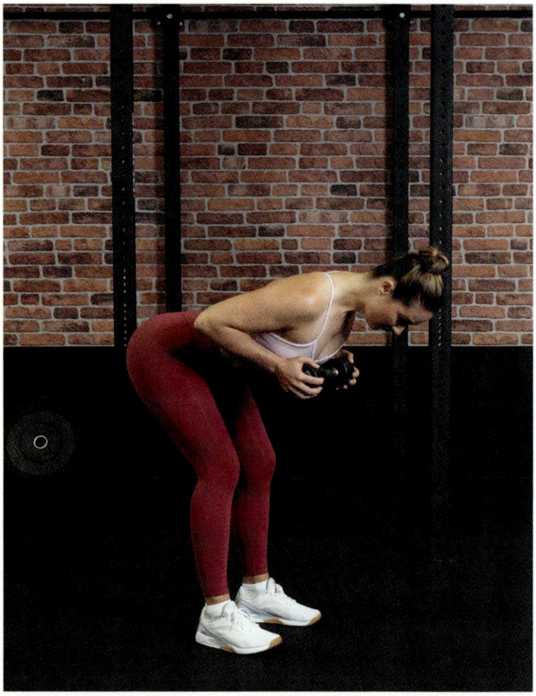

A ► Aufrecht stehen, Füße hüftbreit öffnen. Mit beiden Händen eine Kurzhantel vor der Brust halten, Ellbogen eng am Körper. Bauchspannung aktivieren.

B ► Den Oberkörper aus der Hüfte heraus gerade nach vorn neigen, bis er fast parallel zum Boden ist. Knie dabei beugen. Zurück in die Ausgangsposition, nächste Wiederholung absolvieren. Insgesamt zehnmal.

Schultern während der gesamten Übung locker lassen.

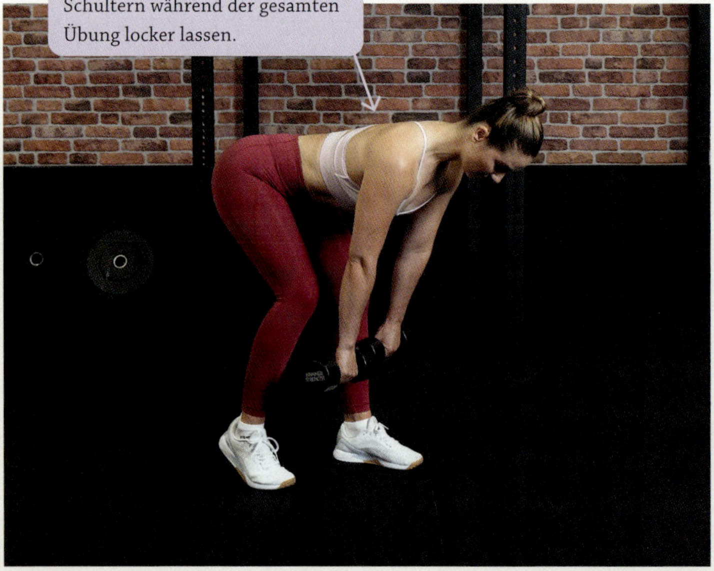

Variante: Gewicht auf einem Bein

C ► In der Ausgangsposition das Gewicht auf das linke Bein verlagern, rechte Ferse anheben. Dann den Oberkörper nach vorn neigen. Aus der Kraft des linken Beines wieder hochdrücken.

Beckenheben mit Kurzhantel

Funktionskreise **Rumpf, Beine** Schwerpunkt(e) **Rückseiten der Oberschenkel, Gesäß**

☐ Cardio ■ Kraft ☐ Stretching/Mobilisation

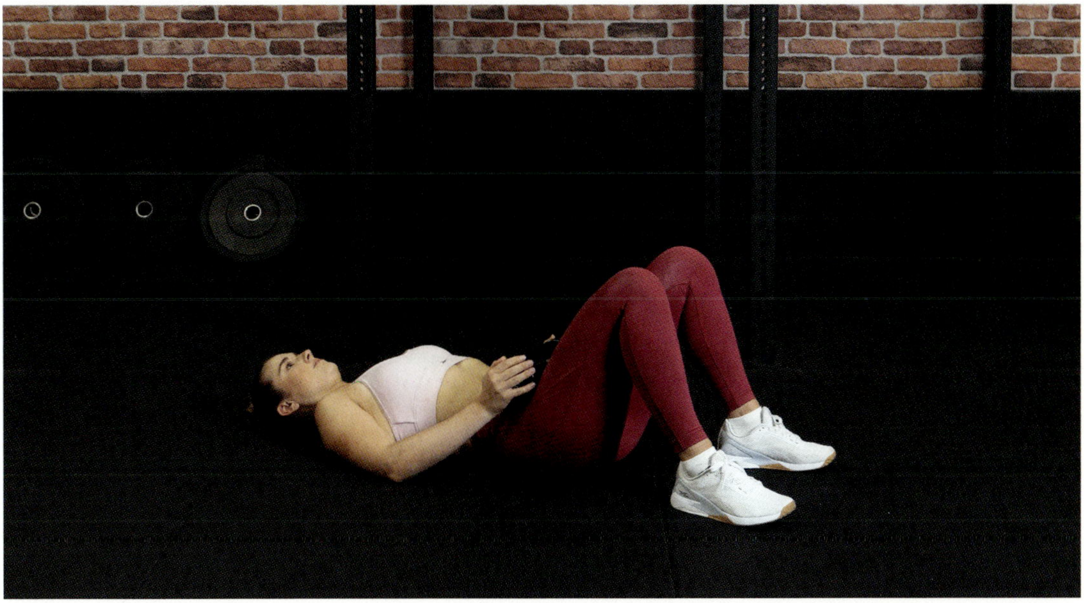

A ▶ Auf den Rücken legen. Füße flach auf den Boden stellen, Füße und Knie leicht öffnen. Eine Kurzhantel mit beiden Händen auf Beckenhöhe eng am Körper halten.

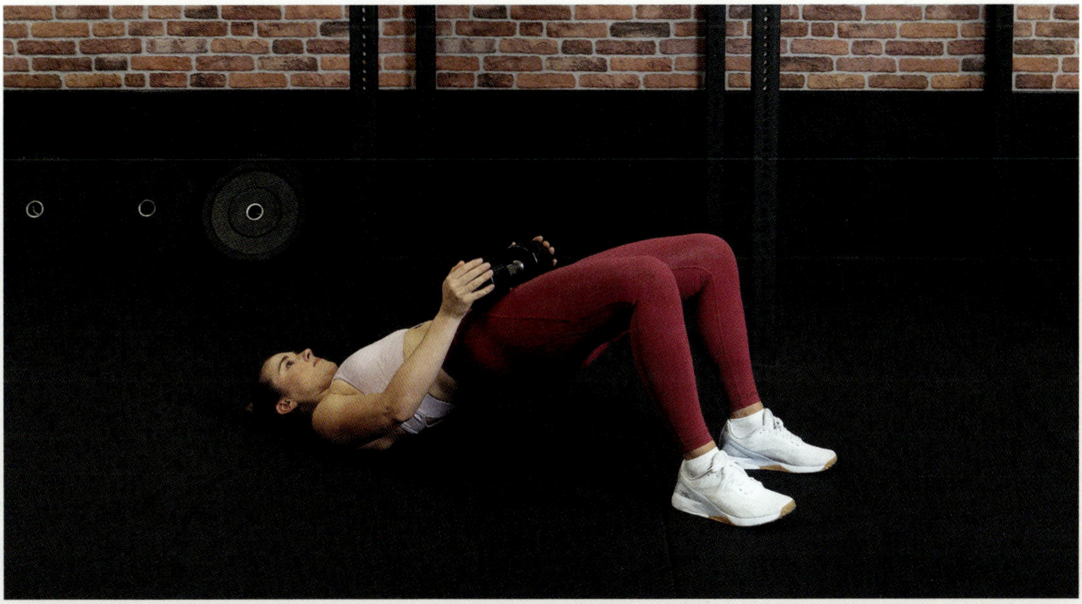

B ▶ Hintere Oberschenkel und Gesäß anspannen, Fersen fest in den Boden drücken und das Becken anheben. Wieder senken, aber nicht mehr ablegen. Nächste Wiederholung anschließen.

Einbeinige Vorbeuge mit Kurzhantel

Funktionskreise **Kopf, Rumpf, Arme, Beine** Schwerpunkt(e) **Balance, Beine, Gesäß**

☐ Cardio ■ Kraft ☐ Stretching/Mobilisation

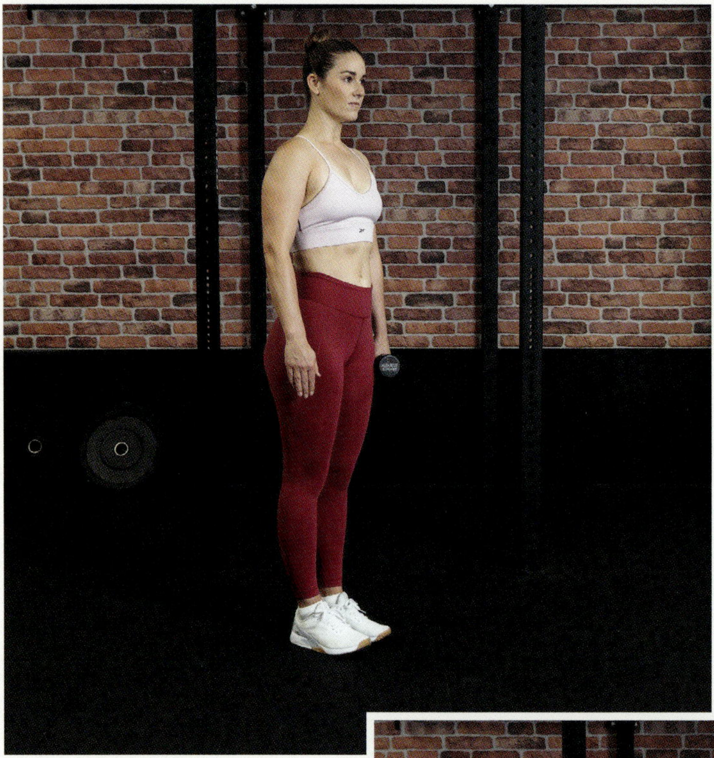

A ▶ Aufrecht stehen, Füße geschlossen halten. Eine Hantel in die linke Hand nehmen.

B ▶ Gewicht nach rechts verlagern, linkes Bein nach hinten ausstrecken und anheben. Gleichzeitig den Oberkörper aus der Hüfte heraus nach vorn neigen, dabei die die linke Hand mit der Hantel in Richtung Boden sinken lassen. Wenn Oberkörper und linkes Bein parallel zum Boden sind, kurz halten, dann wieder in die Ausgangsposition zurückkehren. Nächste Wiederholung anschließen. Auf jeder Seite zehnmal langsam und kontrolliert wiederholen.

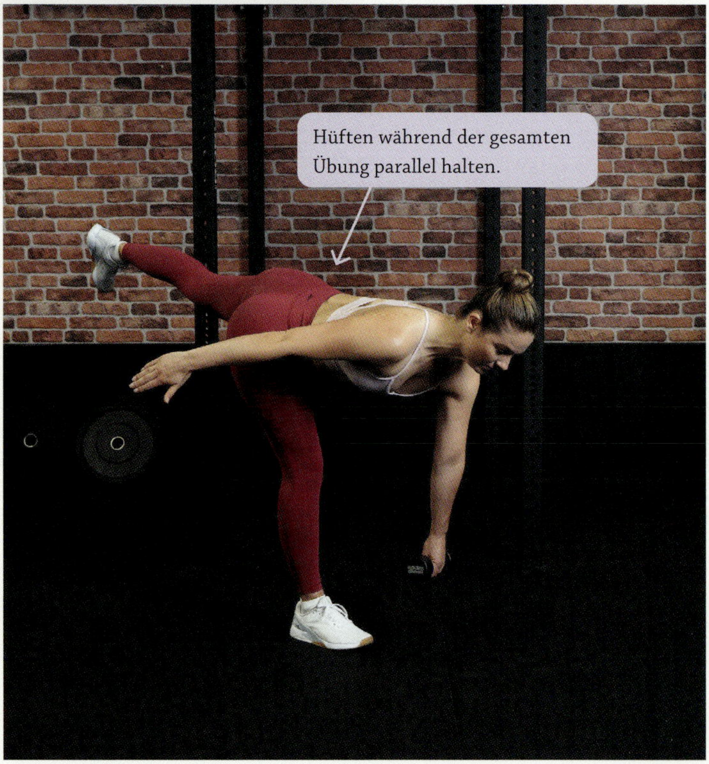

Chestpress im Liegen mit Kurzhanteln

Funktionskreise **Rumpf, Arme, Beine** Schwerpunkt(e) **Brust, Core-Spannung**
☐ Cardio ■ Kraft ☐ Stretching/Mobilisation

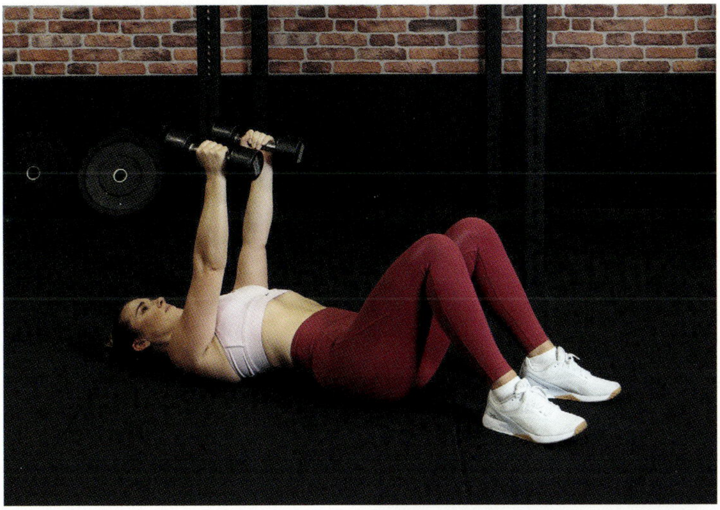

A ▶ Auf den Rücken legen. Füße flach auf den Boden stellen, Knie und Füße hüftweit öffnen. Beide Hanteln greifen, Arme senkrecht nach oben ausstrecken.

B ▶ Beide Arme zu den Seiten öffnen und bis knapp über dem Boden absenken. Wieder anheben, nächste Wiederholung anschließen. Zehn Wiederholungen absolvieren.

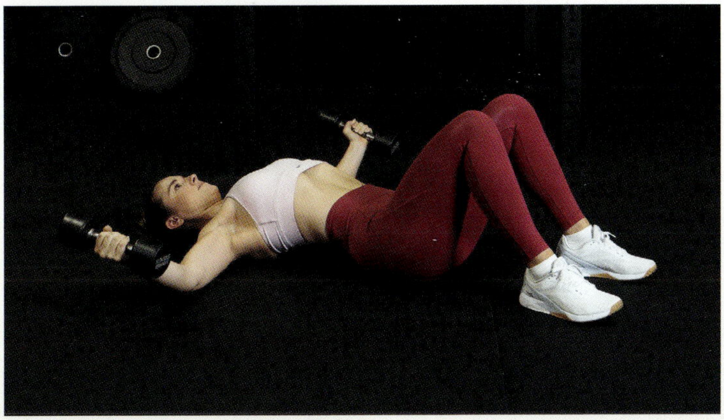

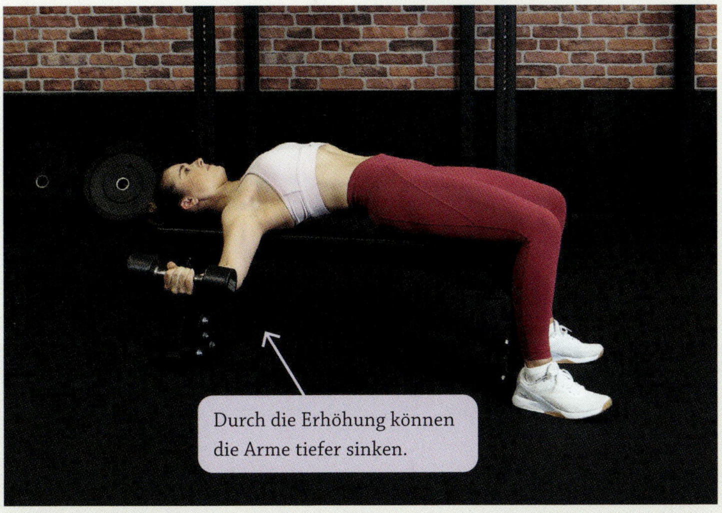

Variante: auf der Hantelbank liegend

C ▶ Für die Übung auf eine Hantelbank legen. Auf einen guten Kontakt von Rücken und Hantelbank achten: Nabel nach innen ziehen und den unteren Rücken betont auf die Bank drücken.

Trizeps-Überzug auf der Hantelbank

Funktionskreise **Arme, Rumpf** Schwerpunkt(e) **Trizeps, Schultern** ☐ Cardio ■ Kraft ☐ Stretching/Mobilisation

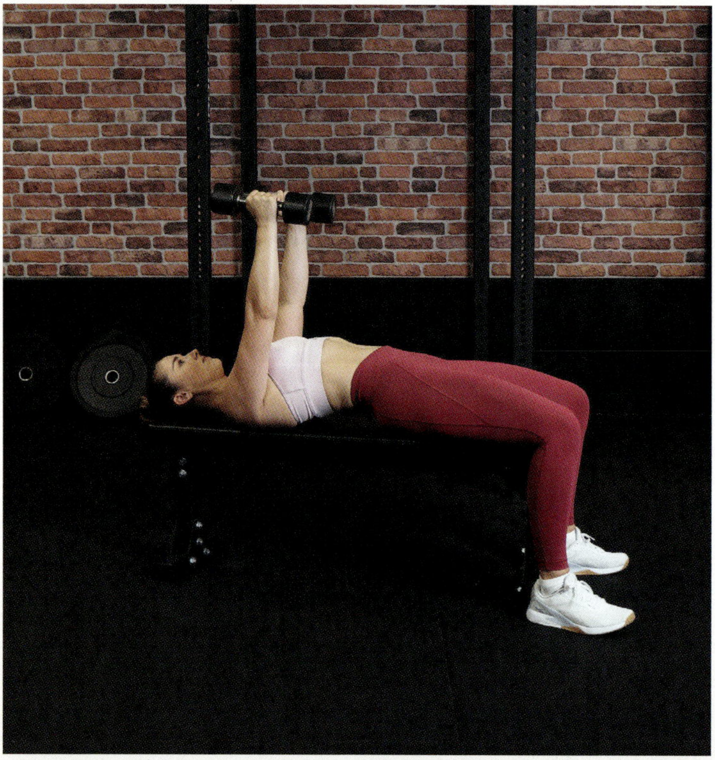

A ▶ Auf eine Hantelbank legen, Füße flach auf den Boden stellen. Bauch- und Rückenspannung aktivieren. Beide Hanteln greifen, Arme senkrecht nach oben ausstrecken.

B ▶ Bauchspannung erhöhen. Hanteln über den Kopf nach hinten sinken lassen, soweit es geht. Auf eine intensive Bauch- und Beckenbodenspannung achten. Insgesamt zehnmal wiederholen.

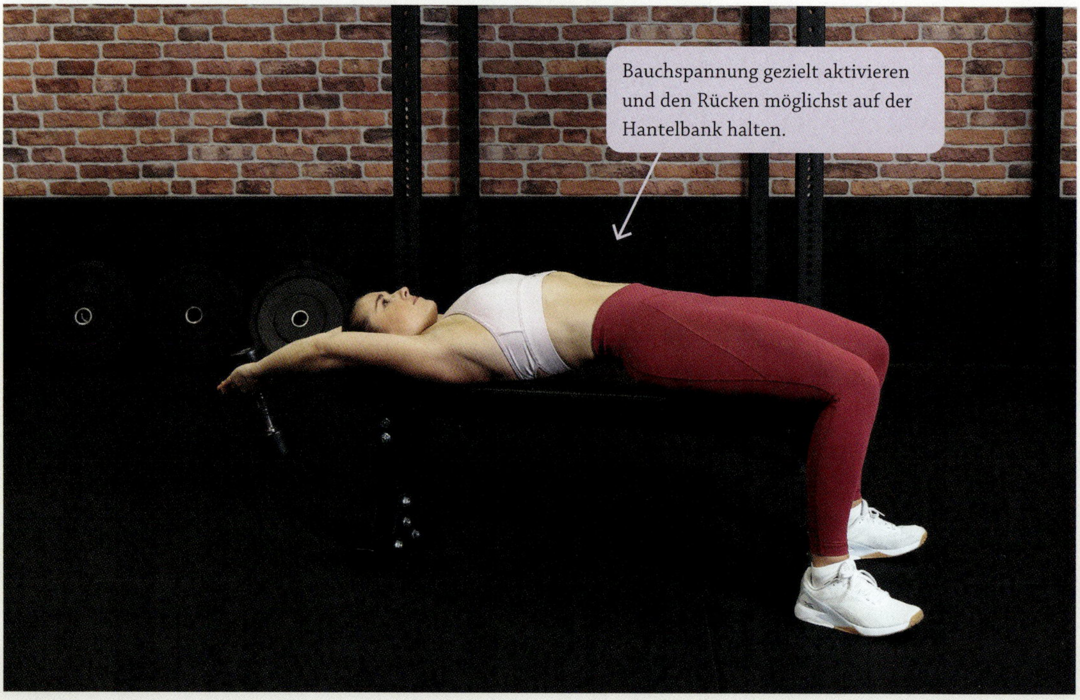
Bauchspannung gezielt aktivieren und den Rücken möglichst auf der Hantelbank halten.

Around the world in Rückenlage mit Kurzhanteln

Funktionskreise **Arme, Rumpf** Schwerpunkt(e) **Brust, Arme, Schultern** ☐ Cardio ■ Kraft ☐ Stretching/Mobilisation

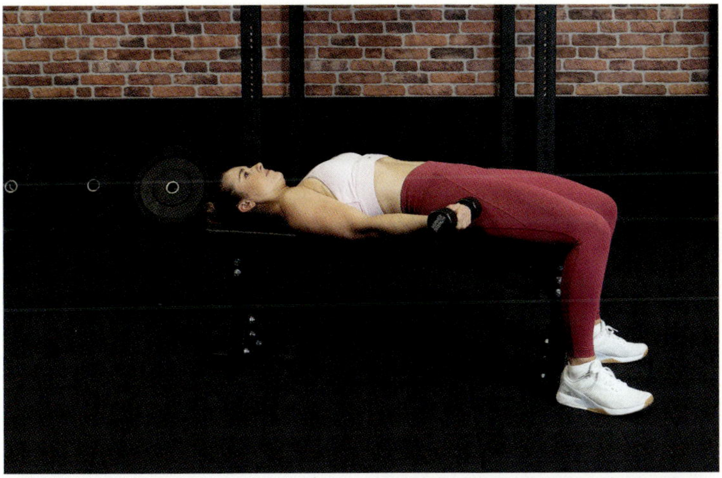

A ▶ Auf eine Hantelbank legen und Hanteln in beide Hände nehmen. Bauch und Rücken leicht anspannen. Hanteln neben den Hüften halten.

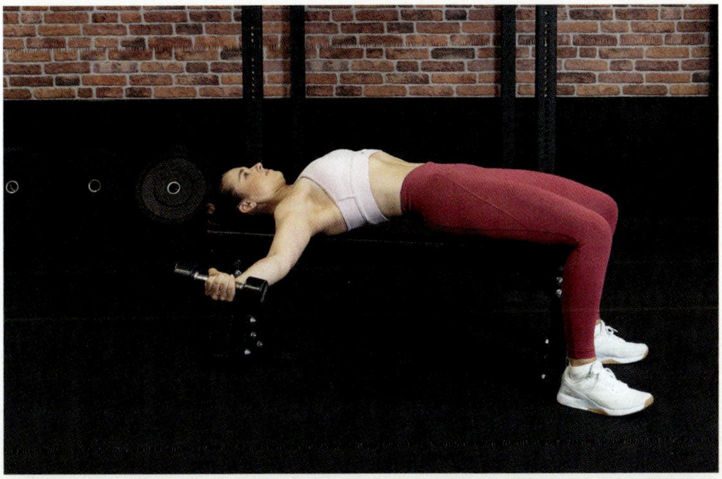

B ▶ Arme gestreckt zunächst zu den Seiten ziehen. Nabel nach innen sinken lassen und den unteren Rücken betont auf die Hantelbank drücken, Bauchspannung erhöhen.

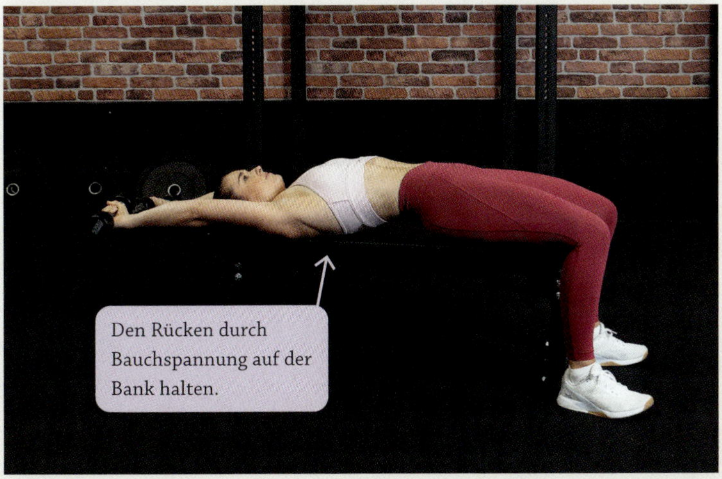

C ▶ Arme in einer flüssigen Bewegung bis über den Kopf nach oben ziehen. Arme über die Seiten wieder zurückführen, Hanteln neben die Hüften ziehen. Insgesamt zehn langsame und kontrollierte Wiederholungen absolvieren.

ÜBUNG 93

Rotation mit Kurzhanteln

Funktionskreise **Arme, Rumpf** Schwerpunkt(e) **Rotatorenmanschette der Schulter, Arme**
☐ Cardio ■ Kraft ☐ Stretching/Mobilisation

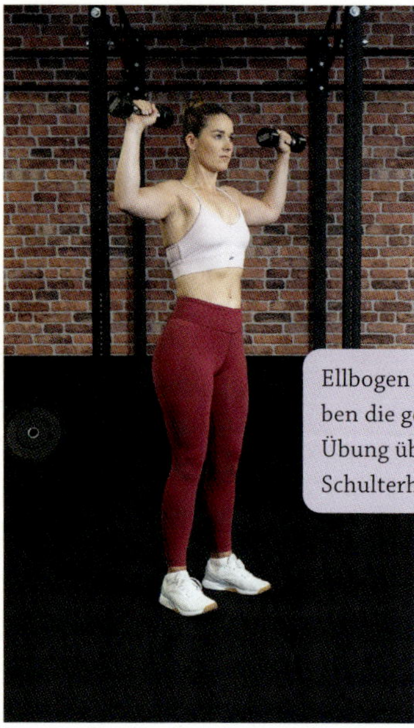

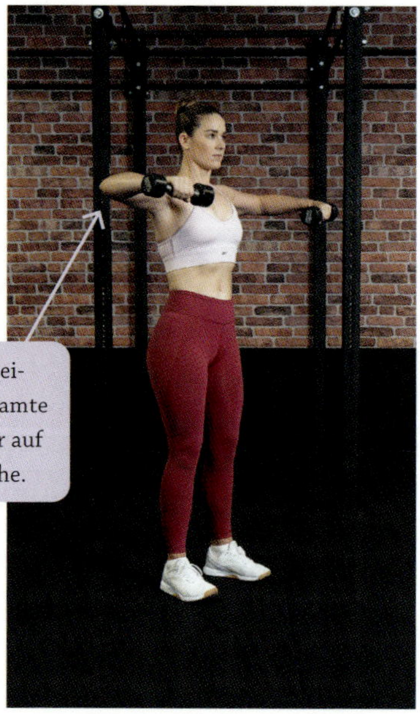

Ellbogen bleiben die gesamte Übung über auf Schulterhöhe.

A

- Kurzhanteln in beide Hände nehmen. Füße hüftweit öffnen, den Oberkörper aufrichten. Ellbogen auf Schulterhöhe halten, Arme anwinkeln. Unterarme zeigen senkrecht nach oben, die Handflächen nach vorn.

B

- Ellbogen weiterhin auf Schulterhöhe halten, dann die Unterarme nach vorn bis auf Schulterhöhe absenken. Unterarme wieder anheben. Nächste Wiederholung anschließen. Zehn Wiederholungen.

ÜBUNG 94

Overhead-Press mit Kurzhanteln

Funktionskreise **Arme, Rumpf** Schwerpunkt(e) **Arme, Schultern** ☐ Cardio ■ Kraft ☐ Stretching/Mobilisation

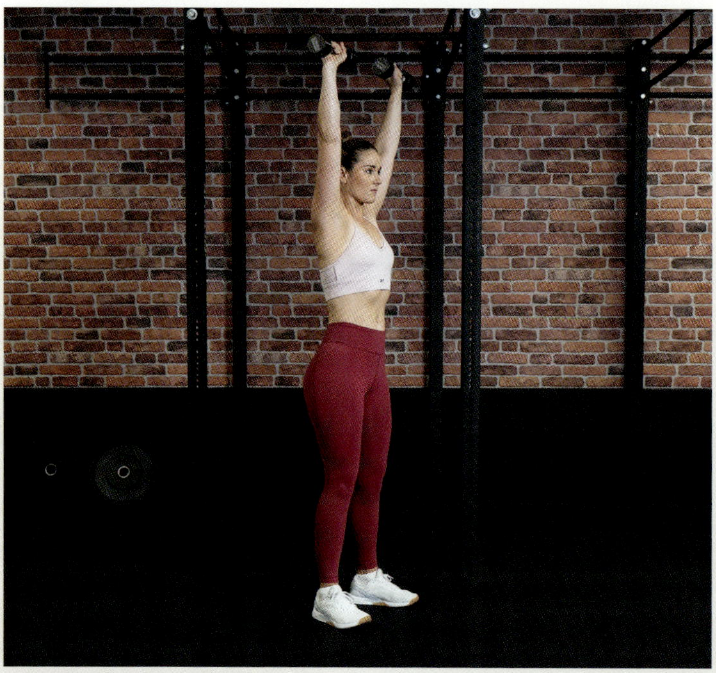

- Aufrecht stehen, Füße hüftweit öffnen. Hanteln in beiden Händen halten und Ellbogen auf Schulterhöhe anheben, Unterarm senkrecht nach oben halten. Beide Arme gleichzeitig langsam nach oben ausstrecken. Wieder senken. Nächste Wiederholung. Zehnmal wiederholen.

Frontlift mit Kurzhanteln

Funktionskreise **Arme, Rumpf** Schwerpunkt(e) **Arme, Schultern** ☐ Cardio ■ Kraft ☐ Stretching/Mobilisation

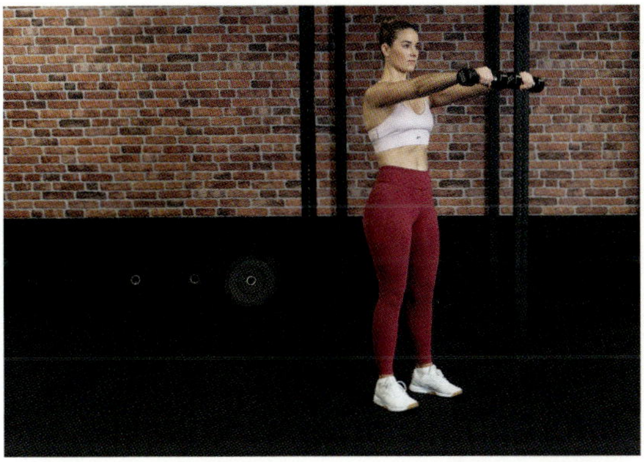

▶ Aufrecht stehen, Füße hüftweit öffnen. Hanteln in beiden Händen und die Arme locker neben dem Körper halten. Handrücken zeigen nach vorn. Dann beide Arme langsam und kontrolliert anheben, bis die Hanteln sich auf Schulterhöhe befinden. Arme wieder senken, nächste Wiederholung absolvieren. Zehnmal wiederholen.

Seitlift mit Kurzhanteln

Funktionskreise **Arme, Rumpf** Schwerpunkt(e) **Schultern** ☐ Cardio ■ Kraft ☐ Stretching/Mobilisation

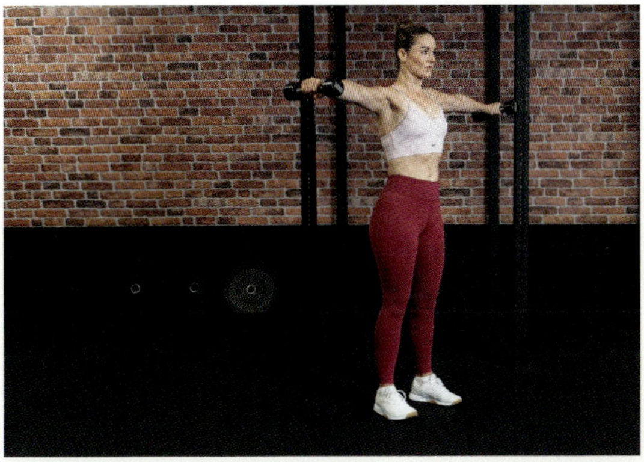

▶ Gerade stehen, Füße hüftweit öffnen. Hanteln in beide Hände nehmen und Arme neben dem Körper halten. Handrücken zeigen zu den Seiten. Dann beide Arme langsam und kontrolliert seitlich bis auf Schulterhöhe anheben. Wieder absenken, nächste Wiederholung absolvieren. Insgesamt zehnmal wiederholen.

Bizeps-Curl mit Kurzhanteln

Funktionskreise **Arme, Rumpf** Schwerpunkt(e) **Bizeps** ☐ Cardio ■ Kraft ☐ Stretching/Mobilisation

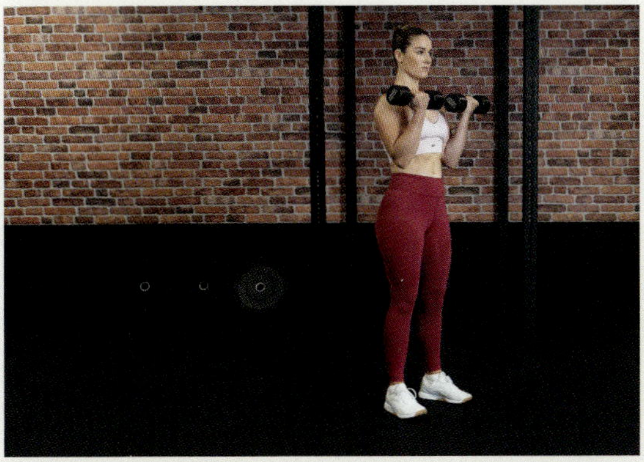

▶ Aufrecht hinstellen, Füße hüftbreit öffnen. Hanteln in beide Hände nehmen und Arme locker neben dem Körper halten, Handinnenseiten zeigen nach vorn. Ellbogen eng am Körper halten und beide Arme gleichzeitig beugen, bis die Hanteln die Schultern fast berühren. Arme wieder ausstrecken. Nächste Wiederholung absolvieren. Zehnmal wiederholen.

Overhead-Press mit Squat

Funktionskreise **Kopf, Rumpf, Arme, Beine** Schwerpunkt(e) **Arme, Schultern, Beine, Gesäß**
☐ Cardio ■ Kraft ☐ Stretching/Mobilisation

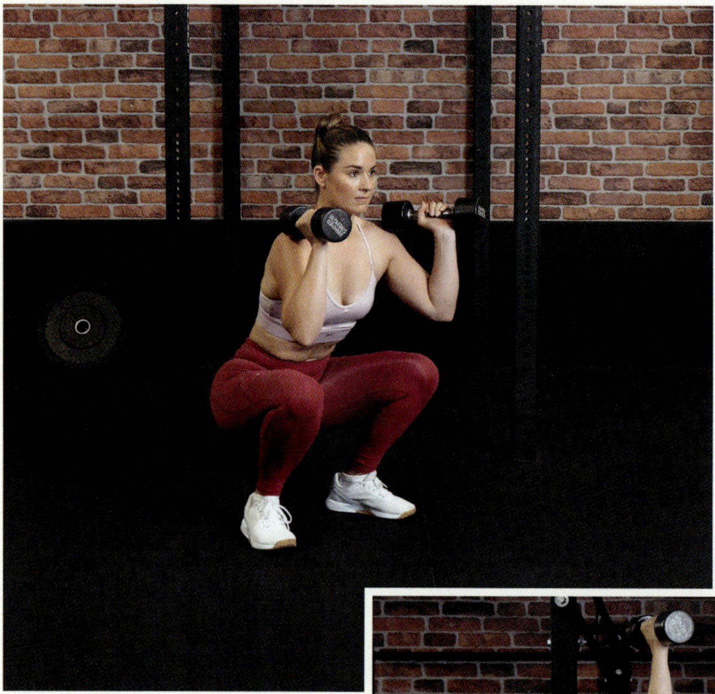

A ▶ Hanteln in beide Hände nehmen und an den Schultern halten, Ellbogen eng am Körper. Beine schulterbreit öffnen, Zehenspitzen und Knie zeigen dabei leicht nach außen. Knie tief beugen und das Gesäß absenken, so tief es ohne Anheben der Fersen möglich ist.

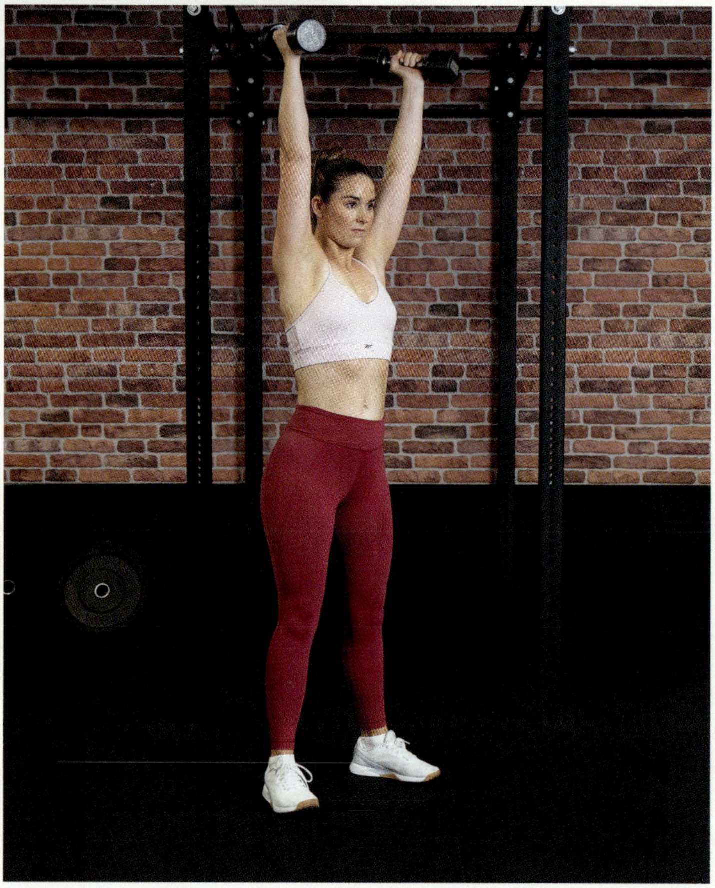

B ▶ Beine wieder strecken, dabei gleichzeitig auch die Arme nach oben ausstrecken. Anschließend zurück in die Ausgangsposition, dann nächste Wiederholung ohne Pause anschließen. Zehnmal langsam und kontrolliert wiederholen.

Trizeps-Curl stehend

Funktionskreise **Arme, Rumpf** Schwerpunkt(e) **Trizeps** ☐ Cardio ■ Kraft ☐ Stretching/Mobilisation

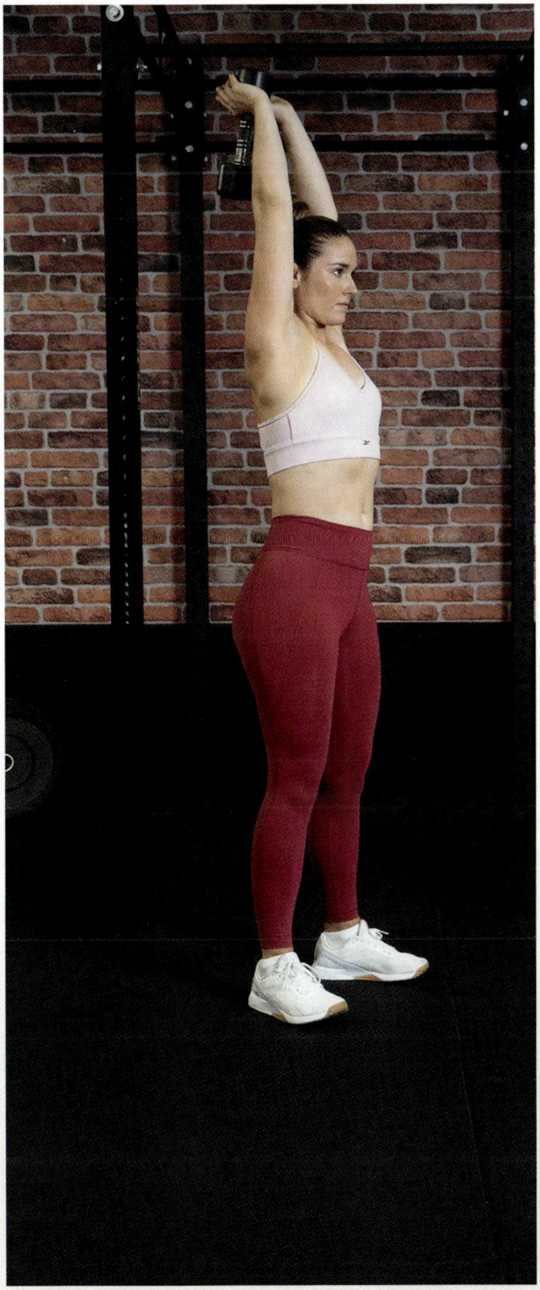

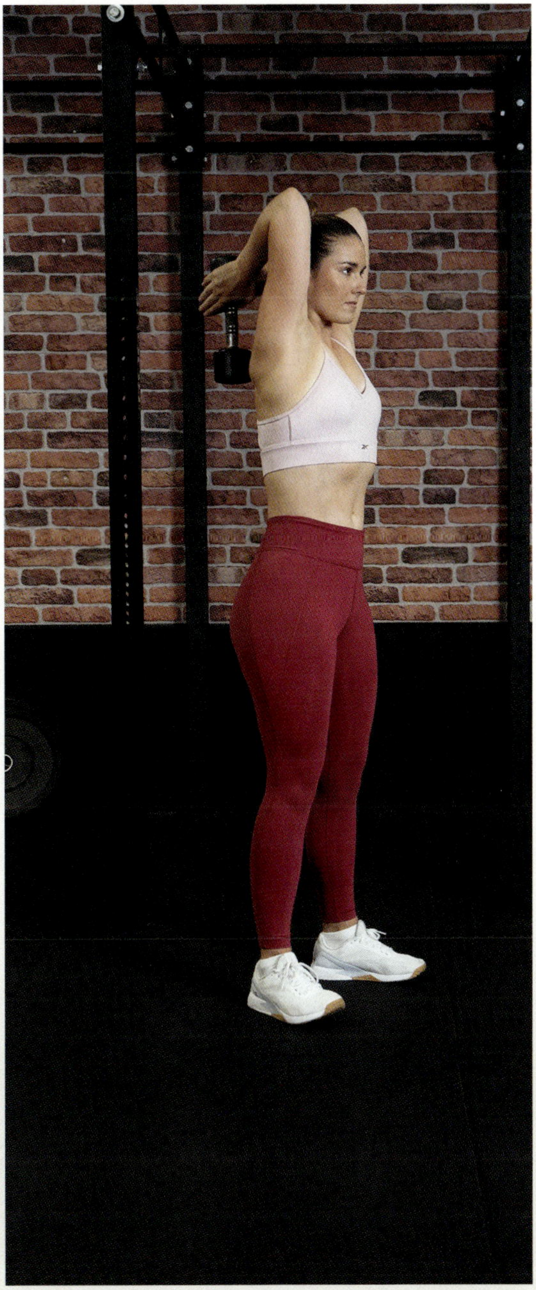

A ▸ Gerade hinstellen, Füße hüftweit öffnen. Eine Hantel mit beiden Händen greifen und die Hantel über dem Kopf halten, Arme ausstrecken.

B ▸ Ellbogen beugen und die Hantel zwischen die Schulterblätter nach hinten absenken. Arme wieder strecken, nächste Wiederholung absolvieren. Zehnmal wiederholen.

ÜBUNG 100

Vorgebeugtes Rudern mit Kurzhanteln

Funktionskreise **Kopf, Arme, Rumpf, Beine** Schwerpunkt(e) **Arme, Schultern**

☐ Cardio ■ Kraft ☐ Stretching/Mobilisation

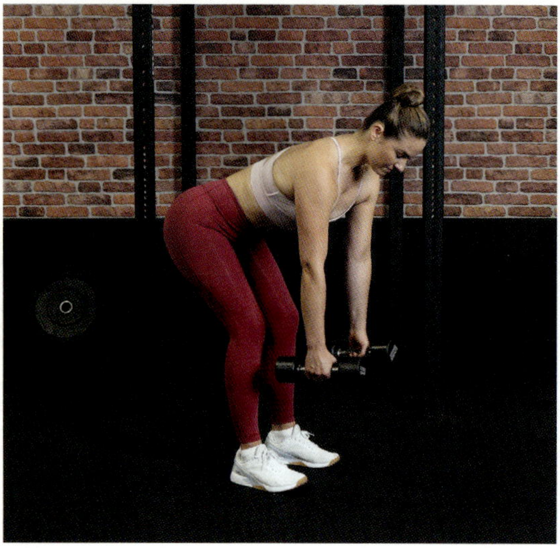

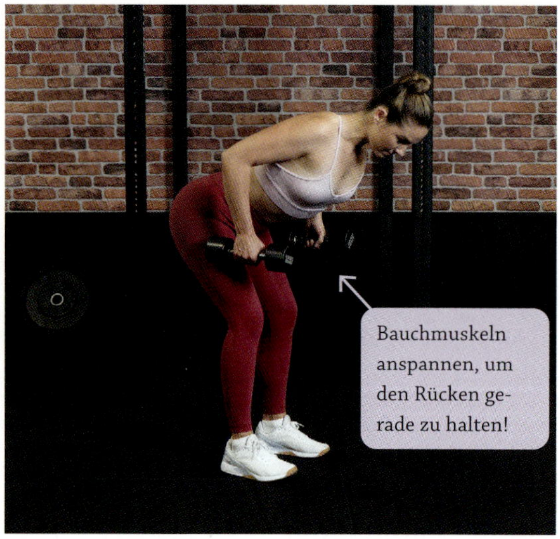

A ▶ Die Hanteln in beide Hände nehmen. Füße hüftweit öffnen, Bauch- und Rückenspannung aktivieren. Knie minimal beugen und den Oberkörper gerade aus der Hüfte heraus nach vorn neigen. Hanteln befinden sich jetzt knapp unter Kniehöhe, Arme sind ausgestreckt.

B ▶ Ellbogen beugen und eng am Körper nach hinten und oben ziehen, bis sich die Hanteln neben dem Körper befinden. Arme wieder ausstrecken und die nächste Wiederholung anschließen. Zehn langsame und kontrollierte Wiederholungen machen.

ÜBUNG 101

Seitlicher Ausfallschritt mit Kurzhantel

Funktionskreise **Kopf, Arme, Rumpf, Beine** Schwerpunkt(e) **Innenschenkel, Gesäß**

☐ Cardio ■ Kraft ☐ Stretching/Mobilisation

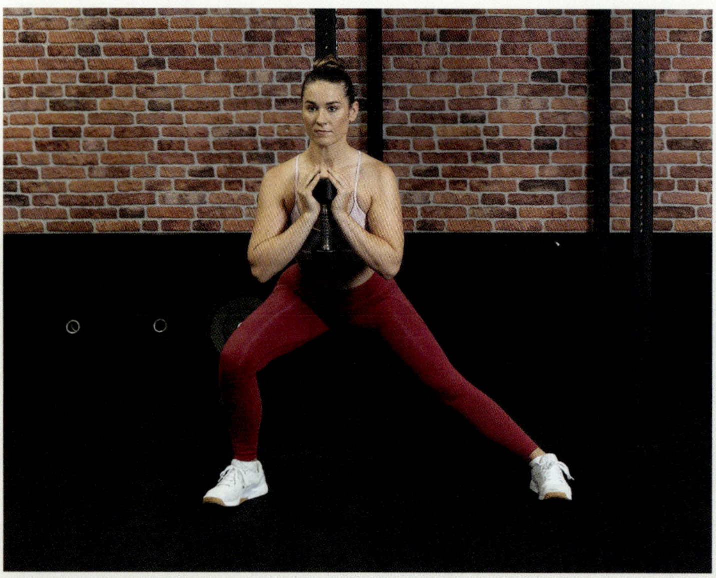

▶ Beine zunächst geschlossen halten. Eine Kurzhantel mit beiden Händen vor der Brust halten, Ellbogen locker neben dem Körper halten. Dann mit dem rechten Fuß einen großen Ausfallschritt zur Seite machen, das linke Bein dabei strecken und das rechte Knie tief beugen. Zurück in die Ausgangsposition, dann die Bewegung zur anderen Seite wiederholen. Alle Wiederholungen ohne Pause absolvieren. Zu beiden Seiten zehnmal wiederholen.

Russian Twist mit Kurzhantel

Funktionskreise **Kopf, Arme, Rumpf** Schwerpunkt(e) **Core-Muskulatur** ☐ Cardio ■ Kraft ☐ Stretching/Mobilisation

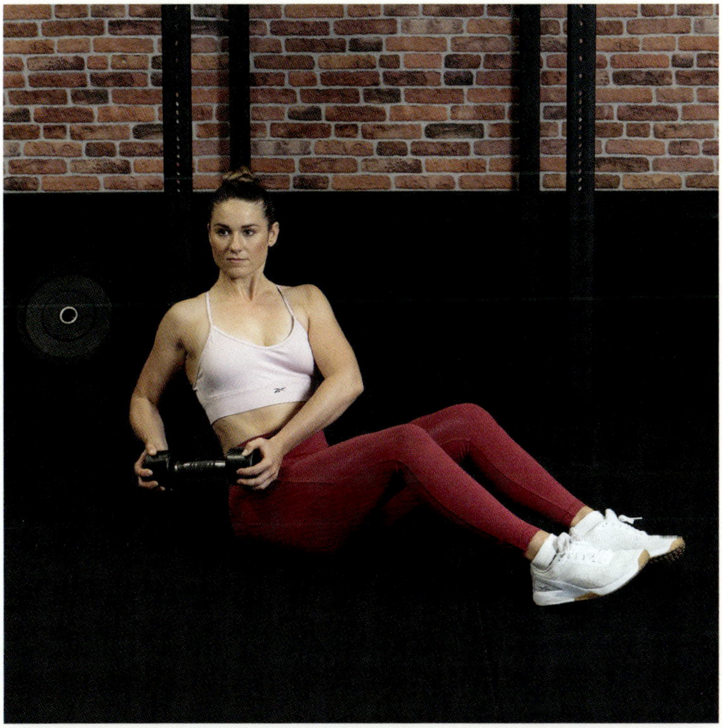

A ▶ Auf den Boden setzen. Mit beiden Händen eine Kurzhantel vor dem Körper halten, den Oberkörper aufrichten und gerade sitzen. Füße auf den Boden, Zehenspitzen anziehen, Knie leicht beugen. Den Oberkörper nach rechts drehen und die Hantel dabei auf die rechte Seite führen. Zurück zur Mitte, dann zur anderen Seite wiederholen.

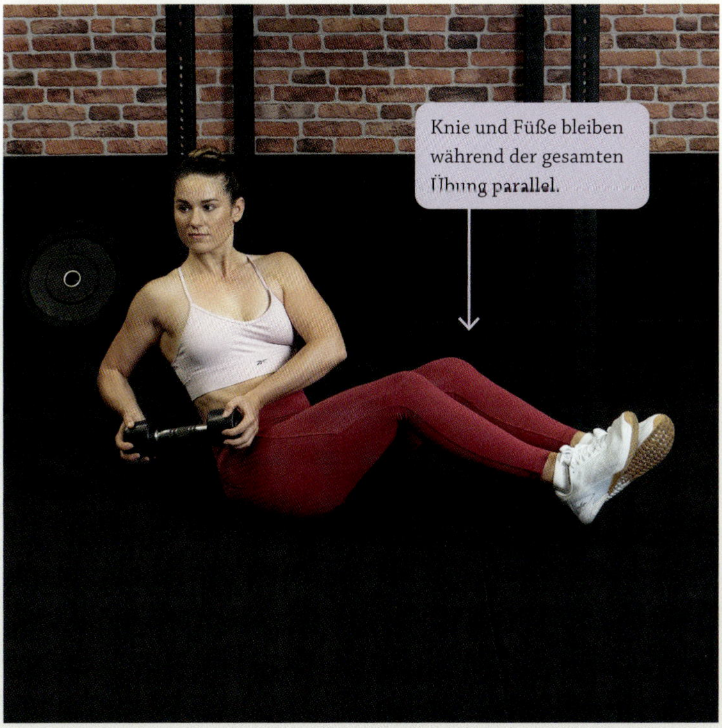

Variante: mit angehobenen Beinen

B ▶ Die Übung wie oben beschrieben durchführen, aber die Fersen dabei vom Boden lösen und in der Balance bleiben. Eine Minute lang so viele Wiederholungen wie möglich absolvieren, dann 20 Sekunden Pause. Drei Sets.

Crunch mit Kurzhantel

Funktionskreise **Kopf, Arme, Rumpf** Schwerpunkt(e) **Bauch** ☐ Cardio ■ Kraft ☐ Stretching/Mobilisation

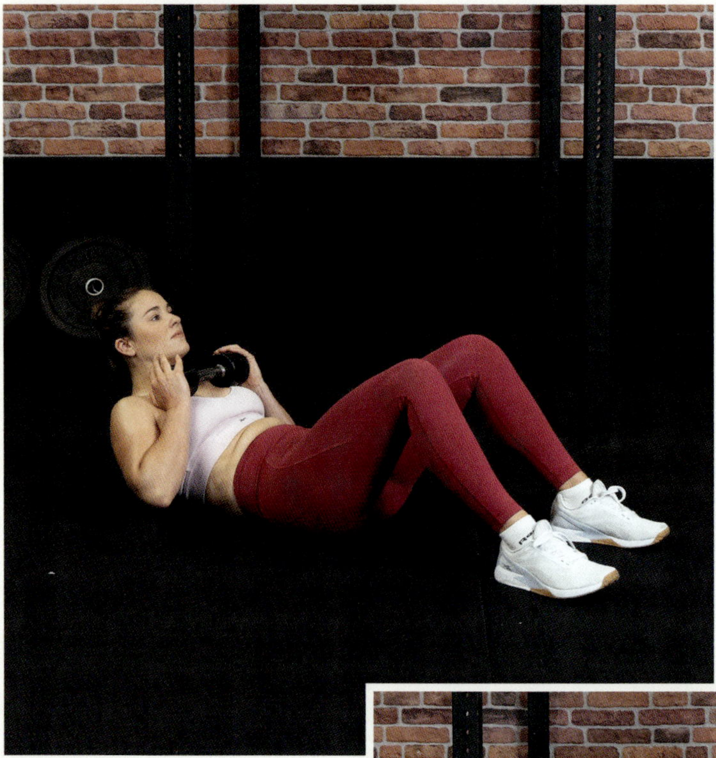

A ▶ Auf den Rücken legen, Beine beugen und Füße flach auf den Boden stellen. Knie und Füße hüftweit öffnen. Eine Kurzhantel mit beiden Händen vor der Brust halten. Spannung im Bauch erhöhen, Kopf und Schultern leicht vom Boden lösen. Oberkörper anheben, soweit es ohne Schwung möglich ist, dann wieder absenken. Nächste Wiederholung. Eine Minute lang so viele Wiederholungen wie möglich absolvieren, dann 20 Sekunden Pause. Drei Sets.

Variante: ganz aufrichten

B ▶ Oberkörper weiter anheben und schließlich ganz zum Sitzen aufrichten. Wieder auf den Rücken rollen und nächste Wiederholung anschließen.

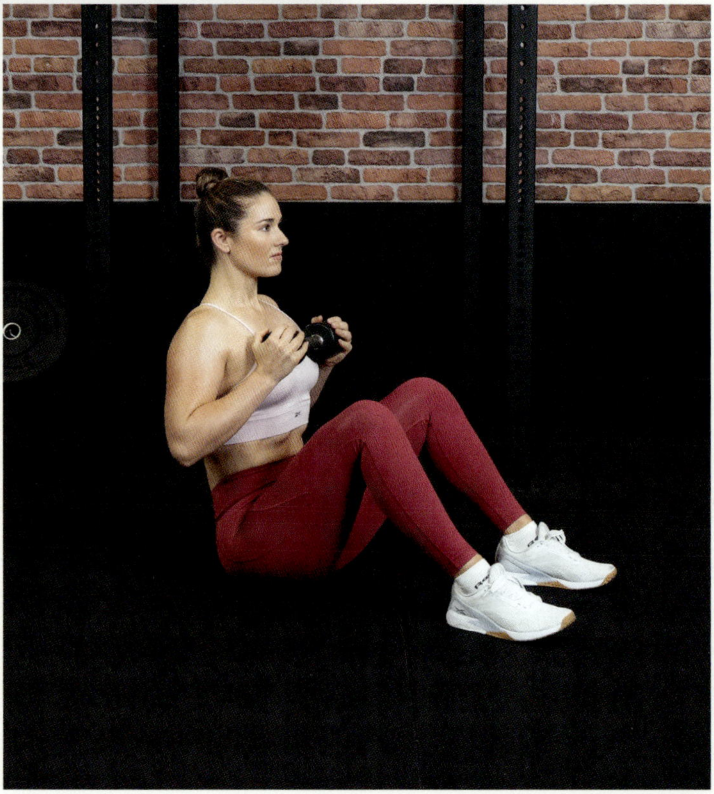

Crunches mit Overhead-Press

ÜBUNG 104

Funktionskreise **Kopf, Arme, Rumpf** Schwerpunkt(e) **Bauch, Schultern** ☐ Cardio ■ Kraft ☐ Stretching/Mobilisation

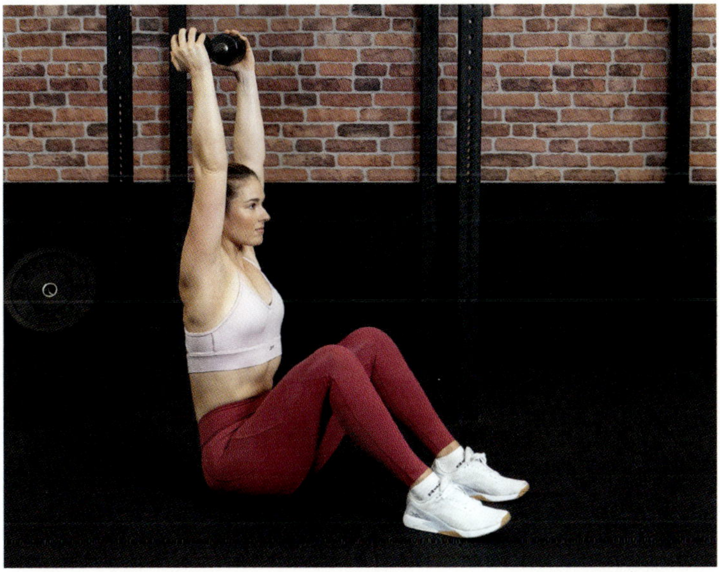

▶ Beine beugen und die Füße flach auf den Boden setzen. Knie hüftweit öffnen. Hantel mit beiden Händen vor der Brust halten. Spannung im Bauch erhöhen und komplett zum Sitzen aufrichten, dann die Arme nach oben ausstrecken. Wirbel für Wirbel auf den Rücken zurückrollen, dann die nächste Wiederholung absolvieren. Zehnmal kontrolliert wiederholen.

Vorgebeugtes Rudern mit Langhantel

ÜBUNG 105

Funktionskreise **Kopf, Arme, Rumpf, Beine** Schwerpunkt(e) **Arme, Schultern** ☐ Cardio ■ Kraft ☐ Stretching/Mobilisation

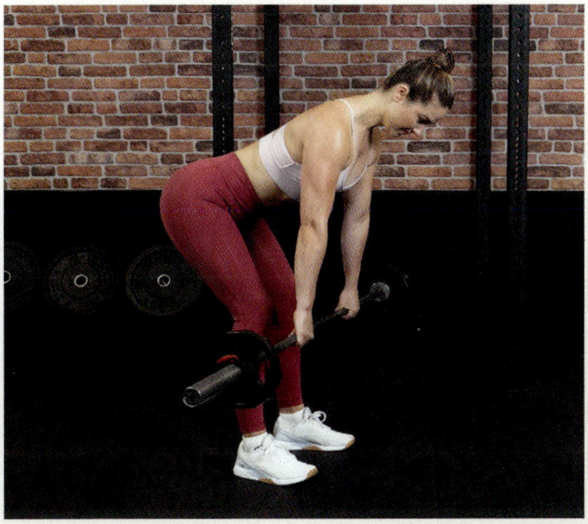

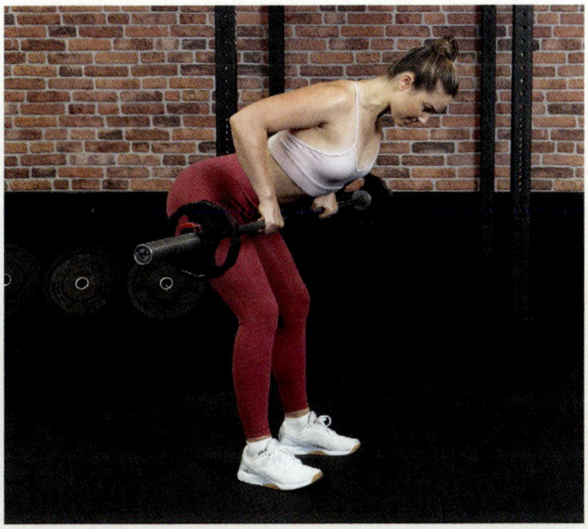

A ▶ Mit beiden Händen eine Langhantel etwa schulterbreit greifen. Aufrecht hinstellen, Füße schulterweit öffnen. Zehenspitzen und Knie zeigen nach vorn. Knie leicht beugen und den Oberkörper mit gestrecktem Rücken aus der Hüfte heraus nach vorn neigen, bis sich die Langhantel knapp unterhalb der Knie befindet.

B ▶ Beide Arme gleichzeitig beugen und Ellbogen eng am Körper nach hinten und oben ziehen, bis sich die Stange der Langhantel vor dem Bauch befindet. Arme wieder strecken, nächste Wiederholung anschließen. Zehn Wiederholungen.

Overhead-Press mit Langhantel

Funktionskreise **Kopf, Arme, Rumpf, Beine** Schwerpunkt(e) **Arme, Schultern** ☐ Cardio ■ Kraft ☐ Stretching/Mobilisation

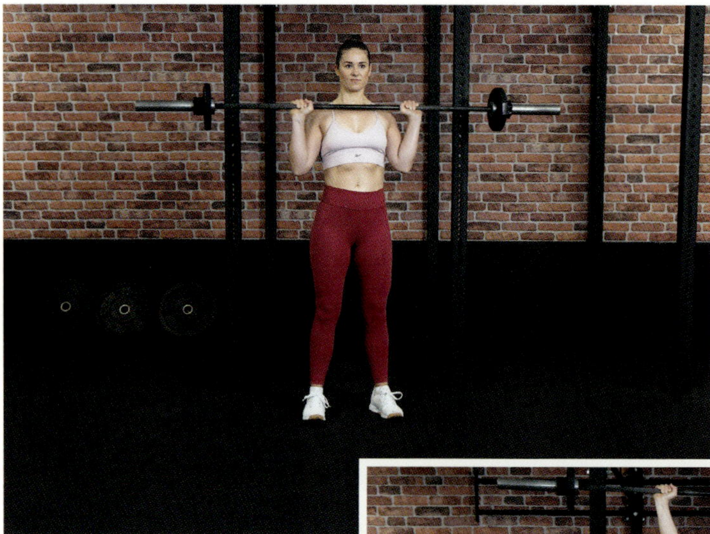

A ▶ Aufrecht stehen, Langhantel mit beiden Händen etwa schulterbreit greifen. Füße schulterweit öffnen, Zehenspitzen minimal nach außen drehen. Arme beugen und Langhantel auf Schulterhöhe halten, Ellbogen eng am Körper.

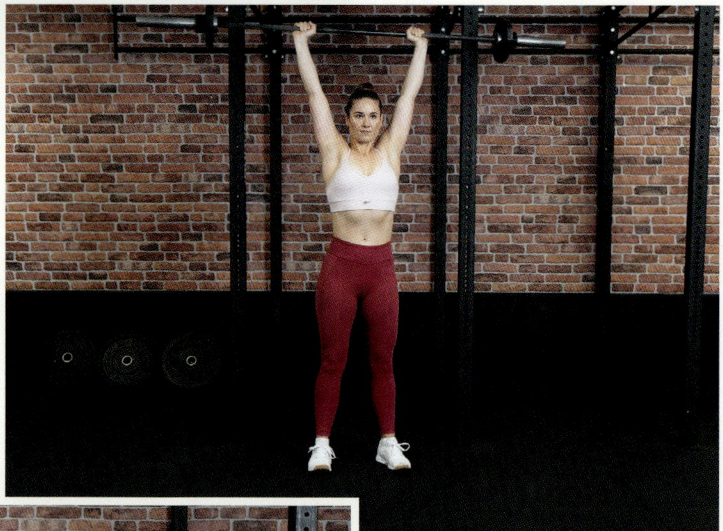

B ▶ Arme kraftvoll nach oben strecken. Dann die Arme wieder beugen, Langhantel bis auf Schulterhöhe absenken. Zehnmal wiederholen, ggfs. Seite wechseln.

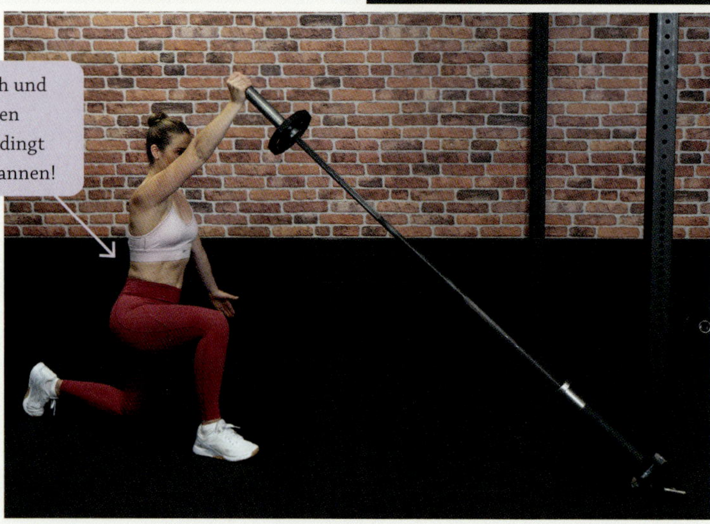

Bauch und Rücken unbedingt anspannen!

Variante: im Kniestand

C ▶ Langhantel auf den Boden legen. Rechten Fuß aufstellen und das linke Knie nach hinten auf den Boden setzen. Das Ende der Langhantel mit der rechten Hand greifen und an der Schulter halten, dann den rechten Arm ausstrecken. Arm wieder beugen, nächste Wiederholung.

Squat mit Langhantel

Funktionskreise **Kopf, Arme, Rumpf, Beine** Schwerpunkt(e) **Beine, Gesäß** ☐ Cardio ■ Kraft ☐ Stretching/Mobilisation

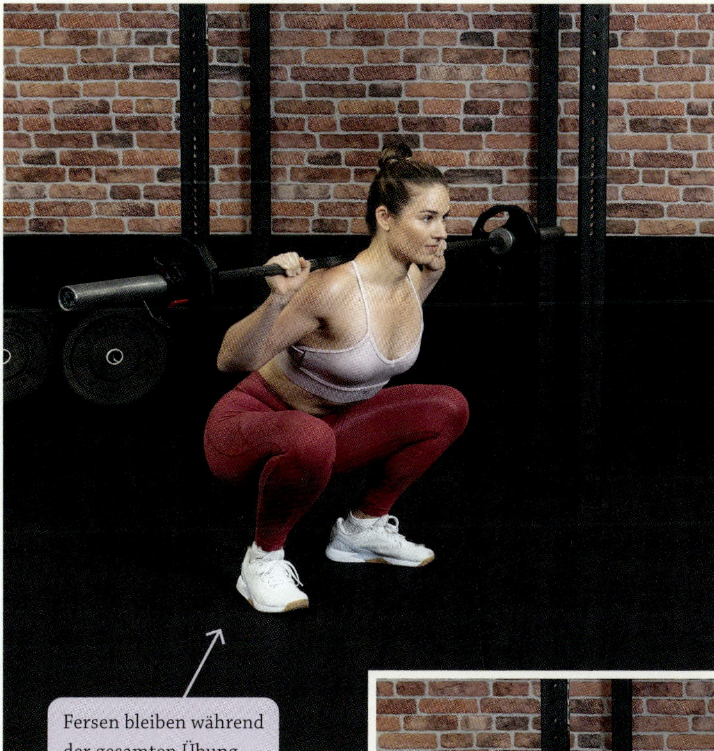

Fersen bleiben während der gesamten Übung am Boden.

A ▶ Langhantel auf den Schultern ablegen. Ellbogen eng am Körper halten. Füße ungefähr schulterweit öffnen, Zehenspitzen und Knie zeigen minimal nach außen. Knie tief beugen, das Gesäß nach hinten absenken. Wieder hochdrücken, nächste Wiederholung.

Variante: mit Langhantel vor dem Körper

B ▶ Langhantel vor dem Körper an die Schultern legen, dabei die Arme vor dem Körper kreuzen. Hände berühren die gegenüberliegenden Schultern. Ellbogen sind angehoben. Füße sind schulterbreit geöffnet, jetzt wieder die Knie tief beugen und das Gesäß absenken wie bei der Ausgangsübung. Wieder hochdrücken, nächste Wiederholung. Zehn Wiederholungen.

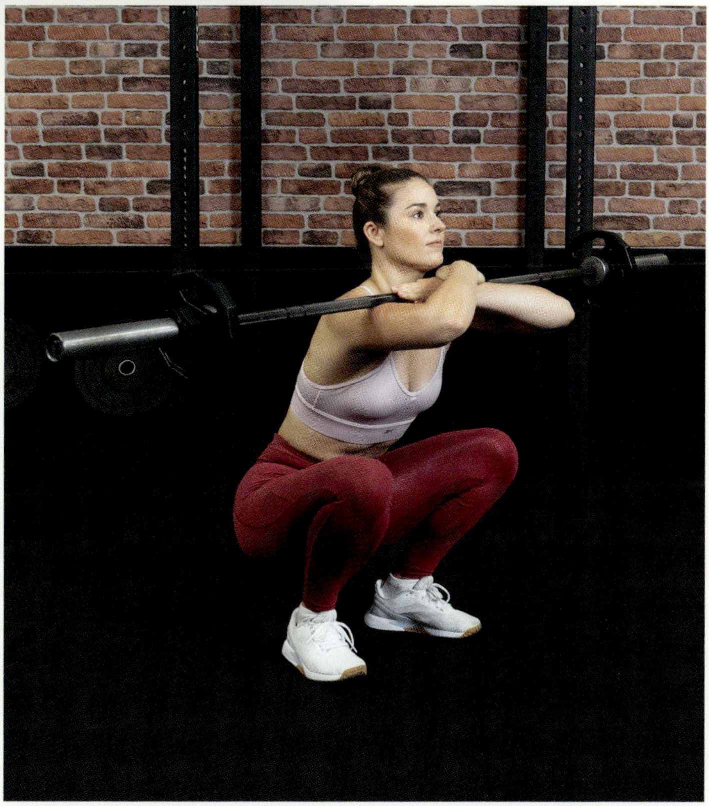

Ausfallschritt mit Langhantel

Funktionskreise **Kopf, Arme, Rumpf, Beine** Schwerpunkt(e) **Beine, Gesäß, Schultern**

☐ Cardio ■ Kraft ☐ Stretching/Mobilisation

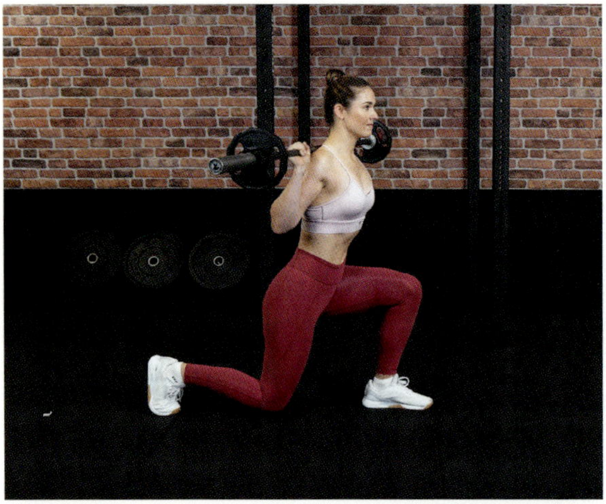

A ▶ Langhantel umsetzen und auf den Schultern ablegen. Ellbogen eng neben dem Körper halten, Handgelenke strecken. Oberkörper aufrecht halten, Bauch und Rücken leicht anspannen. Gewicht nach links verlagern und mit dem rechten Fuß einen großen Ausfallschritt nach hinten machen. Rechte Ferse vom Boden lösen. Oberkörper mittig halten, beide Knie beugen und das rechte Knie bis knapp über dem Boden absenken. Wieder hochdrücken, nächste Wiederholung anschließen.

Variante: mit Overhead-Push

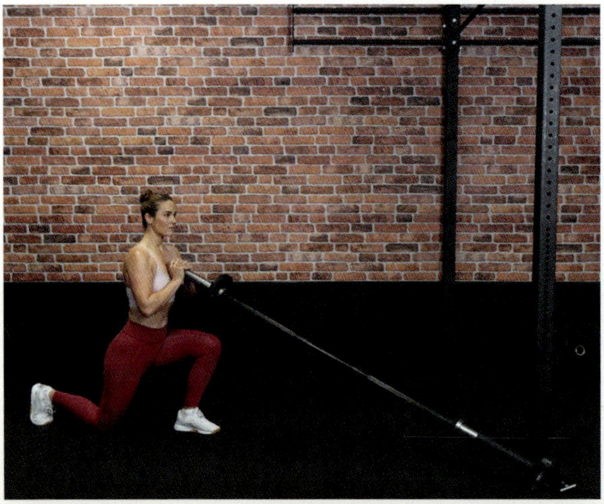

B ▶ Langhantel auf den Boden legen. Linken Fuß auf den Boden setzen, mit rechts einen großen Ausfallschritt nach hinten machen und das rechte Knie und den rechten Fuß ebenfalls auf den Boden setzen. Das Ende der Langhantel mit der rechten Hand greifen und knapp vor der rechten Schulter halten, rechten Ellbogen eng am Körper halten.

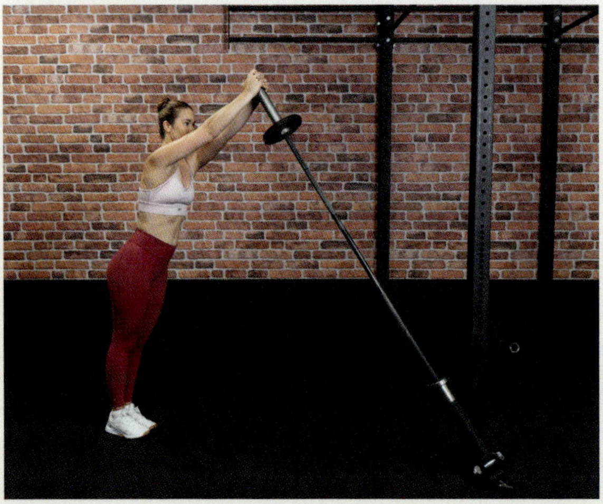

C ▶ Kraftvoll hochdrücken und den rechten Fuß neben den linken setzen, Beine ausstrecken und gleichzeitig den rechten Arm mit der Langhantel zusammen schräg nach oben drücken. Nächste Wiederholung. Je Seite zehn Wiederholungen machen.

Seitlicher Ausfallschritt mit Langhantel

Funktionskreise **Kopf, Arme, Rumpf, Beine** Schwerpunkt(e) **Innenschenkel, Gesäß**
☐ Cardio ■ Kraft ☐ Stretching/Mobilisation

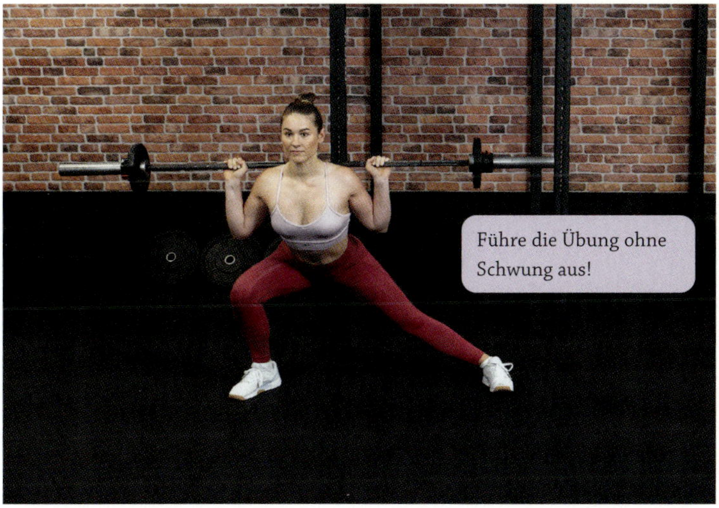

- Langhantel auf den Schultern absetzen, Füße zunächst geschlossen halten. Mit dem rechten Fuß einen großen Ausfallschritt zu Seite machen, linkes Bein dabei gestreckt halten und rechtes Knie tief beugen. Oberkörper dabei leicht nach vorn neigen. Zurück in die Ausgangsposition, dann Bewegung zur anderen Seite wiederholen. Alle Wiederholungen ohne Pause absolvieren. Zehn Wiederholungen zu jeder Seite.

Bauch-Curl mit Langhantel

Funktionskreise **Kopf, Arme, Rumpf, Beine** Schwerpunkt(e) **Bauch, Brust, Schultern**
☐ Cardio ■ Kraft ☐ Stretching/Mobilisation

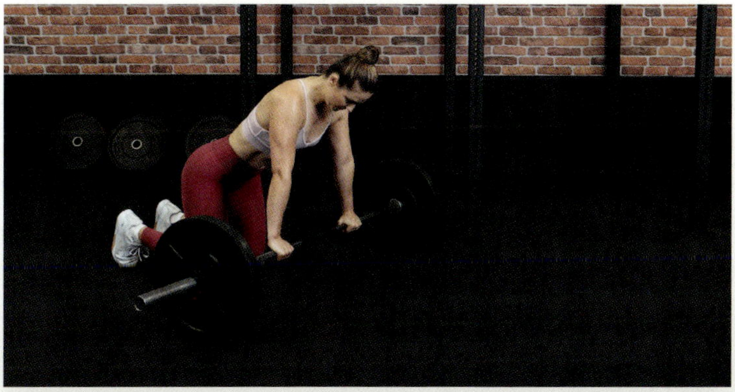

A
- Langhantel auf den Boden setzen. Vor die Langhantel knien, Hände schulterbreit auf die Langhantel stützen. Fußspitzen auf den Boden setzen.

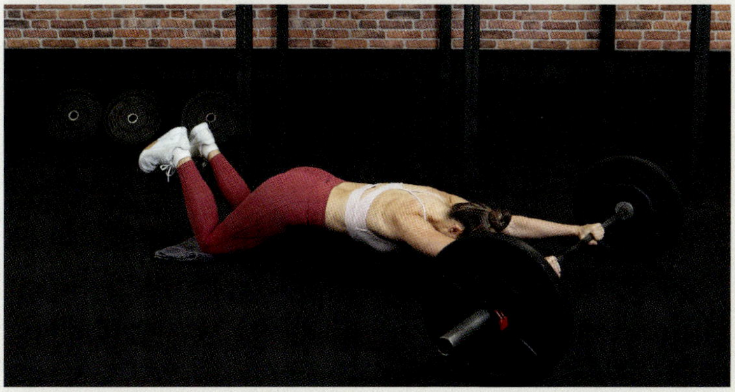

B
- Langhantel nach vorn rollen, bis die maximale Streckung des Körpers erreicht ist. Dann aus der Kraft von Bauch und Oberkörper heraus in die Ausgangsposition zurückrollen. Zehnmal wiederholen.

ÜBUNGEN MIT DIVERSEN TRAININGSTOOLS

Du bist viel unterwegs? Wunderbar! Ein kleines Widerstandsband passt in jede Tasche und kann als Geräteersatz herhalten – oder das Tüpfelchen auf dem i deiner üblichen Trainingsroutine werden. Kleiner Tipp: Wenn du viel mit Hanteln und Langhantel übst, nimm das Band doch mal dazu, um dich herauszufordern! Auch ein Stuhl findet sich überall und kann dein Trainingstool werden: Viel Spaß beim kreativen Teil deines Workouts …

ÜBUNG 111

Squat mit Widerstandsband

Funktionskreise **Rumpf, Beine** Schwerpunkt(e) **Beine, Gesäß** ☐ Cardio ■ Kraft ☐ Stretching/Mobilisation

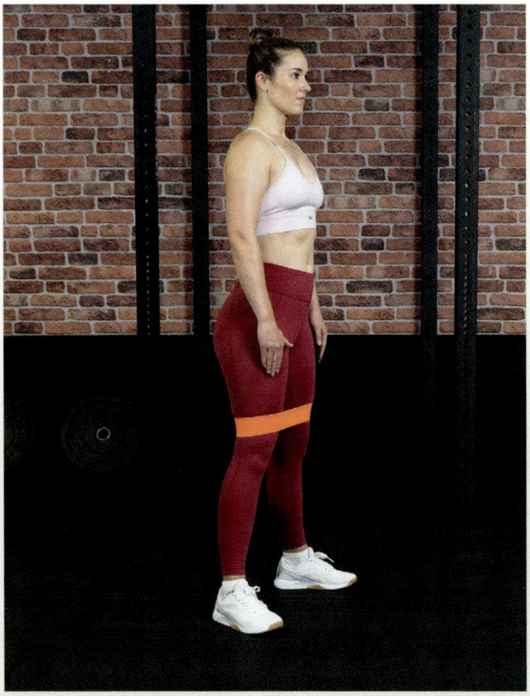

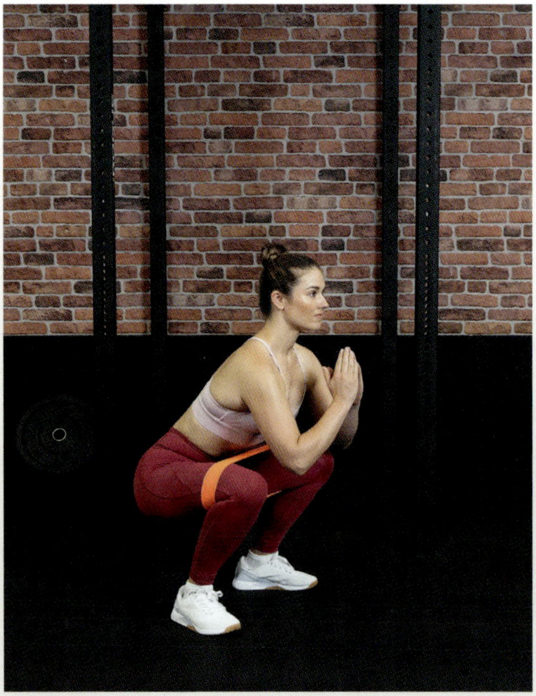

A ▶ Das Widerstandsband knapp oberhalb der Knie um die Oberschenkel legen. Füße schulterbreit öffnen, Knie und Zehenspitzen leicht nach außen drehen. Arme locker neben dem Körper halten und eine Grundspannung aufbauen.

B ▶ Knie tief beugen, das Gesäß bis knapp über dem Boden absenken. Handflächen locker vor dem Körper aneinanderlegen. Wieder hochdrücken, nächste Wiederholung anschließen. Insgesamt zehnmal wiederholen.

Squat Walk mit Widerstandsband

Funktionskreise **Rumpf, Beine** Schwerpunkt(e) **Beine, Gesäß** ☐ Cardio ■ Kraft ☐ Stretching/Mobilisation

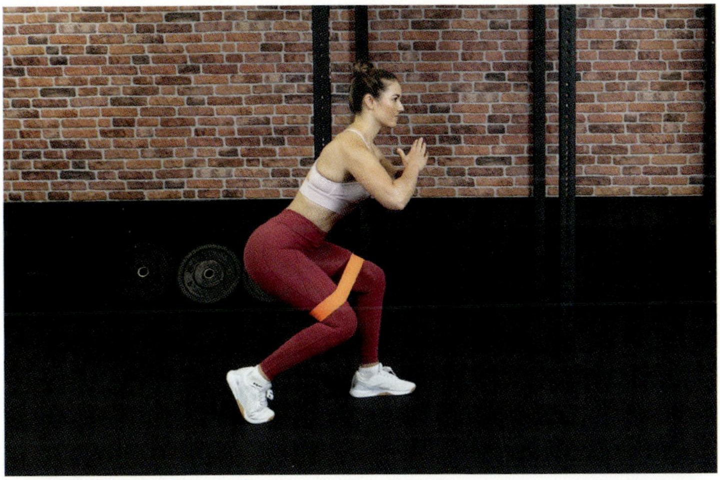

A

- Widerstandsband knapp oberhalb der Knie um die Oberschenkel legen. Hände vor der Brust locker aneinanderlegen, Füße schulterweit öffnen und die Knie beugen. Po nach hinten und unten absenken, Oberkörper leicht nach vorn neigen. Mit dem linken Fuß in der breiten Grätsche einen Laufschritt nach vorn machen.

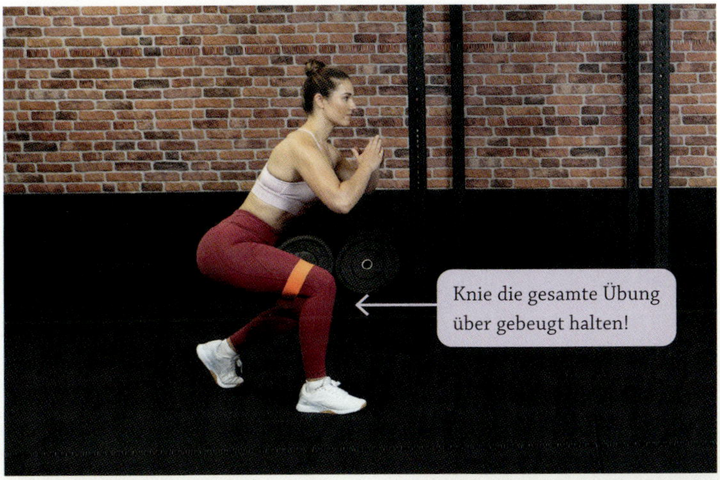

B

- Dann das Gewicht nach links verlagern und rechten Fuß nach vorn setzen. Auf diese Art zehn Schritte nach vorn laufen, dann wieder zehn Schritte zurück. Alle angegebenen Wiederholungen absolvieren.
- Wichtig: Das Gesäß bleibt während der gesamten Übung abgesenkt, die vorderen Oberschenkel müssen deutlich zu spüren sein!

Variante: Side Walk

C

- In der breiten Grätsche mit dem Band um die Oberschenkel eine seitliche Schrittfolge ausführen: Mit rechts zur Seite, dann den linken Fuß ein wenig nachziehen, aber trotzdem in einer weiten, tiefen Grätsche bleiben: Das Gesäß bleibt unten. Auf diese Art fünf Schritte nach rechts, dann früh fünf Schritte nach links absolvieren. Alle angegebenen Wiederholungen absolvieren.

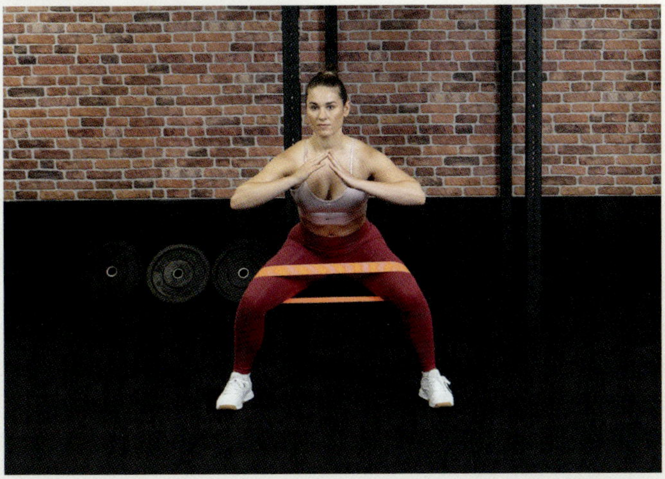

Squat Jump mit Widerstandsband

Funktionskreise **Kopf, Rumpf, Arme, Beine** Schwerpunkt(e) **Beine, Gesäß, Cardio**
■ Cardio ■ Kraft □ Stretching/Mobilisation

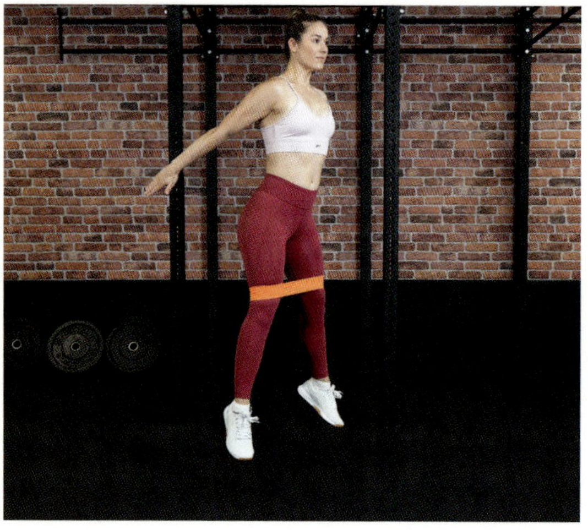

▶ Widerstandsband um die Oberschenkel knapp oberhalb der Knie legen. In eine schulterbreite Grätsche kommen. Knie beugen, Gesäß nach hinten absenken und Oberkörper leicht nach vorn neigen. Handflächen vor der Brust locker aneinanderlegen. Kraftvoll zu einem Sprung hochdrücken, dabei die Arme schwungvoll neben dem Körper nach hinten ziehen. In der tiefen Grätsche landen und ohne Pause die nächste Wiederholung absolvieren. Eine Minute lang so viele Wiederholungen wie möglich absolvieren, dann 20 Sekunden Pause. Drei Sets.

Seitliches Beinheben im Stehen mit Widerstandsband

Funktionskreise **Rumpf, Beine** Schwerpunkt(e) **Beine, Gesäß** □ Cardio ■ Kraft □ Stretching/Mobilisation

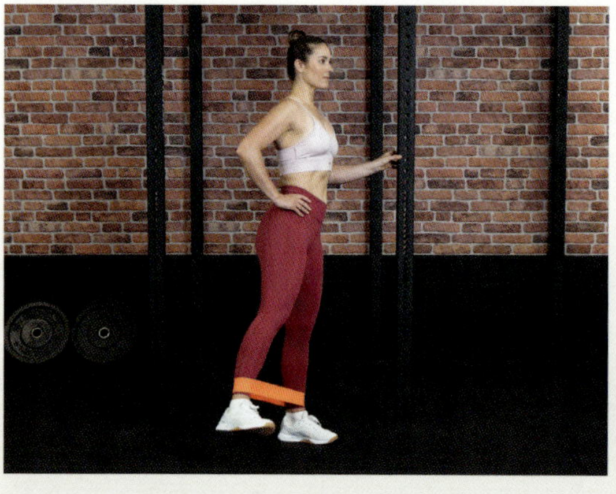

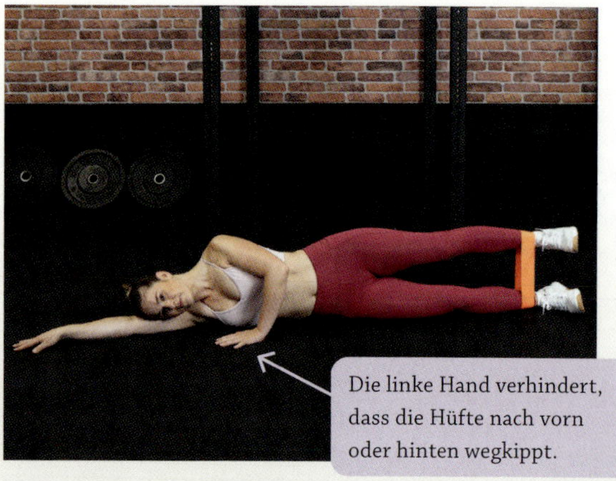

Die linke Hand verhindert, dass die Hüfte nach vorn oder hinten wegkippt.

A ▶ Gerade hinstellen, gegebenenfalls mit der linken Hand an einer Wand oder einem Pfeiler abstützen. Band um die Fußgelenke legen. Gewicht nach links verlagern, Oberkörper aufrecht halten. Bauchspannung aktivieren. Rechten Fuß zur Seite abspreizen und Fuß komplett vom Boden lösen. Jetzt das rechte Bein anheben, so hoch es geht. Wieder senken, aber nicht mehr abstellen. Alle Wiederholungen absolvieren. Zehnmal je Seite.

Variante: liegend

B ▶ Band um die Fußgelenke legen, auf der rechten Seite ablegen. Rechten Arm ausstrecken und Kopf ablegen. Linke Hand vor dem Körper aufstützen. Linken Fuß vom rechten lösen und eine Grundspannung aufbauen. Dann das linke Bein anheben, so hoch es ohne Bewegung der Hüfte möglich ist. Wieder senken, Spannung aber nicht mehr komplett lösen. Alle angegebenen Wiederholungen durchführen. Zehn Wiederholungen je Seite absolvieren.

Clam-Lift mit Widerstandsband

ÜBUNG 115

Funktionskreise **Rumpf, Arme, Beine** Schwerpunkt(e) **Beine, Gesäß** ☐ Cardio ■ Kraft ☐ Stretching/Mobilisation

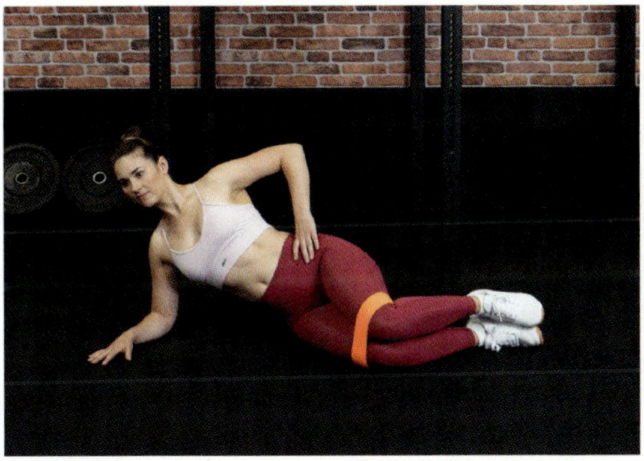

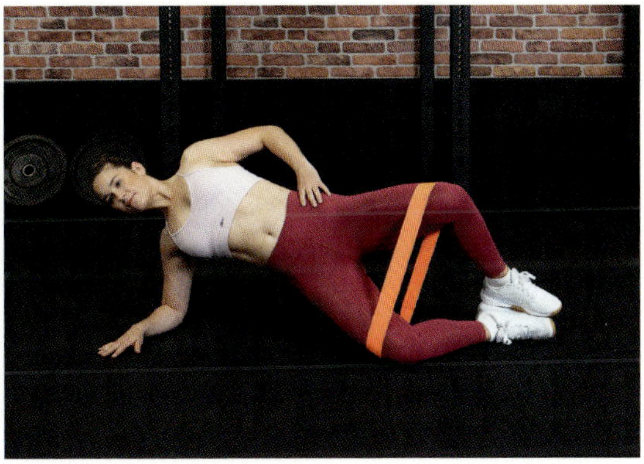

A ▶ Auf die rechte Seite setzen und das Band um die Oberschenkel knapp oberhalb der Knie legen. Rechten Unterarm aufstützen, Fingerspitzen zeigen nach vorn. Knie gebeugt vor dem Körper ablegen. Linke Hand an der Taille abstützen.

B ▶ Das Becken anheben, gleichzeitig das linke Knie anheben und so das Bein nach oben öffnen. Becken und Knie wieder absenken. Nächste Wiederholung. Je Seite zehnmal wiederholen.

Beinheben mit Widerstandsband

ÜBUNG 116

Funktionskreise **Rumpf, Beine** Schwerpunkt(e) **Beine, Gesäß** ☐ Cardio ■ Kraft ☐ Stretching/Mobilisation

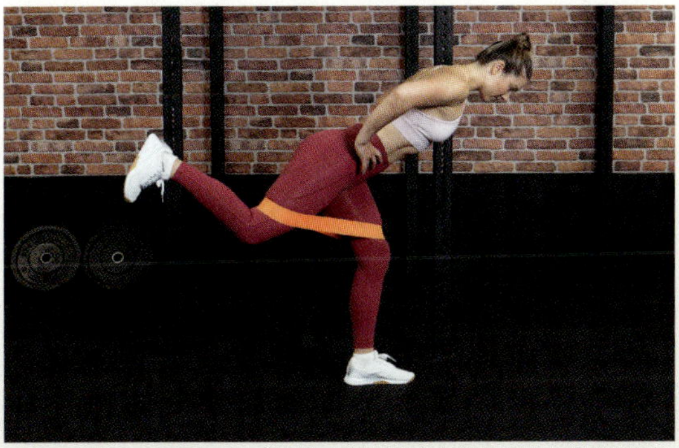

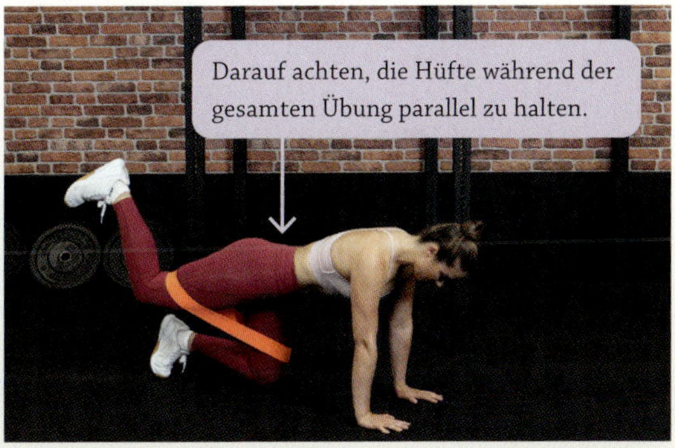
Darauf achten, die Hüfte während der gesamten Übung parallel zu halten.

A ▶ Gerade hinstellen, Widerstandsband um die Oberschenkel knapp oberhalb der Knie legen. Füße zunächst geschlossen halten. Gegebenenfalls mit der linken Hand an einer Wand oder einem Pfeiler abstützen. Rechte Hand an die Taille legen. Oberkörper leicht nach vorn neigen, Gewicht nach links verlagern und rechtes Bein gebeugt nach hinten anheben so hoch es geht. Bein wieder senken, nicht mehr abstellen. Alle angegebenen Wiederholungen durchführen. Zehnmal je Seite.

Variante: auf dem Boden abgestützt

B ▶ Im Vierfüßlerstand beginnen: Handgelenke unter den Schultern, Knie unter den Hüftgelenken aufsetzen. Das Widerstandsband um die Oberschenkel knapp oberhalb der Knie legen. Gewicht nach links verlagern, dann das rechte Bein gebeugt so hoch es geht anheben. Wieder senken.

ÜBUNG 117

Abduktorentraining mit Widerstandsband

Funktionskreise **Rumpf, Beine** Schwerpunkt(e) **Außenseiten der Oberschenkel, Gesäß**

☐ Cardio ■ Kraft ☐ Stretching/Mobilisation

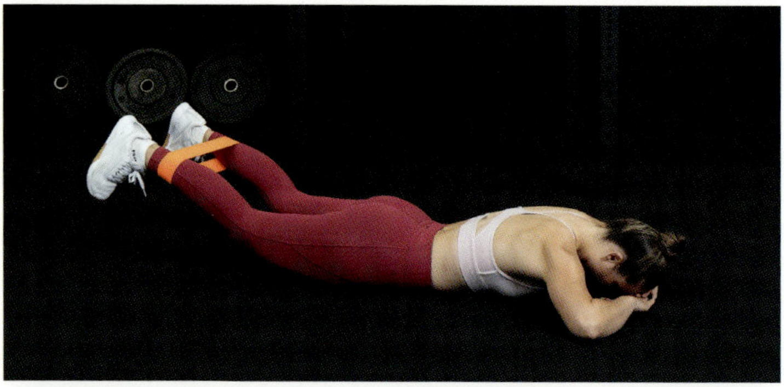

A

- Widerstandsband um die Fußgelenke legen. Auf den Bauch legen, die Hände wie ein Kissen unter der Stirn ablegen. Spannung in Gesäß und Beinrückseiten erhöhen und die Beine ausgestreckt vom Boden lösen.

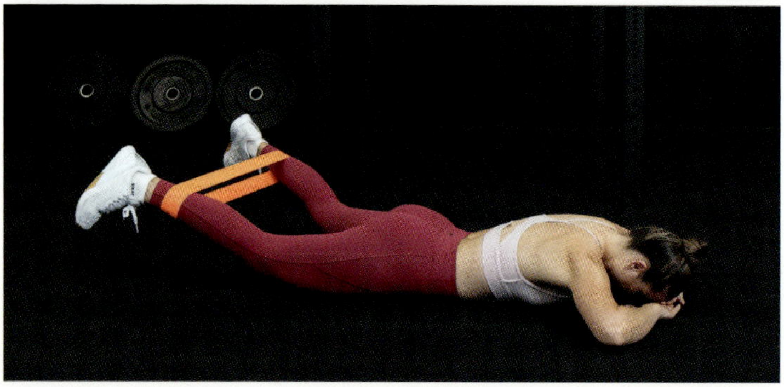

B

- Beine zu den Seiten öffnen, soweit es möglich ist. Spannung wieder lösen und die nächste Wiederholung anschließen. Insgesamt zehnmal wiederholen.

ÜBUNG 118

Rückenheben mit Widerstandsband

Funktionskreise **Kopf, Rumpf, Arme, Beine** Schwerpunkt(e) **Rücken, Beine, Gesäß**

☐ Cardio ■ Kraft ☐ Stretching/Mobilisation

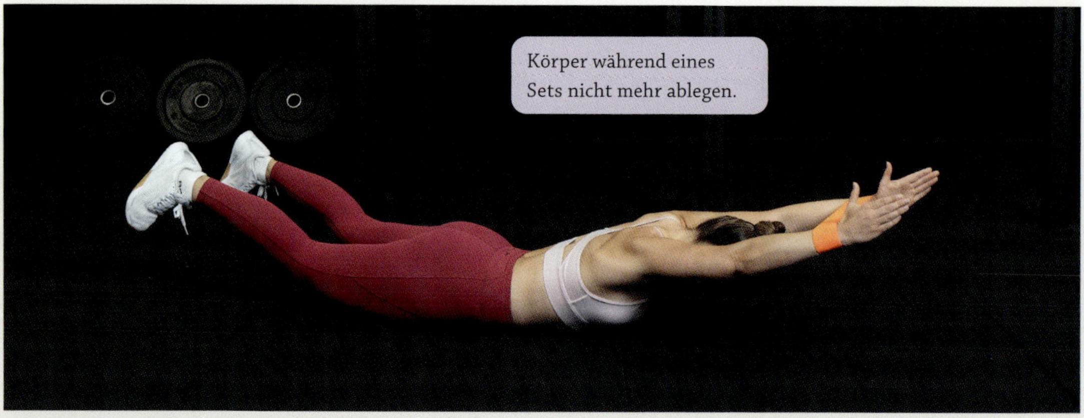

- Widerstandsband um die Fußgelenke legen. In der Bauchlage beginnen: Beine anheben und Arme über den Kopf nach vorn ausstrecken. Arme ebenfalls anheben. Jetzt Arme und Beine gleichzeitig anheben, so hoch es möglich ist. Wieder senken, aber nicht mehr komplett ablegen. Zehn Wiederholungen absolvieren.

Beinabspreizen mit Widerstandsband

Funktionskreise **Kopf, Rumpf, Arme, Beine** Schwerpunkt(e) **Rücken, Beine, Gesäß**
☐ Cardio ■ Kraft ☐ Stretching/Mobilisation

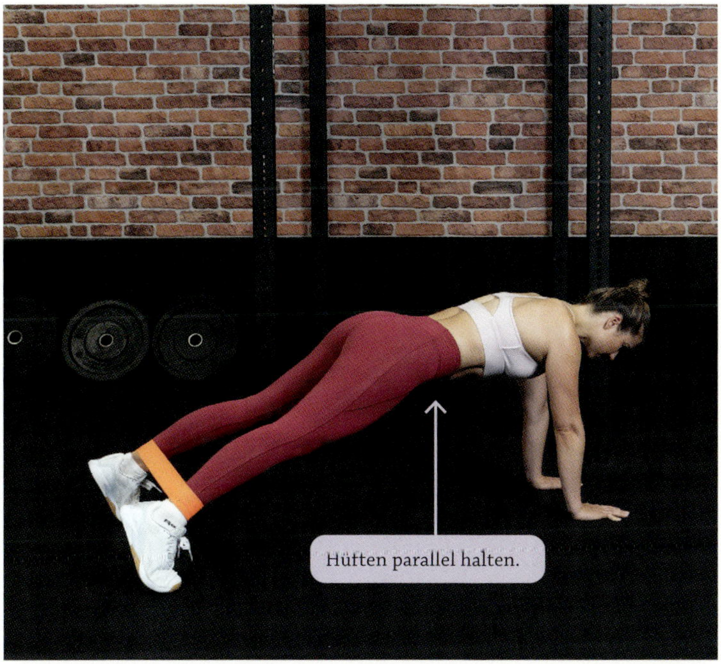

- Das Widerstandsband um die Fußgelenke legen und in eine Liegestützposition kommen. Handgelenke unter den Schultern aufstellen, Beine nach hinten ausstrecken, bis sie sich auf einer Ebene mit dem Oberkörper befinden. Gewicht nach links verlagern, dann den rechten Fuß zur Seite setzen, soweit es ohne Hüftkippung möglich ist. Fuß wieder zurücksetzen, dann die Bewegung mit dem anderen Bein wiederholen.

Seitliche Crunches mit Widerstandsband

Funktionskreise **Kopf, Rumpf, Arme, Beine** Schwerpunkt(e) **Bauch, Core-Muskulatur**
☐ Cardio ■ Kraft ☐ Stretching/Mobilisation

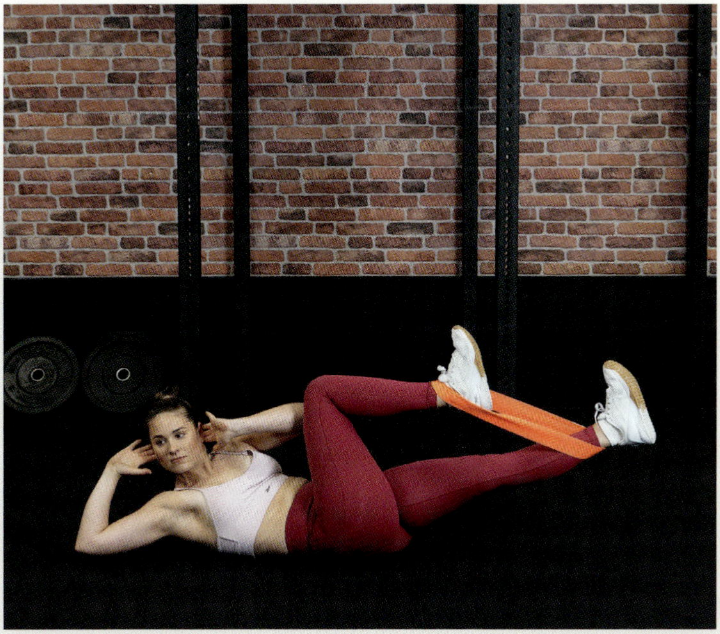

- Das Band um die Fußgelenke legen. In der Rückenlage beginnen. Hände an den Hinterkopf legen, Ellbogen zu den Seiten kippen lassen. Beine gebeugt anheben, Knie zunächst über den Hüften halten. Das linke Bein nach vorn ausstrecken, gleichzeitig den Oberkörper nach rechts drehen und den linken Ellbogen in Richtung rechtes Knie bewegen. Zurück zur Mitte, dann die Bewegung zur anderen Seite ausführen. Eine Minute lang so viele Wiederholungen wie möglich absolvieren, dann 20 Sekunden Pause. Drei Sets.

ÜBUNG 121

Bizeps-Curl mit Widerstandsband

Funktionskreise **Rumpf, Arme** Schwerpunkt(e) **Bizeps** ☐ Cardio ■ Kraft ☐ Stretching/Mobilisation

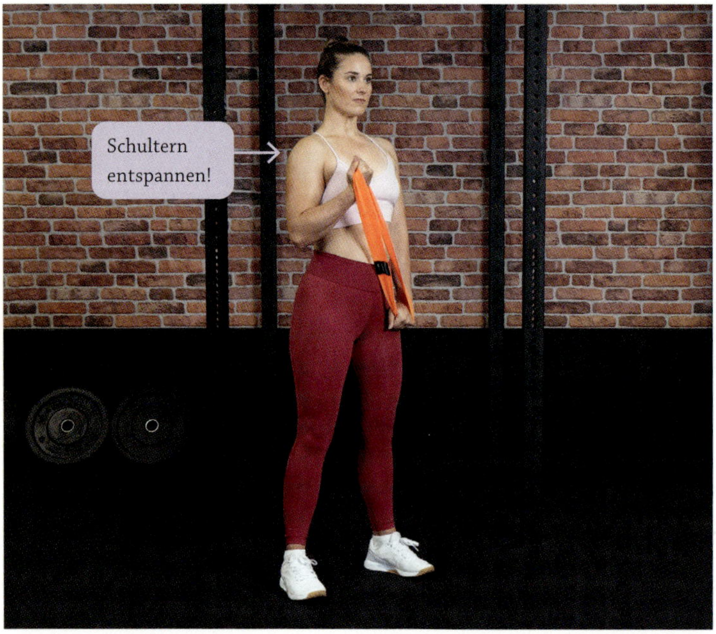

▶ Gerade stehen. Füße etwa schulterbreit öffnen und den Oberkörper strecken. Bauch und Rücken leicht anspannen. Das Widerstandsband mit beiden Händen greifen und die Hände neben den Hüften halten. Spannung im linken Arm erhöhen und die linke Hand neben dem Körper halten, während der rechte Arm sich beugt und die rechte Hand sich Richtung rechte Schulter bewegt. Dann den rechten Arm langsam und kontrolliert wieder ausstrecken. Zehnmal je Seite.

ÜBUNG 122

Schulterzug mit Widerstandsband

Funktionskreise **Rumpf, Arme** Schwerpunkt(e) **Arme, Schultern** ☐ Cardio ■ Kraft ☐ Stretching/Mobilisation

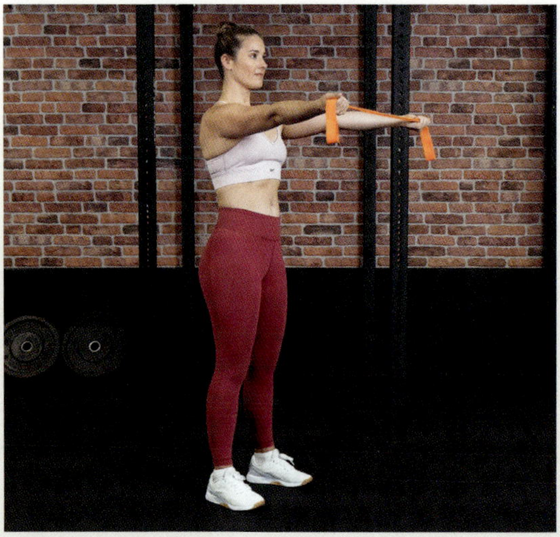

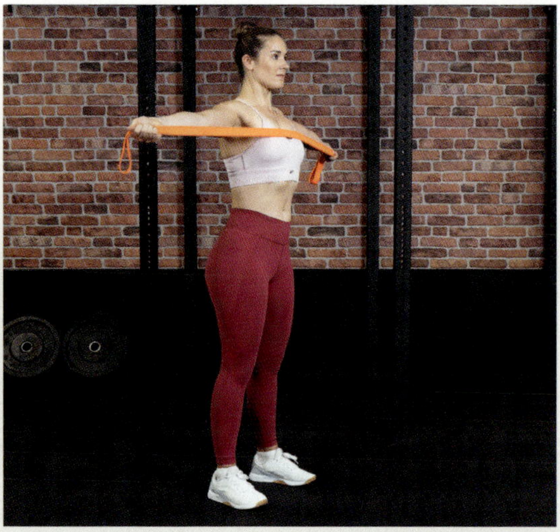

A ▶ Aufrecht stehen, Füße ungefähr hüftbreit öffnen. Körperspannung aktivieren und das Widerstandsband auf Schulterhöhe nach vorn halten, Arme und Band sind gestreckt.

B ▶ Arme auf Schulterhöhe zu den Seiten ziehen, soweit es geht. Dann die Arme wieder nach vorn führen. Zehn Wiederholungen absolvieren.

Diagonaler Schulterzug mit Widerstandsband

Funktionskreise **Rumpf, Arme** Schwerpunkt(e) **Arme, Schultern** ☐ Cardio ■ Kraft ☐ Stretching/Mobilisation

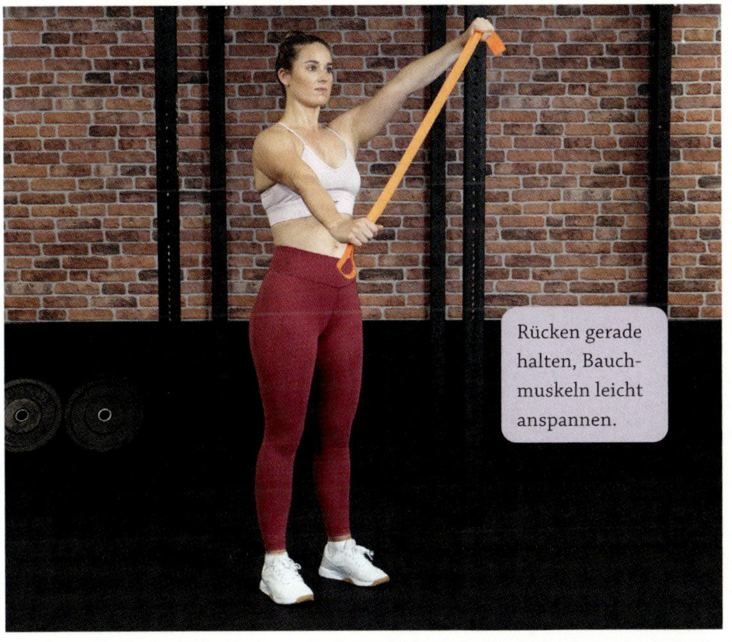

Rücken gerade halten, Bauchmuskeln leicht anspannen.

- Beide Enden des Widerstandsbandes mit den Händen greifen. Arme auf Schulterhöhe nach vorn ausstrecken. Linken Arm diagonal nach oben, den rechten Arm diagonal nach unten ausstrecken. Spannung wieder lösen, dann die nächste Wiederholung absolvieren.

Vorgebeugtes Rudern mit Widerstandsband

Funktionskreise **Kopf, Rumpf, Arme, Beine** Schwerpunkt(e) **Arme, Schultern, Rücken** ☐ Cardio ■ Kraft ☐ Stretching/Mobilisation

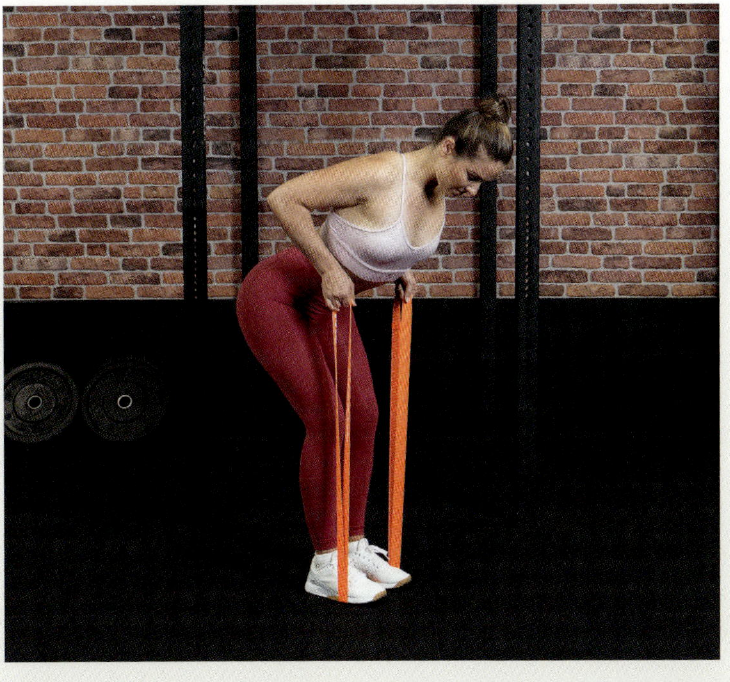

- Aufrecht hinstellen und mit beiden Füßen mittig auf das Widerstandsband stellen.
Die Enden mit beiden Händen greifen. Körper zunächst aufrichten, dann die Knie leicht beugen und den Oberkörper gerade aus der Hüfte heraus nach vorn neigen. Arme zunächst ausstrecken, dann die Ellbogen beugen und eng am Körper nach hinten und oben ziehen, bis sich die Hände neben den Rippen befinden. Spannung wieder lösen, Arme wieder strecken, dann die nächste Wiederholung durchführen. Zehnmal wiederholen.

Brustpresse mit Widerstandsband

Funktionskreise **Rumpf, Arme** Schwerpunkt(e) **Arme, Brust** ☐ Cardio ■ Kraft ☐ Stretching/Mobilisation

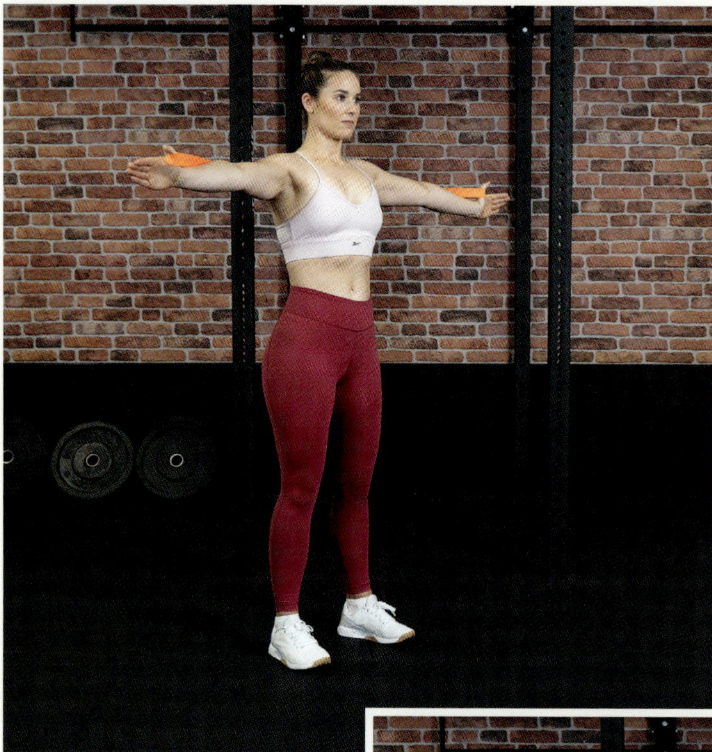

A ▶ Aufrecht hinstellen, Fußspitzen leicht nach außen drehen. Spannung in Bauch und Rücken aktivieren. Beide Enden des Bandes greifen und das Band hinter dem Körper halten. Arme auf Schulterhöhe seitlich ausstrecken.

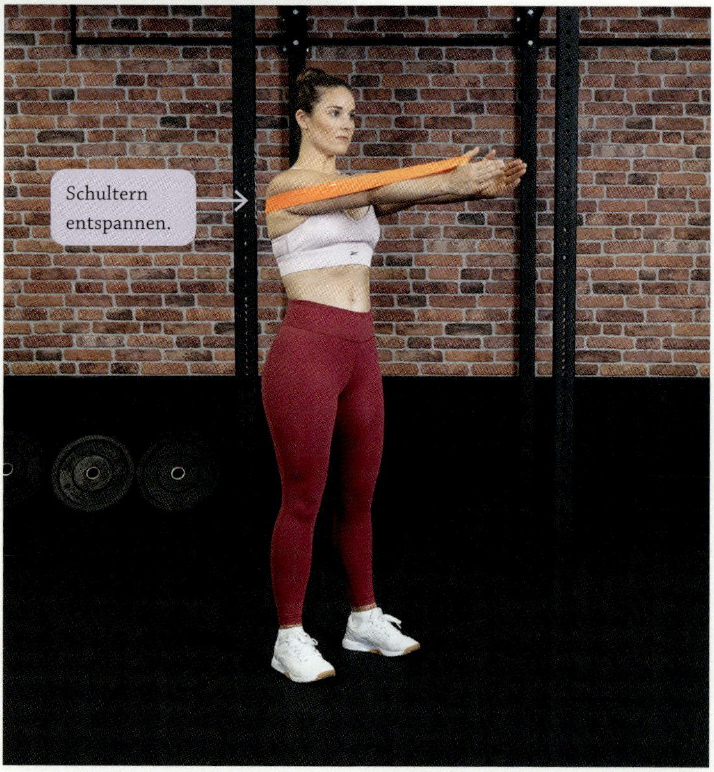

B ▶ Die Arme langsam und kontrolliert nach vorn ziehen, bis sich die Hände vor dem Körper auf Schulterhöhe fast berühren. Dann die Arme wieder zu den Seiten ziehen, nächste Wiederholung ohne Pause anschließen. Insgesamt zehn Wiederholungen machen.

Seit-Crunches im Stehen mit Widerstandsband

Funktionskreise **Rumpf, Arme** Schwerpunkt(e) **Seitliche Bauchmuskulatur** ☐ Cardio ■ Kraft ☐ Stretching/Mobilisation

ÜBUNG 126

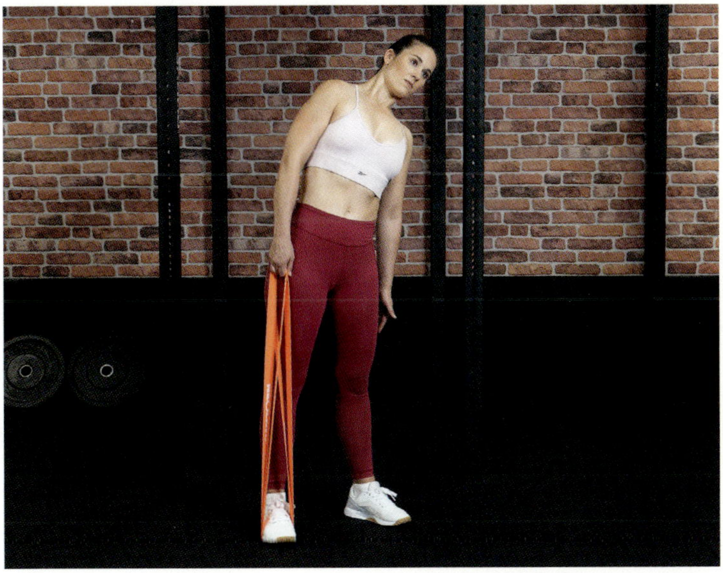

▶ Füße hüftweit öffnen und mit dem rechten Fuß mittig auf das Widerstandsband steigen. Beide Enden in die rechte Hand nehmen. Oberkörper zunächst aufrichten, dann langsam und kontrolliert mit der linken Hand das linke Bein in Richtung Knie hinuntergleiten und den Oberkörper nach links neigen, soweit es möglich ist. Wieder aufrichten. Je Seite zehnmal wiederholen.

Latziehen mit Widerstandsband im Liegen

Funktionskreise **Kopf, Rumpf, Arme** Schwerpunkt(e) **Rücken, Schultern** ☐ Cardio ■ Kraft ☐ Stretching/Mobilisation

ÜBUNG 127

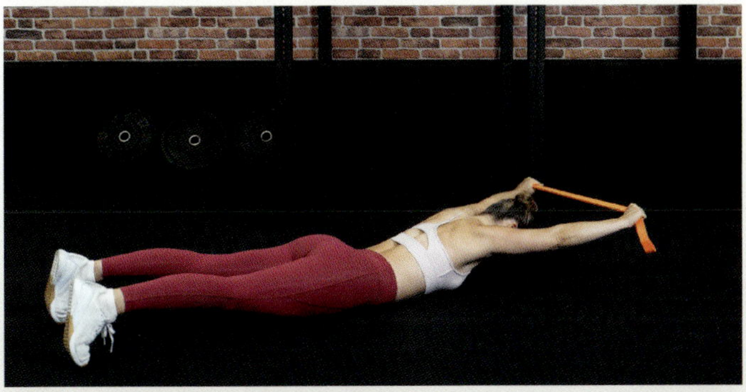

A ▶ In der Bauchlage beginnen. Beine hüftweit öffnen, Fußspitzen aufstellen. Das Widerstandsband mit beiden Händen etwa schulterbreit greifen. Arme nach vorn ausstrecken, Rückenspannung aufbauen und den Oberkörper unter Spannung setzen. Stirn anheben: Der Kopf berührt den Boden nicht mehr. Arme vom Boden lösen.

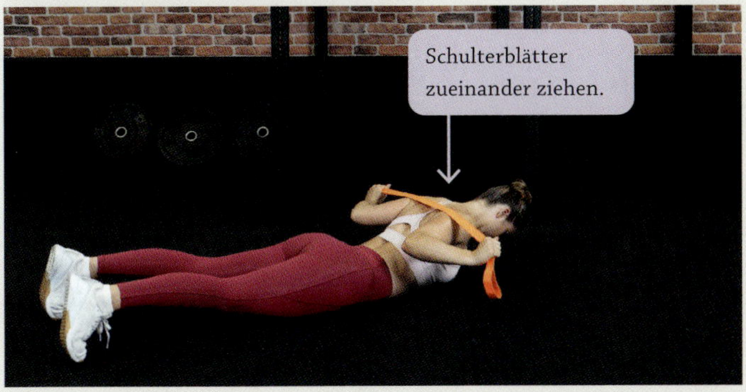

B ▶ Beide Ellbogen gleichzeitig beugen und das Band über die Schulter bringen. Schulterblätter dabei zusammenziehen. Dann die Arme wieder strecken, nächste Wiederholung anschließen. Insgesamt zehnmal wiederholen.

Trizeps-Curl mit Widerstandsband

ÜBUNG 128

Funktionskreise **Kopf, Rumpf, Arme, Beine** Schwerpunkt(e) **Trizeps** ☐ Cardio ■ Kraft ☐ Stretching/Mobilisation

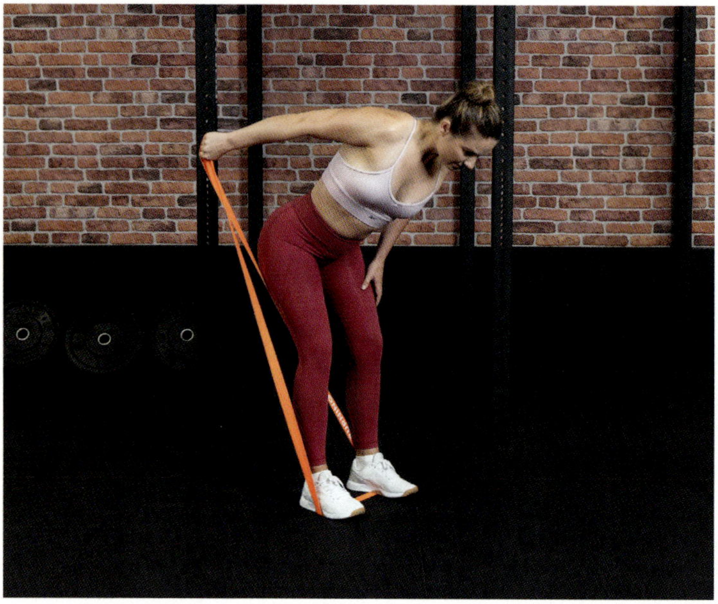

▶ Mit den Füßen hüftbreit auf das Widerstandsband stellen. Beide Enden des Bandes mit der rechten Hand greifen, den Oberkörper aus der Hüfte heraus nach vorn neigen. Knie leicht beugen. Ellbogen nach hinten und oben ziehen, die rechte Hand zunächst an der Schulter halten. Ellbogen fixieren und den Arm nach hinten ausstrecken. Arm wieder beugen, nächste Wiederholung absolvieren. Je Seite zehnmal wiederholen.

Squat Walk mit Widerstandsband

ÜBUNG 129

Funktionskreise **Rumpf, Beine** Schwerpunkt(e) **Beine, Gesäß** ■ Cardio ■ Kraft ☐ Stretching/Mobilisation

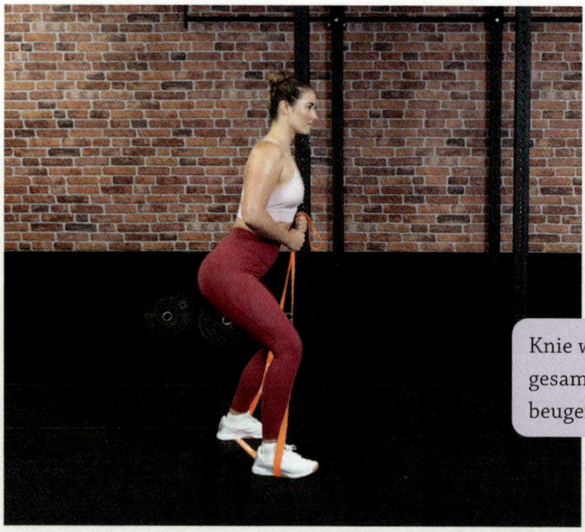

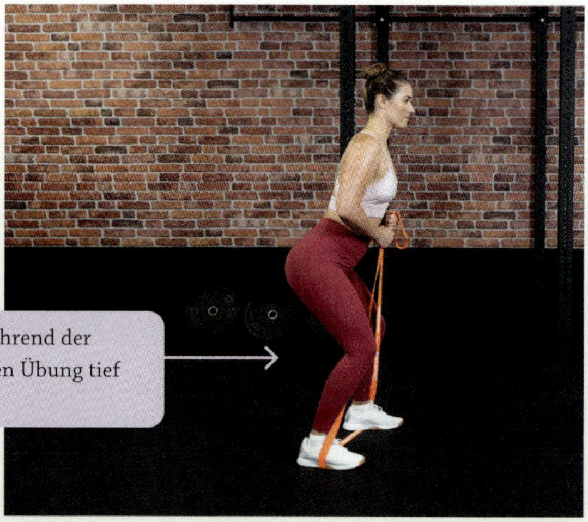

Knie während der gesamten Übung tief beugen!

A ▶ Schulterbreit auf das Widerstandsband stellen, beide Enden mit den Händen knapp unterhalb der Brust halten. Knie leicht beugen. Gewicht nach links verlagern und mit dem Band um die Füße mit rechts einen kleinen Schritt nach vorn machen.

B ▶ Dann das Gewicht nach rechts verlagern und den linken Fuß nach vorn setzen. Auf diese Weise vier Schritte nach vorn, dann vier Schritte nach hinten absolvieren.

Arm-Extensions mit Widerstandsband

Funktionskreise **Kopf, Rumpf, Arme, Beine** Schwerpunkt(e) **Arme, Beine** ☐ Cardio ■ Kraft ☐ Stretching/Mobilisation

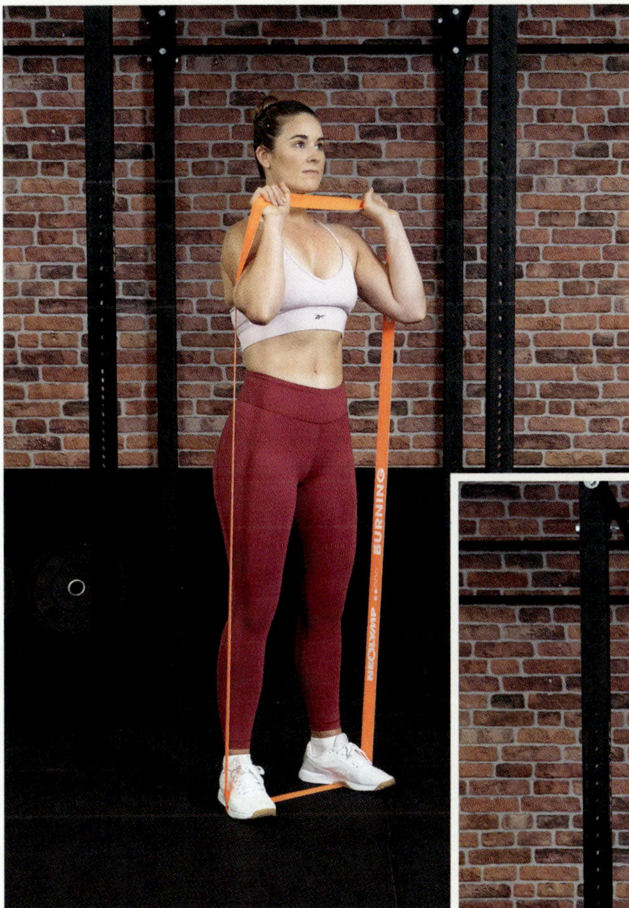

A ▶ Mit beiden Füßen schulterbreit auf das Widerstandsband stellen, Hände mit dem Band auf Schulterhöhe halten. Bauchspannung aufbauen.

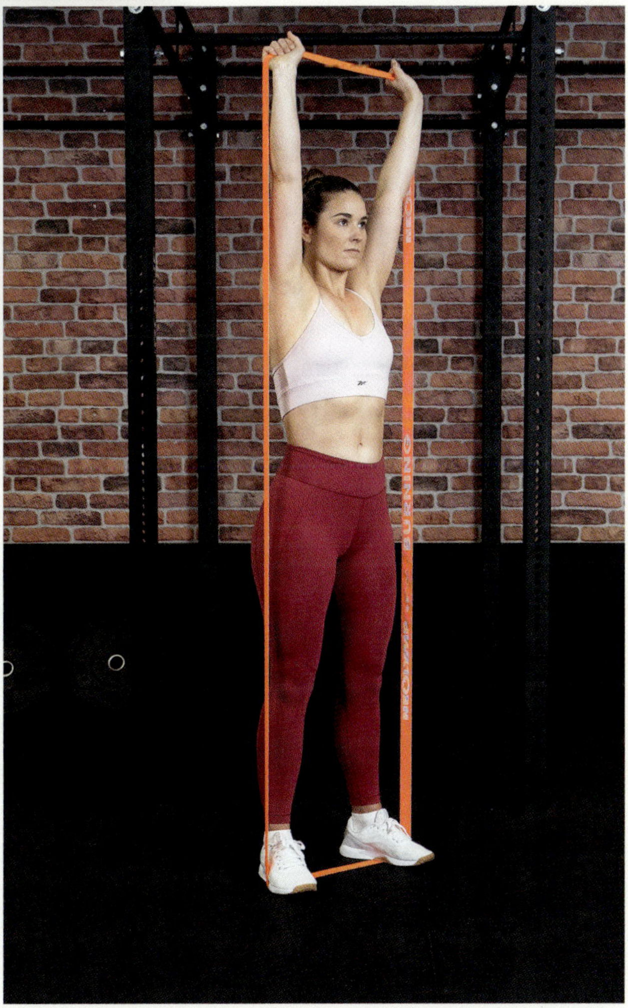

B ▶ Bauch und Rücken fester anspannen, dann beide Arme langsam und kontrolliert nach oben ausstrecken. Wieder beugen, nächste Wiederholung durchführen. Insgesamt zehn Wiederholungen machen.

Shoulder Raise mit Widerstandsband

Funktionskreise **Rumpf, Arme** Schwerpunkt(e) **Arme, Schultern** □ Cardio ■ Kraft □ Stretching/Mobilisation

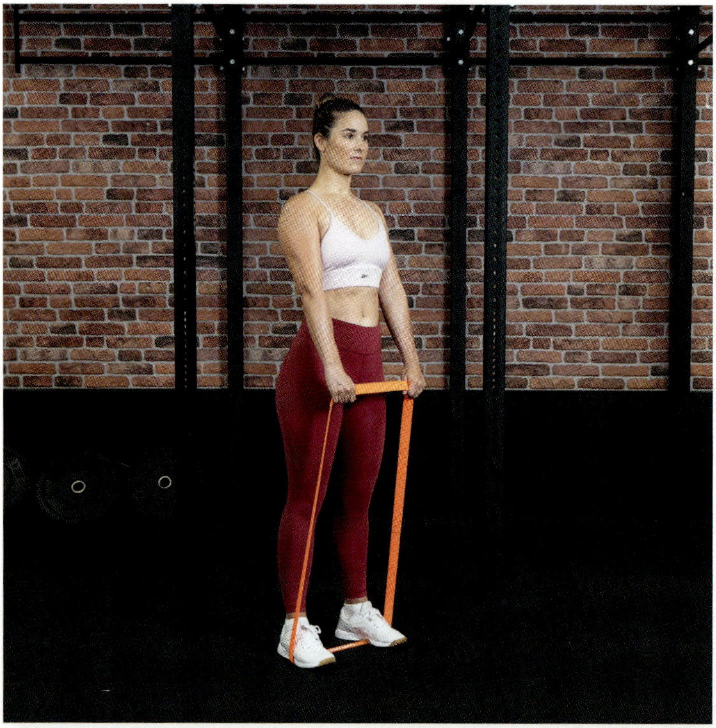

A ▶ Mit beiden Füßen etwa hüftweit auf das Band stellen. Die Enden des Bandes mit beiden Händen greifen, Hände locker vor dem Körper halten.

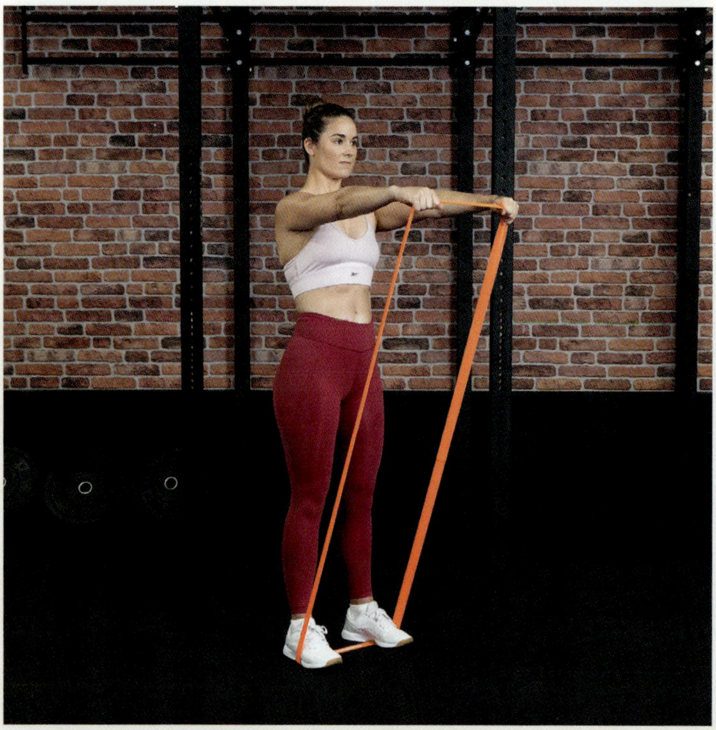

B ▶ Beide Arme gleichzeitig beugen und die Hände bis zu den Schultern nach oben führen. Arme wieder ausstrecken, nächste Wiederholung absolvieren. Zehnmal wiederholen.

Push Squat mit Widerstandsband

Funktionskreise **Kopf, Rumpf, Arme, Beine** Schwerpunkt(e) **Arme, Beine, Gesäß**

☐ Cardio ■ Kraft ☐ Stretching/Mobilisation

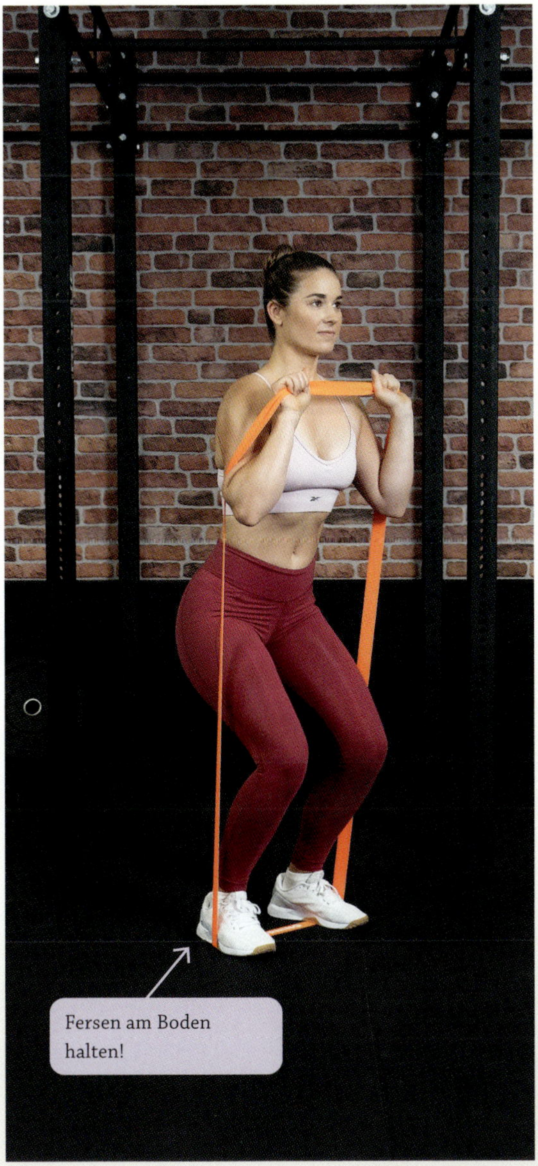

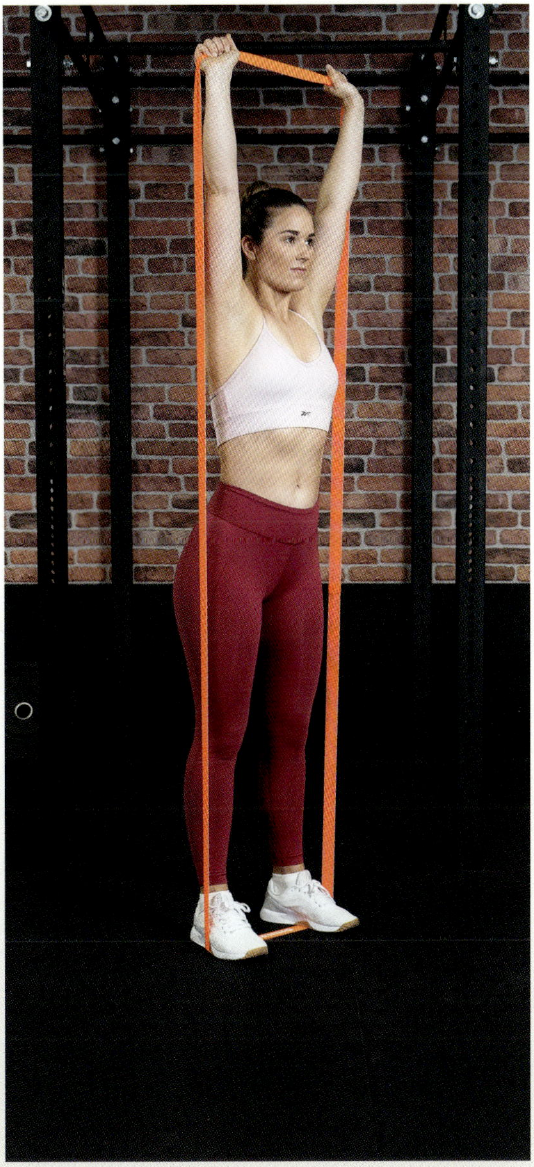

A ▶ Hüftweit auf das Widerstandsband stellen, mit den Händen das Band greifen. Ellbogen beugen und Hände auf Schulterhöhe halten, Knie ebenfalls leicht beugen und den Oberkörper ein wenig nach vorn neigen.

B ▶ Beide Arme gleichzeitig beugen und die Hände bis zu den Schultern nach oben führen. Arme wieder ausstrecken, nächste Wiederholung absolvieren. Die Bewegung zehnmal wiederholen.

Beckenheben mit Widerstandsband

Funktionskreise **Rumpf, Beine** Schwerpunkt(e) **Gesäß, Beine** ☐ Cardio ■ Kraft ☐ Stretching/Mobilisation

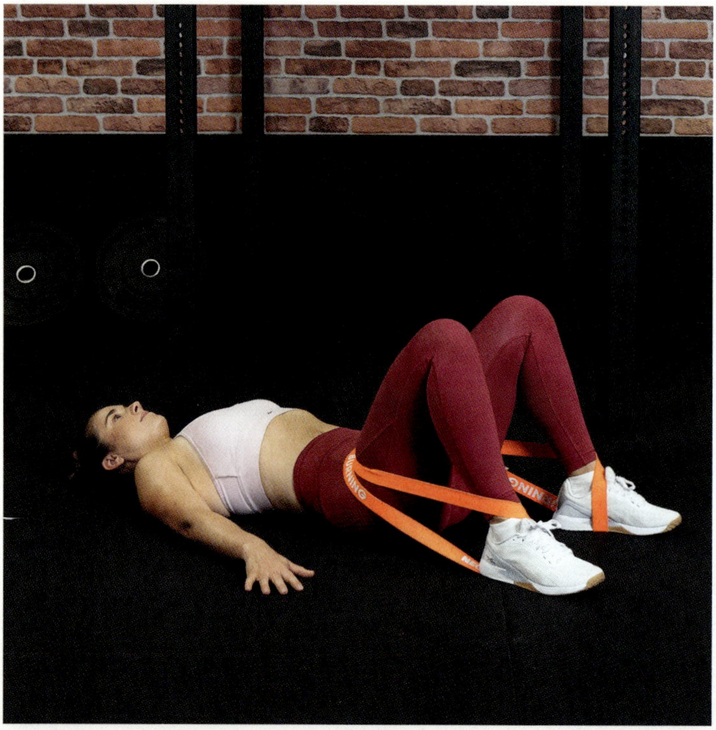

A ▶ Auf den Rücken legen. Widerstandsband um Knöchel und Becken legen. Arme locker neben dem Körper halten, Füße flach auf dem Boden stellen.

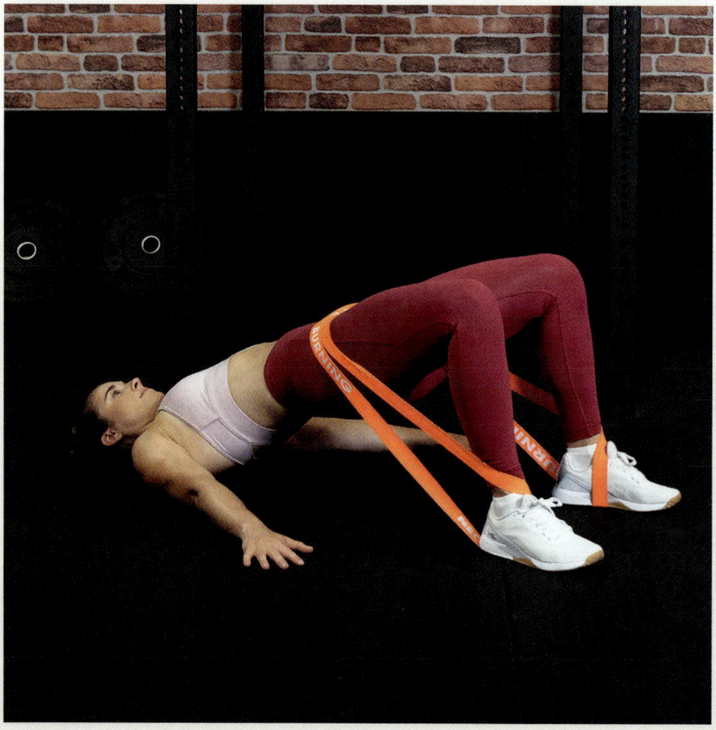

B ▶ Druck in die Füße geben und das Becken anheben, bis Oberkörper und Oberschenkel sich auf einer Ebene befinden. Becken wieder senken, aber nicht mehr vollständig ablegen. Langsam und kontrolliert zehnmal wiederholen.

Squat mit gestreckten Armen und Widerstandsband

Funktionskreise **Kopf, Rumpf, Arme, Beine** Schwerpunkt(e) **Gesäß, Beine, Arme, Schultern**

☐ Cardio ■ Kraft ☐ Stretching/Mobilisation

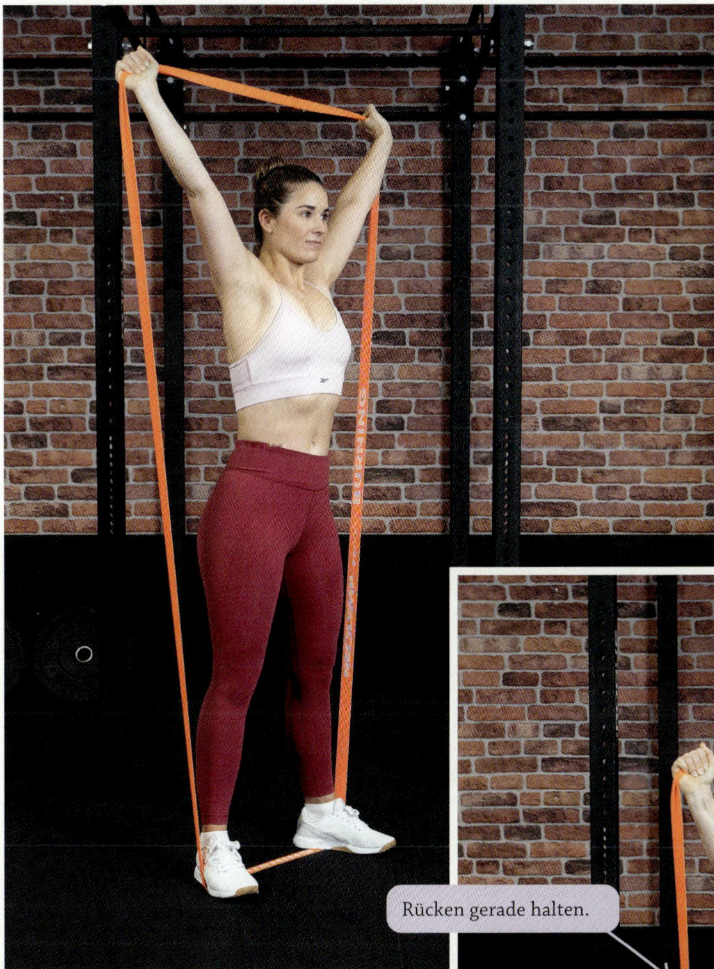

A ▶ Mit den Füßen etwa schulterbreit auf das Widerstandsband steigen. Bandenden mit beiden Händen greifen, Arme in einer V-Position nach oben ausstrecken.

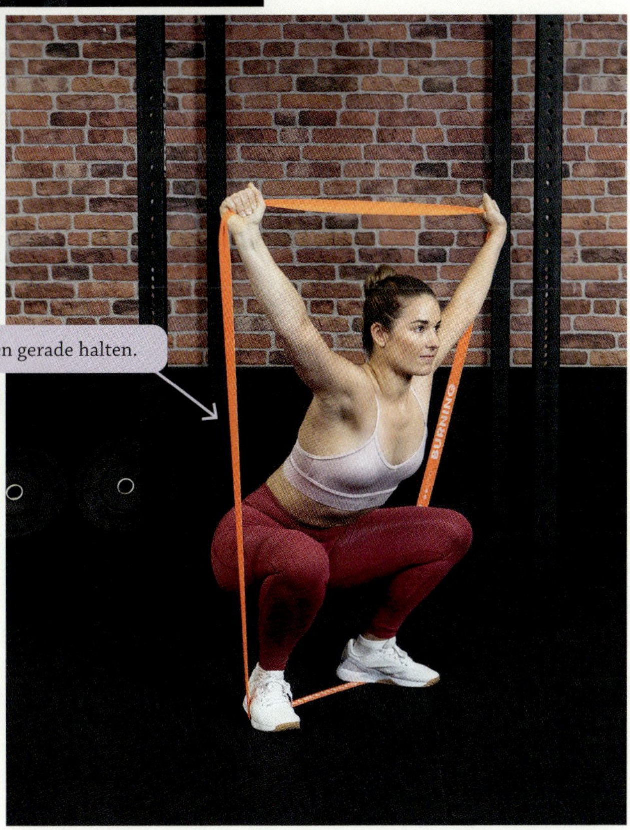

Rücken gerade halten.

B ▶ Knie beugen und das Gesäß absenken, so tief es ohne Anheben der Fersen möglich ist. Die Arme über dem Kopf ausgestreckt lassen. Beine wieder strecken, nächste Wiederholung durchführen. Zehnmal.

Kettlebell Swing

Funktionskreise **Kopf, Rumpf, Arme, Beine** Schwerpunkt(e) **Oberkörper, Beine, Gesäß, Cardio**

■ Cardio ■ Kraft □ Stretching/Mobilisation

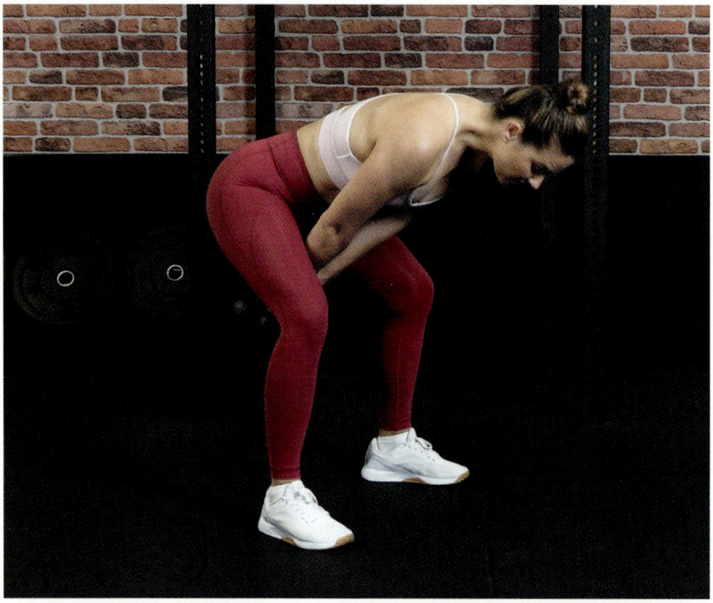

A ▶ Schulterbreit hinstellen, Kettlebell zwischen den Füßen aufstellen. Kettlebell mit beiden Händen greifen, vom Boden heben und nach hinten schwingen.

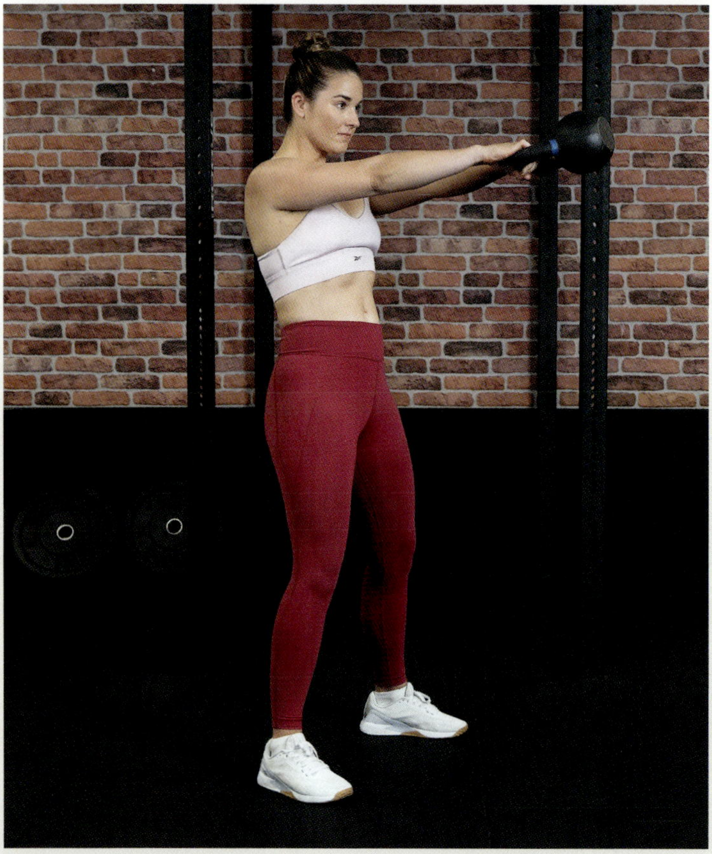

B ▶ Kettlebell mit gestrecktem Rücken bis auf Schulterhöhe nach vorn schwingen, dabei das Becken nach vorn drücken. Nächste Wiederholung anschließen. Eine Minute lang so viele Wiederholungen wie möglich absolvieren, dann 20 Sekunden Pause. Drei Sets.

Kettlebell Clean Press

Funktionskreise **Kopf, Rumpf, Arme, Beine** Schwerpunkt(e) **Oberkörper, Beine, Gesäß, Cardio**

■ Cardio ■ Kraft □ Stretching/Mobilisation

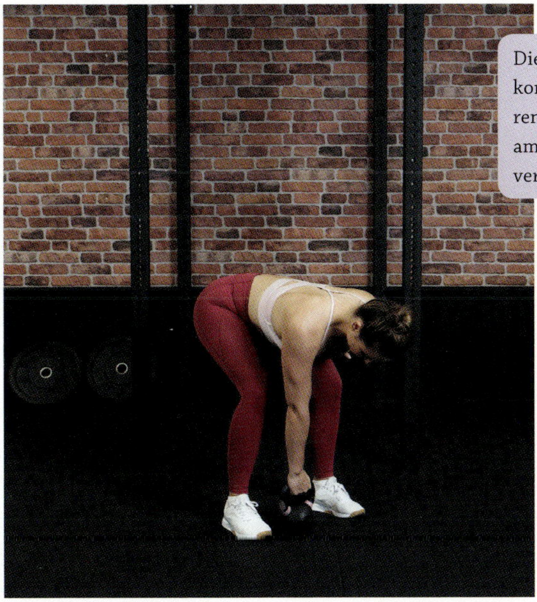

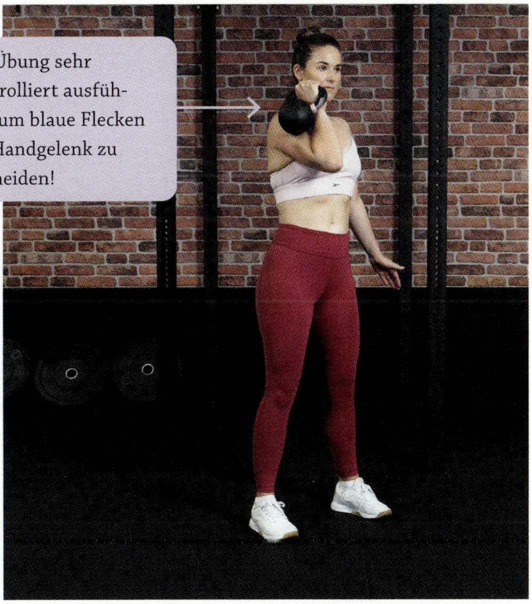

Die Übung sehr kontrolliert ausführen, um blaue Flecken am Handgelenk zu vermeiden!

A ▶ Füße schulterweit öffnen. Kettlebell zwischen den Füßen aufstellen. Linke Hand an die Taille, rechten Arm ausstrecken und die Kettlebell greifen.

B ▶ Beine strecken, Oberkörper aufrichten und mit einer schwungartigen Bewegung den rechten Arm beugen, die Kettlebell dabei an die Außenseite des Arms sinken lassen. Eine Minute lang so viele Wiederholungen wie möglich absolvieren, dann 20 Sekunden Pause. Drei Sets.

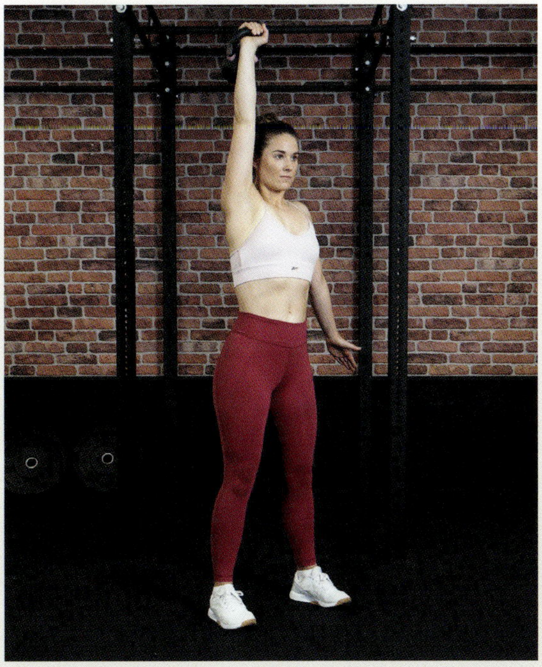

C ▶ Den rechten Arm nach oben ausstrecken. Dann den Arm wieder beugen und die Kettlebell zurück auf den Boden setzen. Nächste Wiederholung.

Kniebeuge mit Kettlebell

Funktionskreise **Kopf, Rumpf, Arme, Beine** Schwerpunkt(e) **Beine, Gesäß**

☐ Cardio ■ Kraft ☐ Stretching/Mobilisation

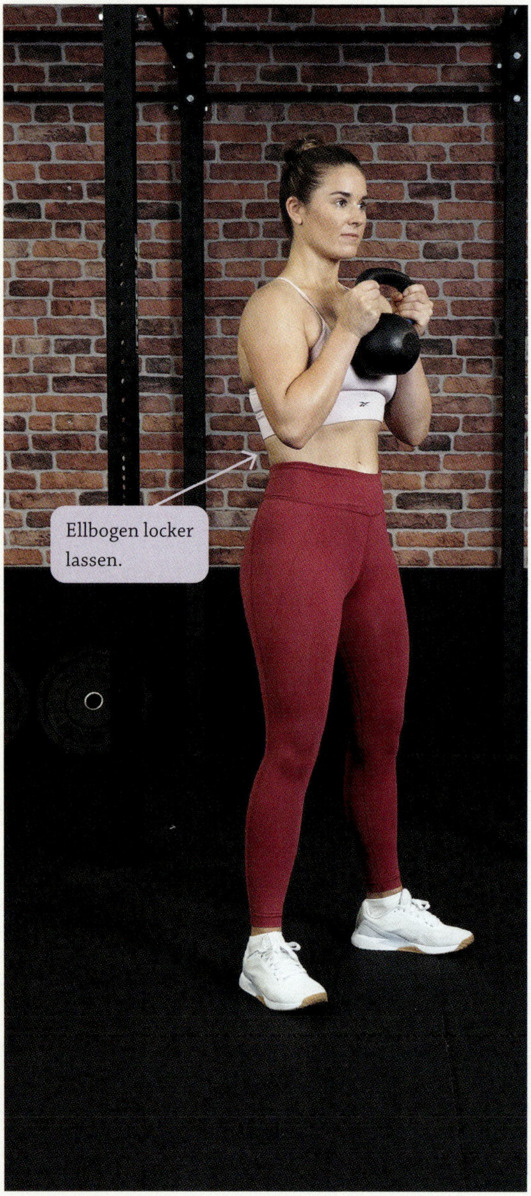

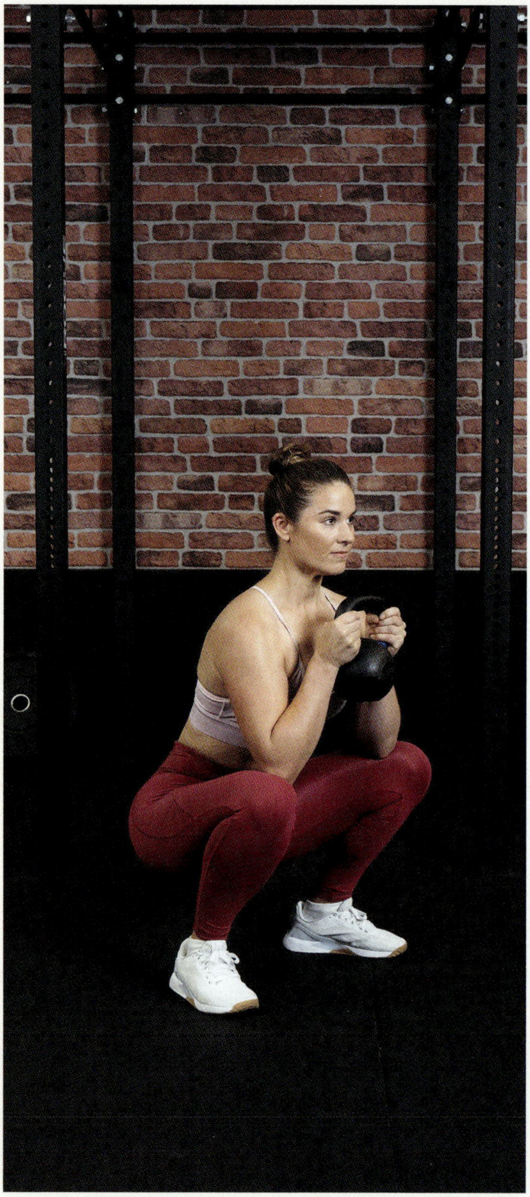

A ▶ Aufrecht hinstellen, Füße ungefähr schulterweit öffnen. Kettlebell mit beiden Händen vor der Brust halten.

B ▶ Knie tief beugen, das Gesäß bis knapp über den Boden absenken. Oberkörper möglichst aufrecht halten. Wieder hochdrücken, nächste Wiederholung anschließen. Zehn kontrollierte, langsame Wiederholungen machen.

Kreuzheben mit Kettlebell

Funktionskreise **Kopf, Rumpf, Arme, Beine** Schwerpunkt(e) **Rücken, Beine**
☐ Cardio ■ Kraft ☐ Stretching/Mobilisation

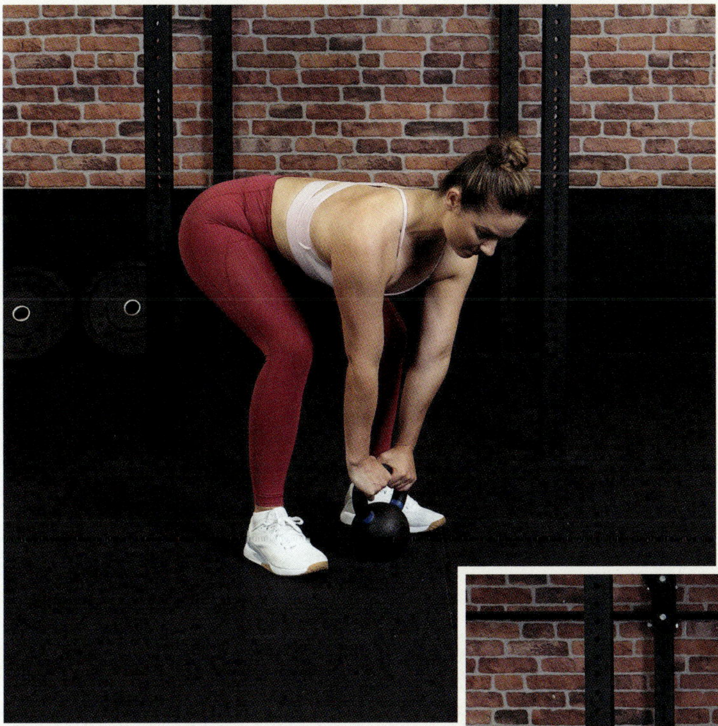

A ▶ Beine hüftweit grätschen, Kettlebell zwischen den Füßen abstellen. Beide Knie beugen und den Oberkörper aus der Hüfte heraus gerade nach vorn absenken.

B ▶ Die Kettlebell mit beiden Händen greifen, beide Beine gleichzeitig strecken und das Becken dabei nach vorn drücken, den Oberkörper aufrichten. Insgesamt zehnmal wiederholen.

Die Bewegung sollte schwungvoll, aber kontrolliert ausgeführt werden.

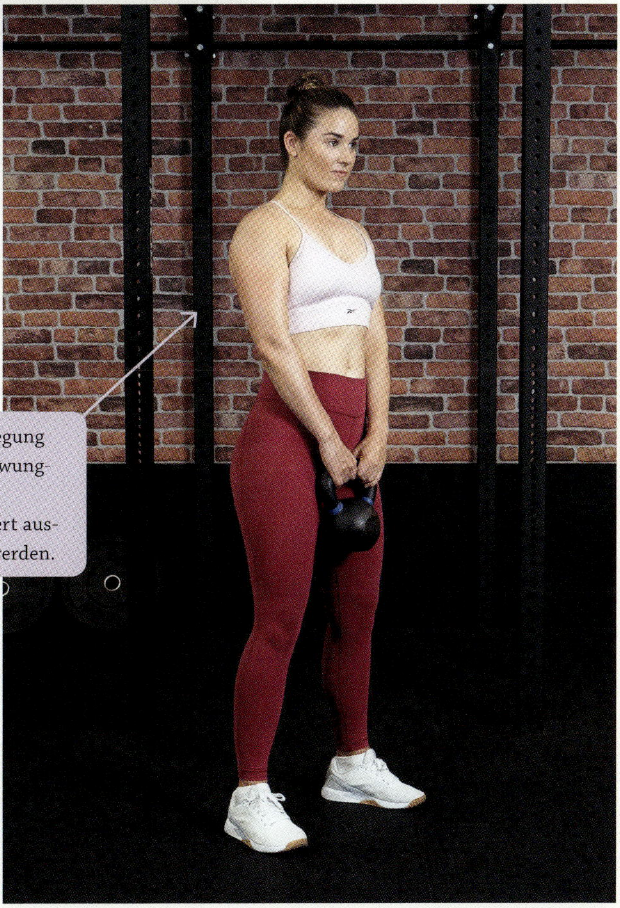

Full Swing mit Kettlebell

Funktionskreise **Kopf, Rumpf, Arme, Beine** Schwerpunkt(e) **Oberkörper, Beine, Gesäß, Cardio**

■ Cardio ■ Kraft □ Stretching/Mobilisation

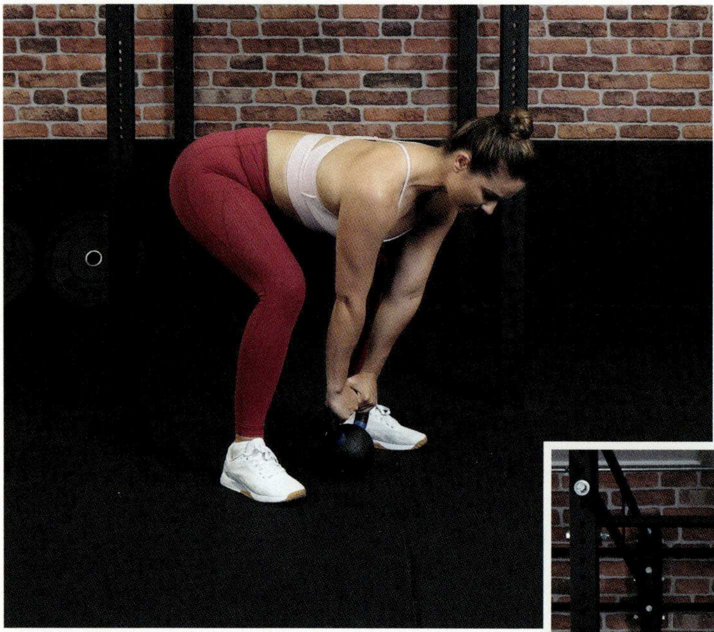

A

- In eine weite Grätsche kommen. Kettlebell zwischen den Füßen abstellen, beide Knie beugen und den Oberkörper gerade aus der Hüfte heraus nach vorn neigen. Kettlebell mit beiden Händen greifen.

B

- Beine strecken, Oberkörper aufrichten und die Kettlebell mit einer schwungvollen Bewegung über den Kopf nach oben ziehen.
- Zurück in die Ausgangsposition, nächste Wiederholung. Eine Minute lang so viele Wiederholungen wie möglich absolvieren, dann 20 Sekunden Pause. Drei Sets.

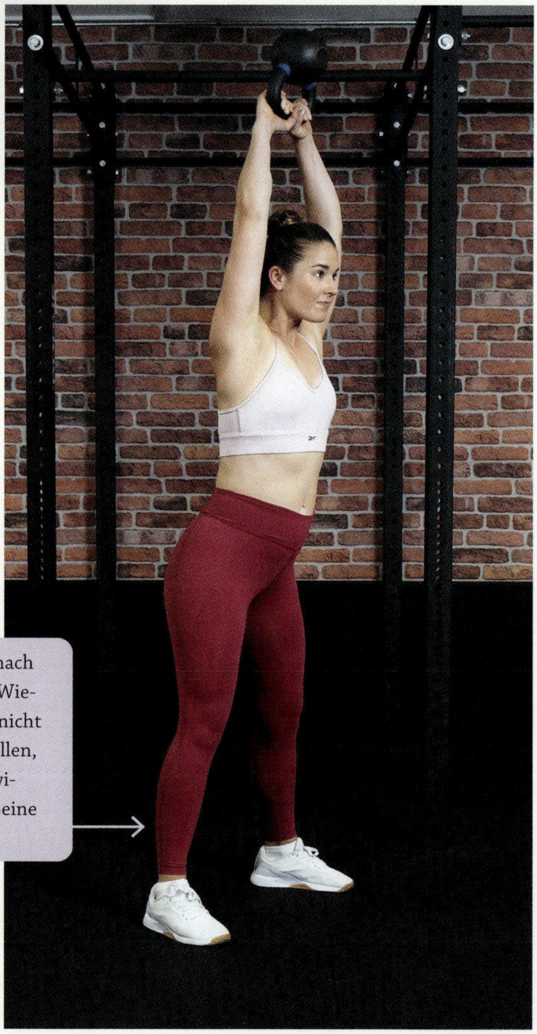

Kettlebell nach der ersten Wiederholung nicht mehr abstellen, sondern zwischen die Beine schwingen.

Einarmiger Full Swing mit Kettlebell

Funktionskreise **Kopf, Rumpf, Arme, Beine** Schwerpunkt(e) **Oberkörper, Beine, Gesäß, Cardio**

■ Cardio ■ Kraft □ Stretching/Mobilisation

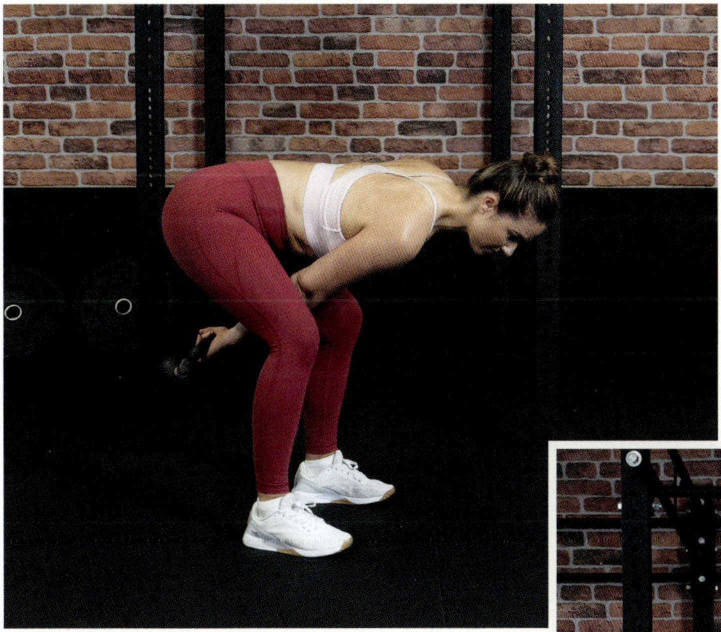

A ▶ In eine breite Grätsche kommen. Kettlebell mit der rechten Hand greifen, beide Knie beugen und den Oberkörper aus der Hüfte heraus gerade nach vorn neigen. Kettlebell zwischen die Beine nach hinten schwingen.

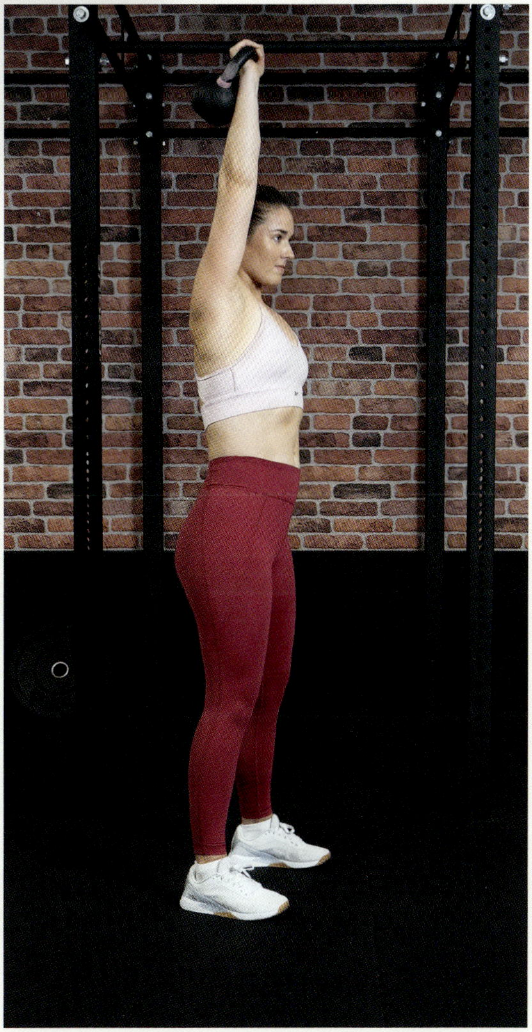

B ▶ Beine strecken, Oberkörper aufrichten und die Kettlebell über den Kopf nach oben schwingen. Zurück in die Ausgangsposition schwingen, nächste Wiederholung. Eine Minute lang so viele Wiederholungen wie möglich absolvieren, dann 20 Sekunden Pause. Zwei Sets je Seite.

Liegestütz mit Stuhl

Funktionskreise **Kopf, Rumpf, Arme, Beine** Schwerpunkt(e) **Arme, Schultern**

☐ Cardio ■ Kraft ☐ Stretching/Mobilisation

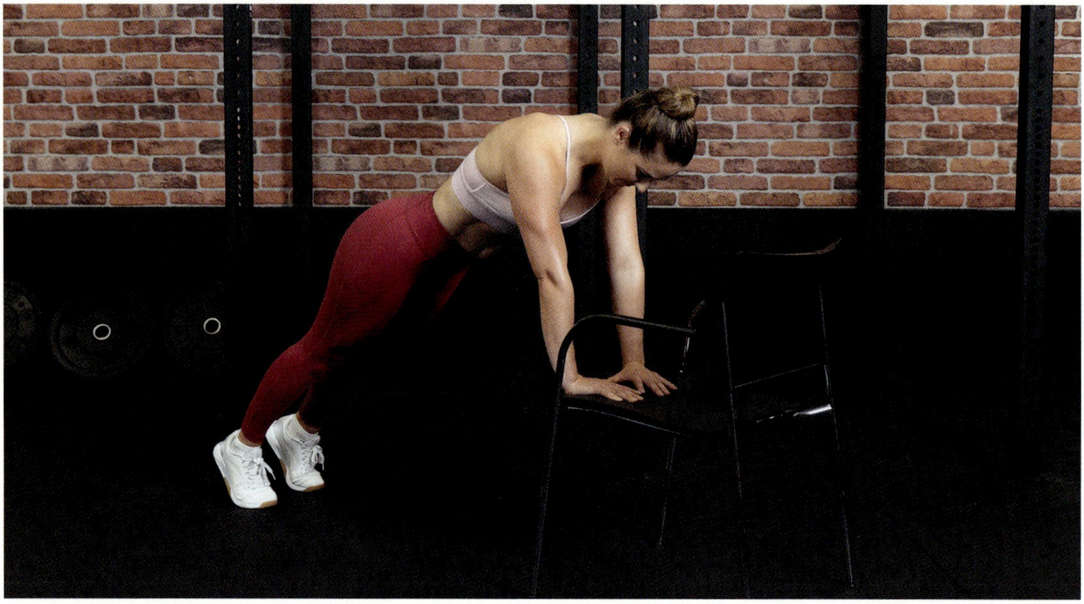

A ▶ Hände auf die Fläche eines Stuhls stützen, beide Beine nach hinten setzen und in die Liegestützposition kommen. Handgelenke sind unter den Schultern.

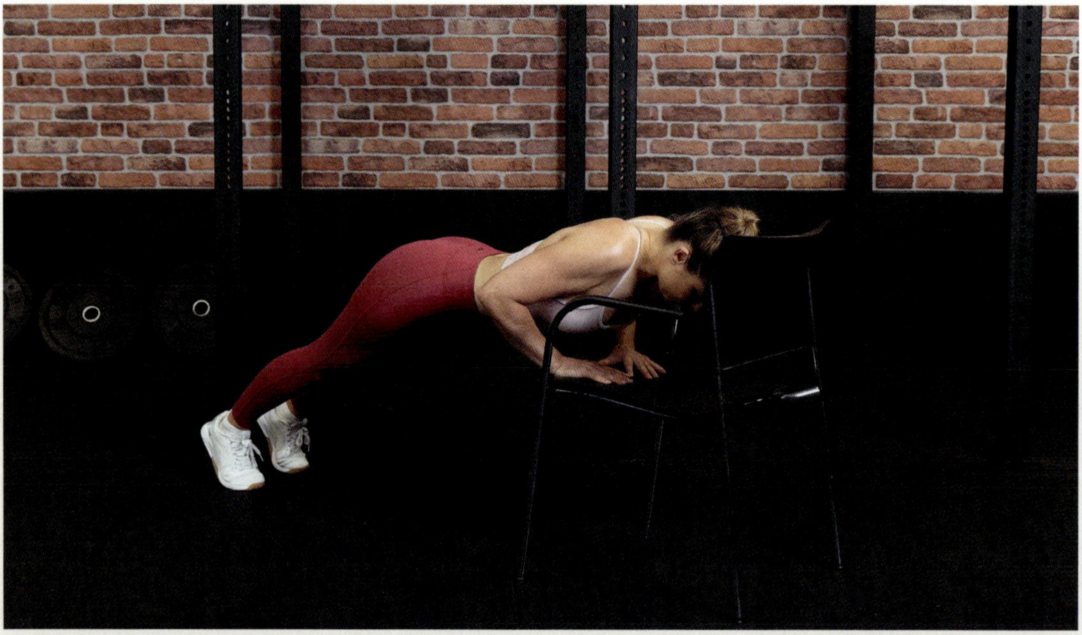

B ▶ Ellbogen eng am Körper beugen, den Oberkörper nach vorn absenken. Wieder hochdrücken. Nächste Wiederholung. Insgesamt zehn langsame, kontrollierte Wiederholungen machen.

Step-up mit Stuhl

ÜBUNG 142

Funktionskreise **Kopf, Rumpf, Arme, Beine** Schwerpunkt(e) **Beine, Gesäß**
■ Cardio ■ Kraft □ Stretching/Mobilisation

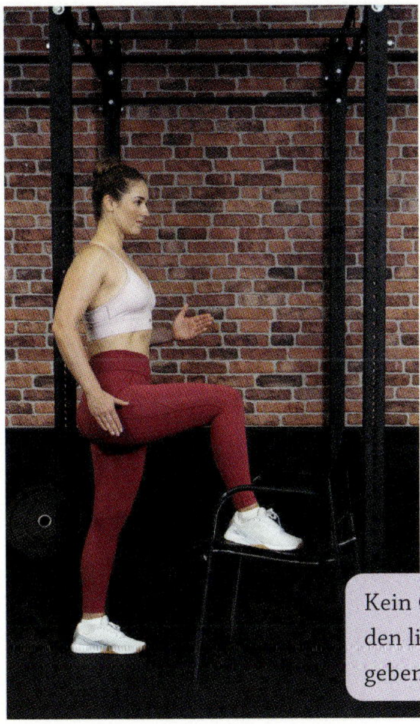

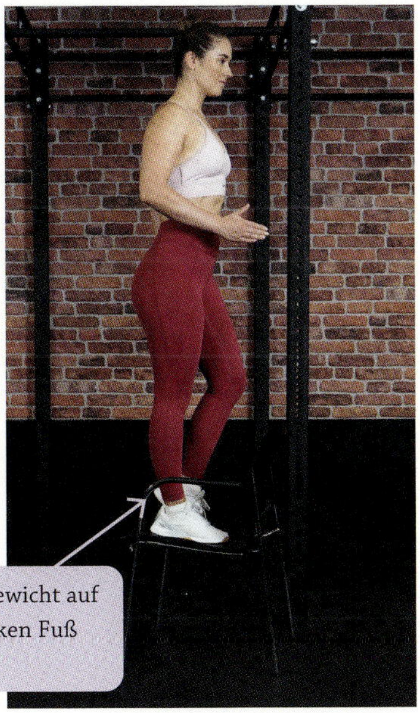

A

- Vor einen Stuhl stellen. Rechten Fuß auf die Sitzfläche stellen, Arme locker neben dem Körper halten.

B

- Gewicht auf das rechte Bein verlagern und hochdrücken, den linken Fuß nach oben ziehen und das rechte Bein durchstrecken.
- Linken Fuß zurück zum Boden, nächste Wiederholung. Eine Minute lang so viele Wiederholungen wie möglich absolvieren, dann 20 Sekunden Pause. Zwei Sets je Seite.

Knee Lift mit Stuhl

ÜBUNG 143

Funktionskreise **Kopf, Rumpf, Arme, Beine** Schwerpunkt(e) **Beine, Gesäß**
■ Cardio ■ Kraft □ Stretching/Mobilisation

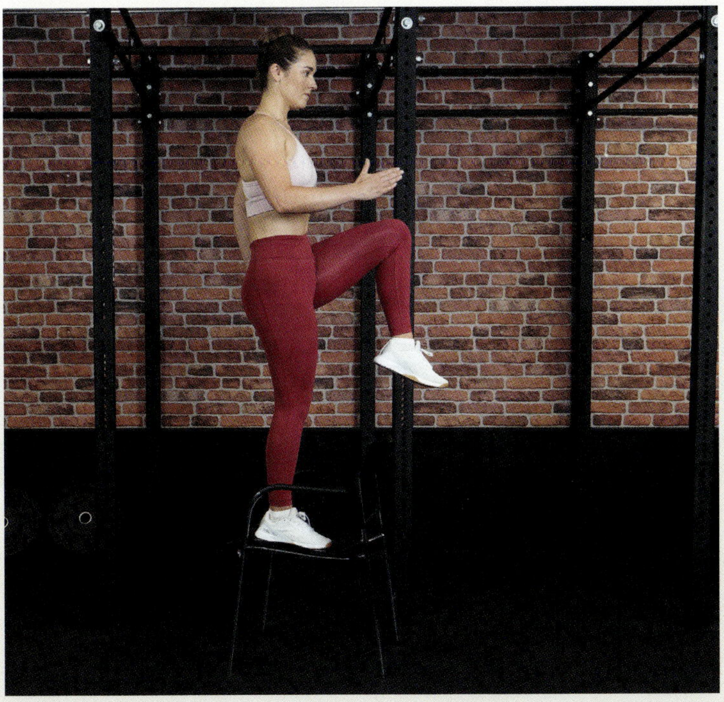

- Vor einen Stuhl stellen. Rechten Fuß auf die Stuhlfläche stellen, Arme locker neben dem Körper halten. Gewicht auf das rechte Bein verlagern und das linke Knie bis auf Hüfthöhe hochziehen, rechtes Bein durchstrecken. Zurück in die Ausgangsposition, nächste Wiederholung. Eine Minute lang so viele Wiederholungen wie möglich absolvieren, dann 20 Sekunden Pause. Zwei Sets je Seite.

Pistol Squat mit Stuhl

Funktionskreise **Kopf, Rumpf, Arme, Beine** Schwerpunkt(e) **Beine, Gesäß, Core-Muskulatur**

☐ Cardio ■ Kraft ☐ Stretching/Mobilisation

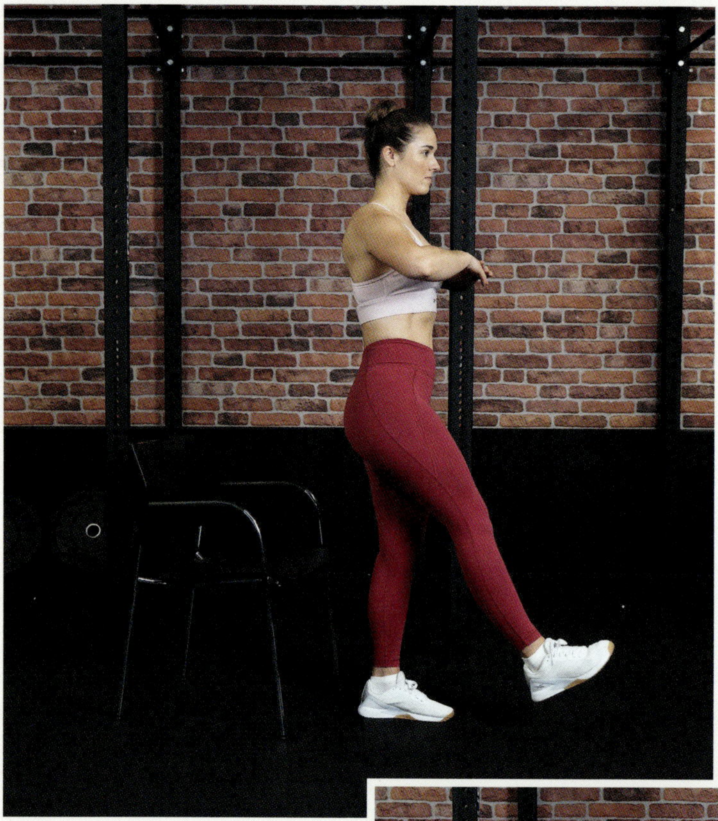

A ▶ Mit dem Rücken zur Sitzfläche gewandt vor einen Stuhl stellen. Gewicht nach links verlagern, rechtes Bein nach vorn ausstrecken und Zehenspitzen anziehen. Rechte Ferse vom Boden lösen. Arme locker vor dem Körper halten.

B ▶ Linkes Knie beugen und das Gesäß bis knapp über die Stuhlfläche absenken. Das rechte Bein nicht aufsetzen. Wieder hochdrücken, nächste Wiederholung. Zehnmal je Seite.

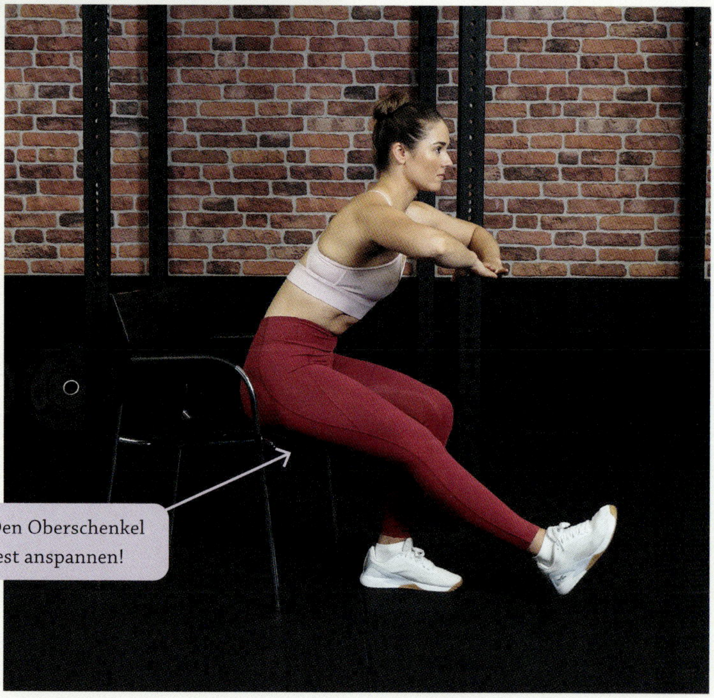

Liegestütz-Extension mit Stuhl

Funktionskreise **Kopf, Rumpf, Arme, Beine** Schwerpunkt(e) **Core-Muskulatur, Oberkörper**

☐ Cardio ■ Kraft ☐ Stretching/Mobilisation

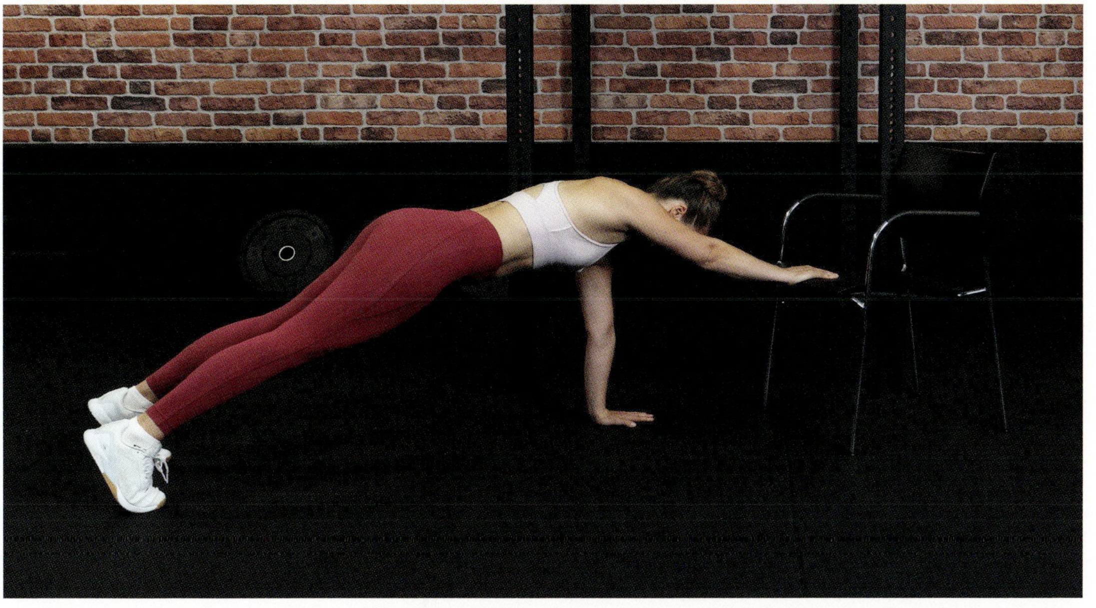

A ▶ Eine Armlänge entfernt vor einem Stuhl in die Liegestützposition kommen: Handgelenke unter den Schultern aufstellen. Oberkörper und Beine befinden sich auf einer Ebene. Gewicht nach links verlagern und die rechte Hand auf die Stuhlfläche legen.

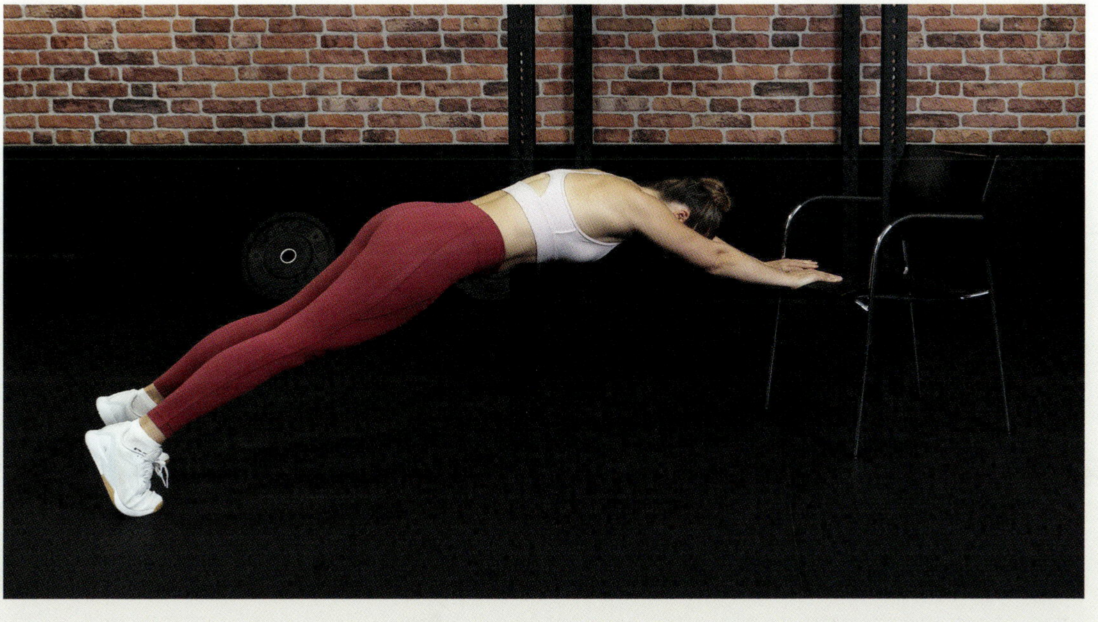

B ▶ Dann auch die linke Hand vom Boden lösen und auf die Stuhlfläche legen. Körperspannung kurzhalten, dann die Hände nacheinander zurück zum Boden. Nächste Wiederholung. Zehnmal wiederholen.

Mountainclimber mit Stuhl

Funktionskreise **Kopf, Rumpf, Arme, Beine** Schwerpunkt(e) **Beine, Gesäß, Oberkörper, Cardio**

■ Cardio ■ Kraft □ Stretching/Mobilisation

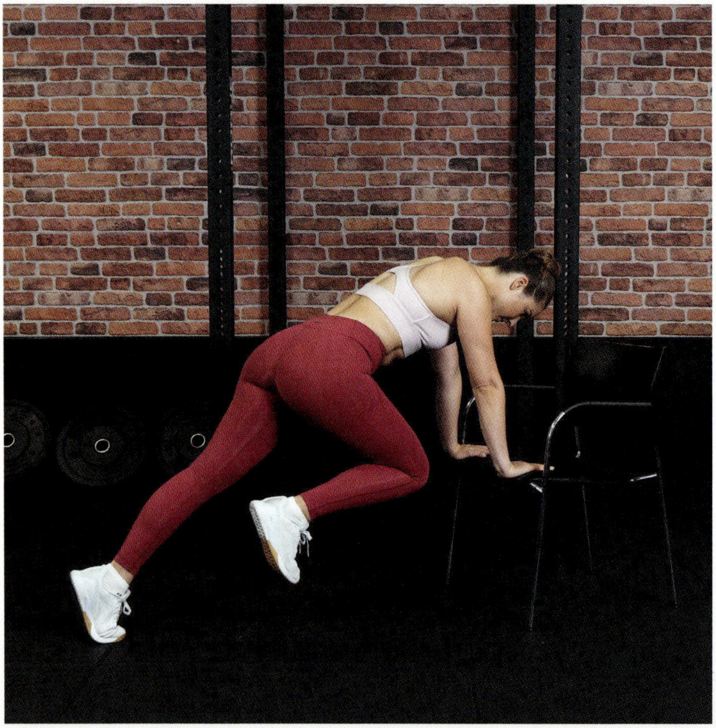

A ▶ Hände auf eine Stuhlfläche setzen, Beine ausstrecken und in die Liegestützposition kommen. Gewicht auf das linke Bein verlagern, rechtes Knie zur Brust ziehen.

B ▶ Rechten Fuß nach hinten setzen, dann in einer dynamischen Bewegung das linke Knie zur Brust ziehen. In eine laufähnliche Bewegung verfallen. Eine Minute lang so viele Wiederholungen wie möglich absolvieren, dann 20 Sekunden Pause. Zwei Sets je Seite.

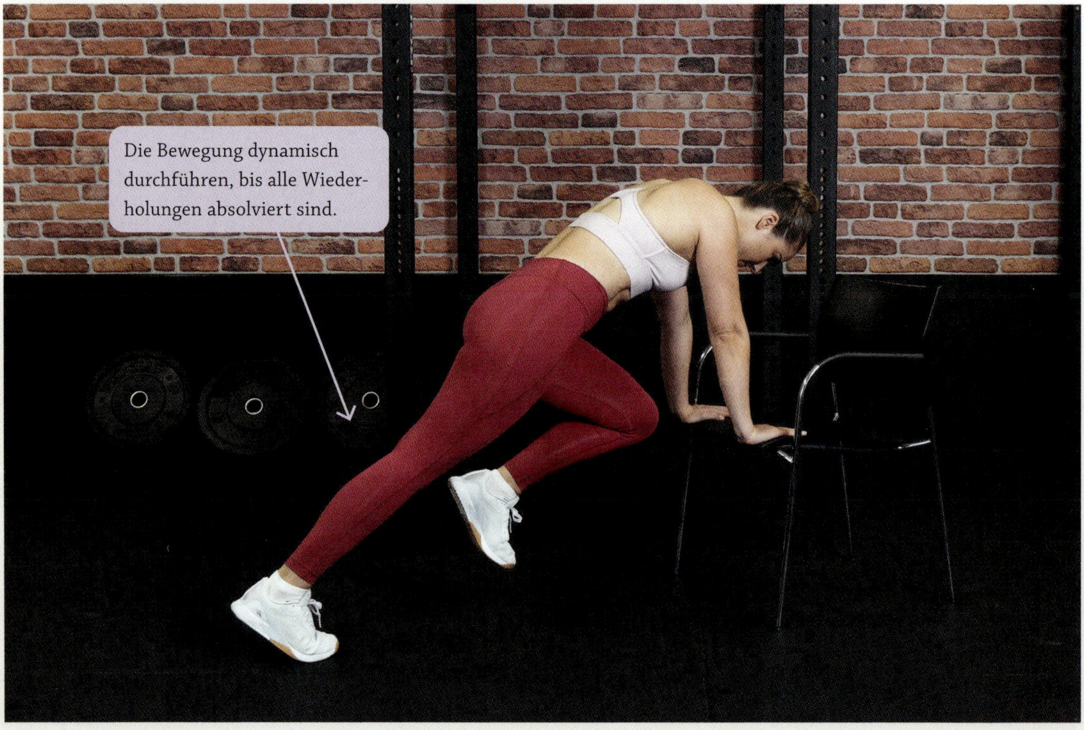

Einbeiniger Squat mit Stuhl und Widerstandsband

Funktionskreise **Kopf, Rumpf, Arme, Beine** Schwerpunkt(e) **Beine, Gesäß**

☐ Cardio ■ Kraft ☐ Stretching/Mobilisation

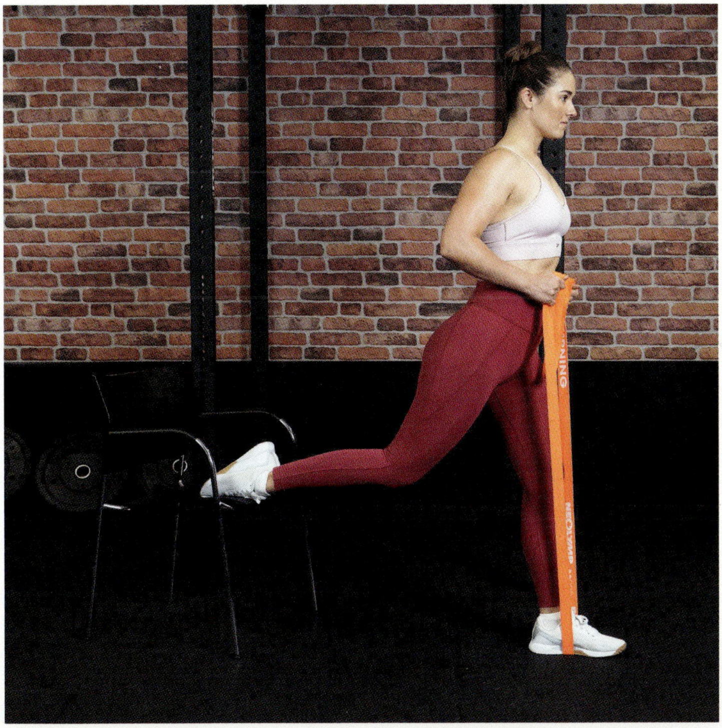

A ▶ Mit dem Rücken zu einem Stuhl gewandt hinstellen, rechten Fuß auf die Stuhlfläche setzen. Mit dem linken Fuß einen Schritt nach vorn machen und auf ein Widerstandsband steigen, beide Enden des Bandes in die Hände nehmen.

B ▶ Beide Knie und die Arme beugen. Rechtes Knie bis knapp über dem Boden absenken, gleichzeitig das Band zur Brust heranziehen. Wieder hochdrücken, nächste Wiederholung. Zehnmal je Seite wiederholen.

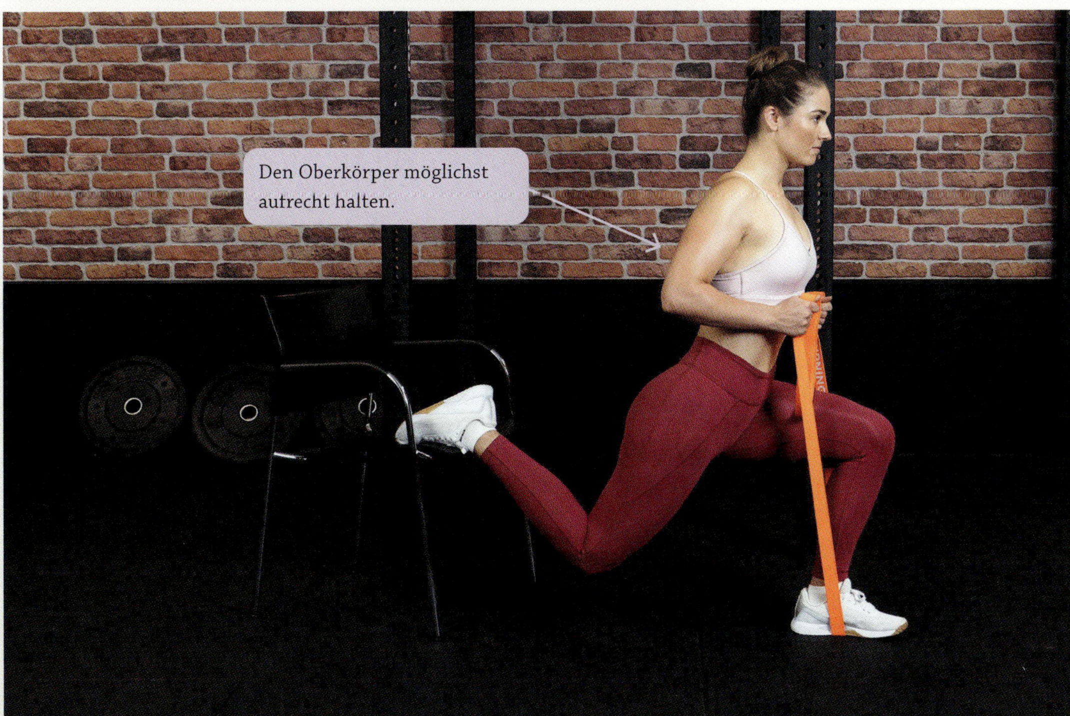

Bizeps-Curl, sitzend mit Kurzhantel

Funktionskreise **Rumpf, Arme** Schwerpunkt(e) **Bizeps** ☐ Cardio ■ Kraft ☐ Stretching/Mobilisation

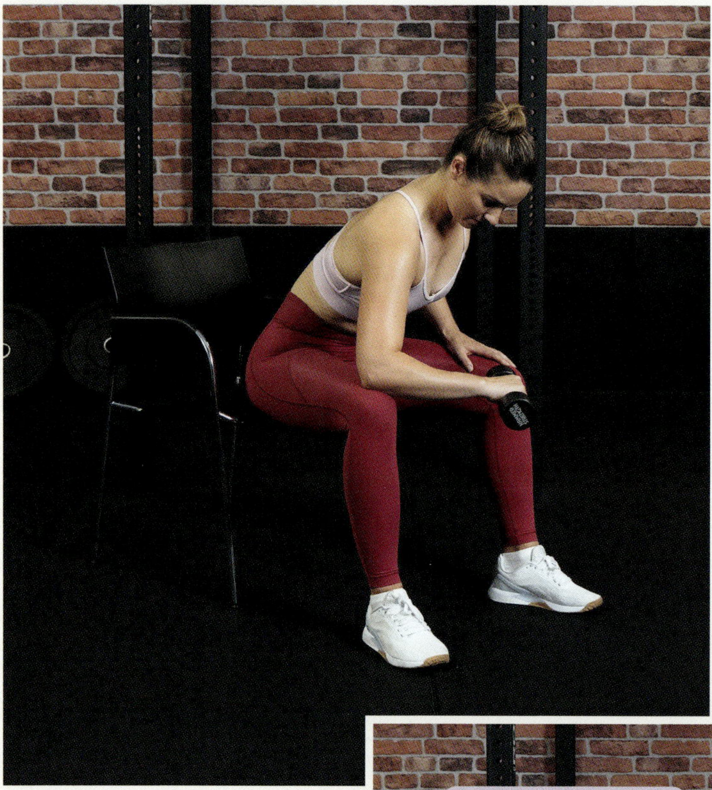

A ▶ Auf einen Stuhl setzen, die Beine schulterweit grätschen. Eine Kurzhantel in die rechte Hand nehmen und den rechten Unterarm auf dem rechten Oberschenkel abstützen.

B ▶ Den rechten Arm beugen und die Kurzhantel zur Schulter ziehen. Arm wieder strecken. Zehn Wiederholungen auf jeder Seite machen.

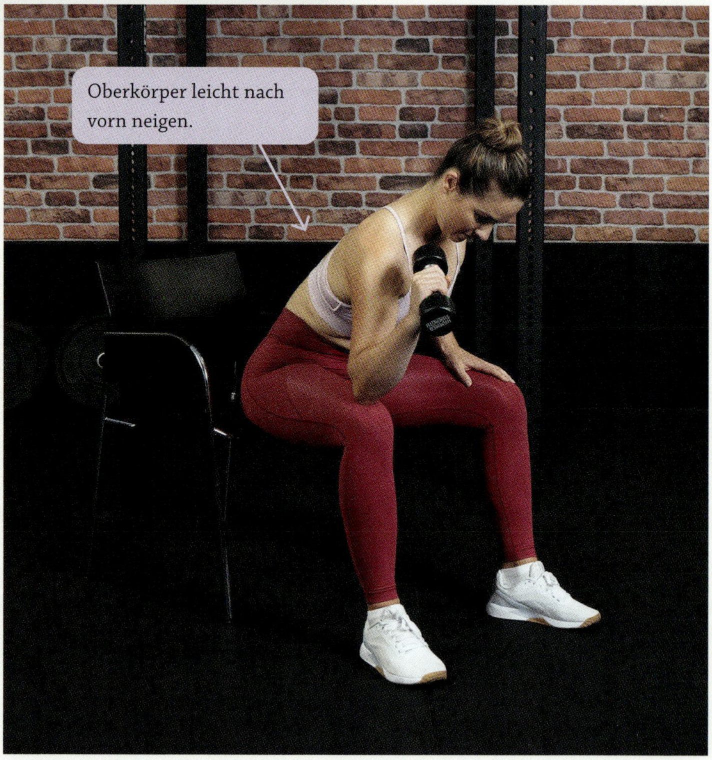

Schulterheben, sitzend mit Kurzhanteln

Funktionskreise **Rumpf, Arme** Schwerpunkt(e) **Schultern, Arme** ☐ Cardio ■ Kraft ☐ Stretching/Mobilisation

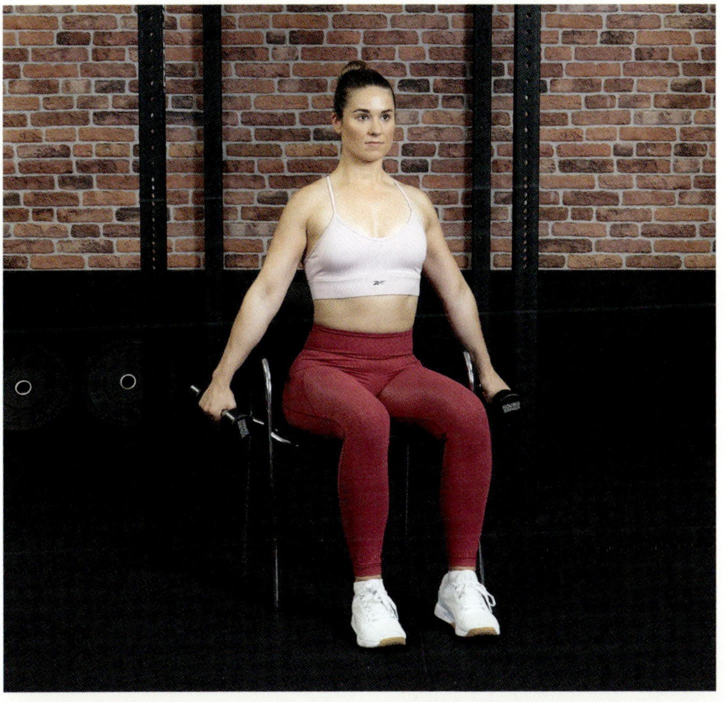

A

- Auf einen Stuhl setzen, die Füße leicht öffnen und den Rücken gerade halten. Hanteln in beide Hände nehmen und die Arme seitlich nach unten ausstrecken.

B

- Beide Arme bis auf Schulterhöhe anheben. Wieder senken, nächste Wiederholung. Insgesamt zehnmal wiederholen.

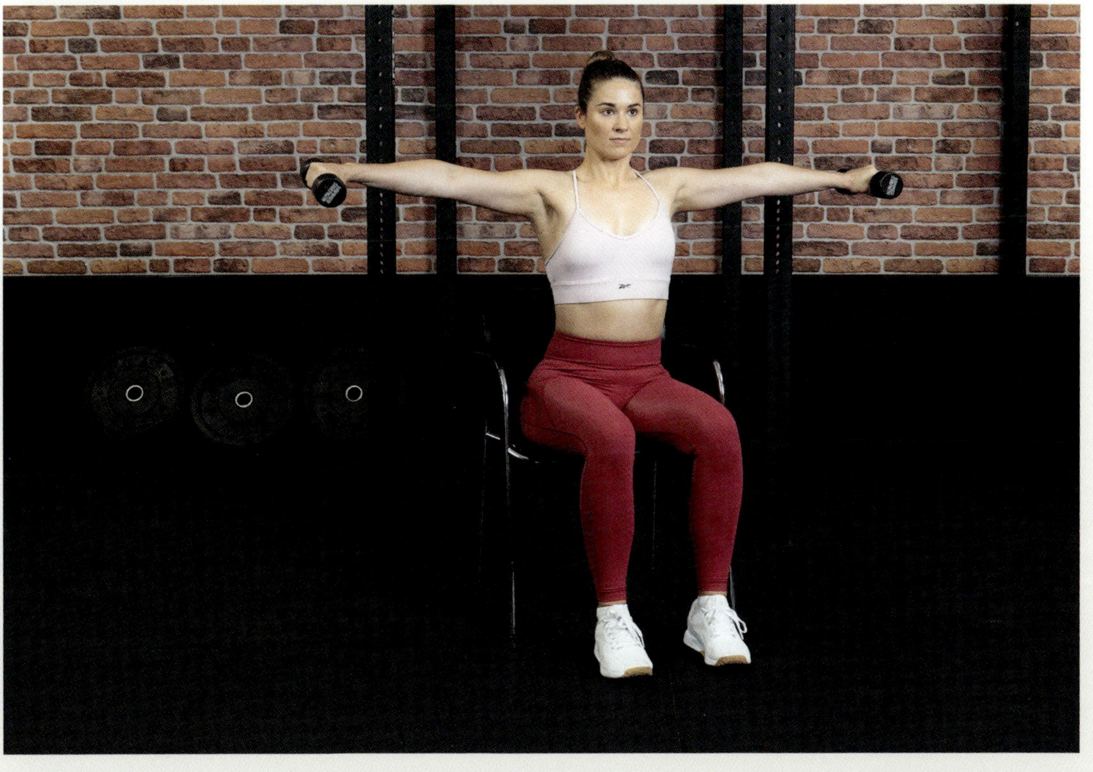

Knee Lift mit Ausfallschritt am Stuhl

Funktionskreise **Kopf, Rumpf, Arme, Beine** Schwerpunkt(e) **Beine, Gesäß, Cardio**
■ Cardio ■ Kraft □ Stretching/Mobilisation

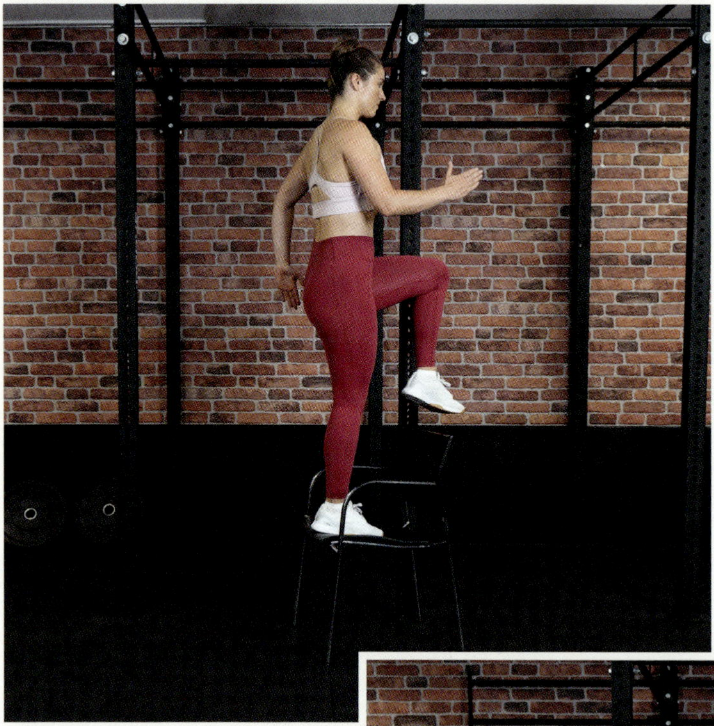

A ▶ Vor einen Stuhl stellen. Den rechten Fuß auf die Sitzfläche stellen, hochdrücken und das linke Knie bis auf Hüfthöhe hochziehen.

B ▶ Linken Fuß zurück zum Boden setzen, Gewicht nach links verlagern. Den rechten Fuß nach hinten ziehen und in eine tiefe Kniebeuge kommen. Nächste Wiederholung. Eine Minute lang so viele Wiederholungen wie möglich absolvieren, dann 20 Sekunden Pause. Zwei Sets je Seite.

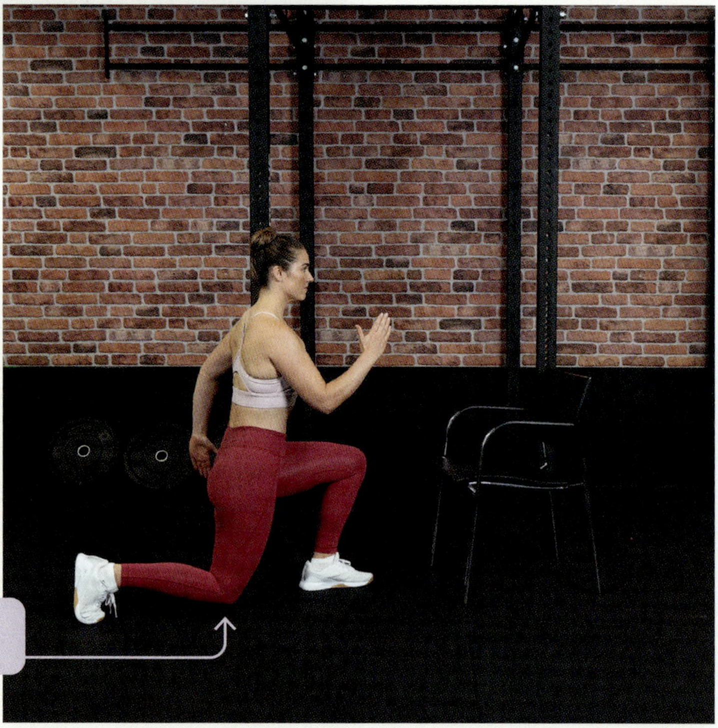

Knie bis knapp über den Boden absenken.

Isometrische Kniebeuge mit Widerstandsband

Funktionskreise **Kopf, Rumpf, Beine, Arme** Schwerpunkt(e) **Beine, Gesäß** ☐ Cardio ■ Kraft ☐ Stretching/Mobilisation

- Ein Widerstandsband um die Oberschenkel knapp oberhalb der Knie legen. Mit dem Rücken an eine Wand lehnen und hinunter sinken, bis ein 90-Grad-Winkel zwischen Ober- und Unterschenkeln entsteht. Die Arme seitlich auf Schulterhöhe ausstrecken. Spannung 20 Sekunden halten, dann langsam wieder lösen und hochdrücken. Nächste Wiederholung. Dreimal wiederholen.

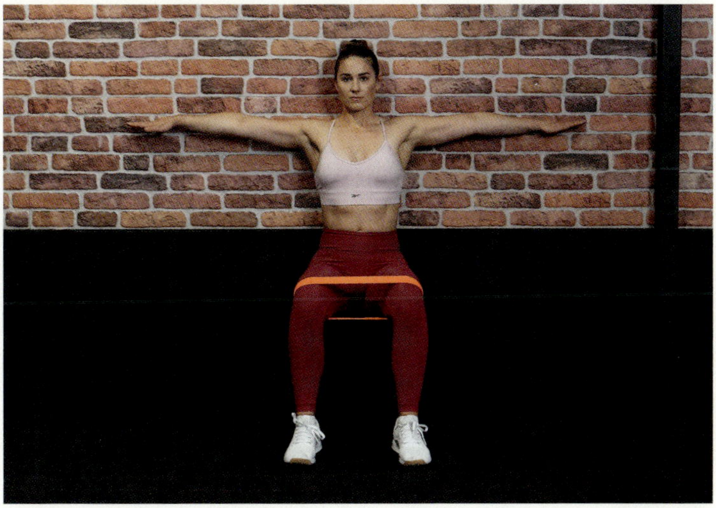

Liegestütz an der Hantelbank mit Widerstandsband

Funktionskreise **Kopf, Rumpf, Beine, Arme** Schwerpunkt(e) **Brust, Schultern, Arme** ☐ Cardio ■ Kraft ☐ Stretching/Mobilisation

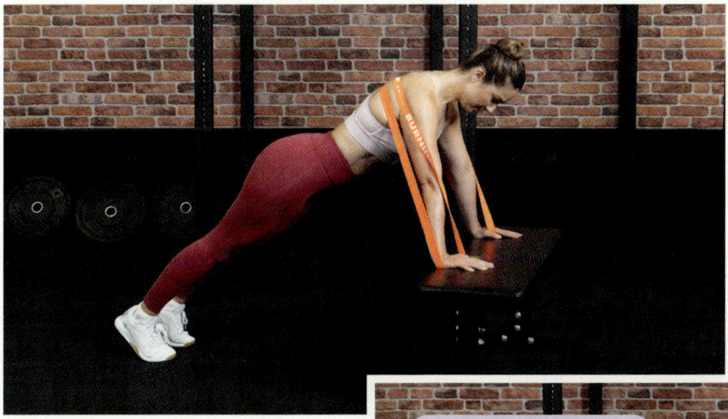

A

- Ein Widerstandsband um die Schultern legen, mit beiden Händen festhalten und auf einer Hantelbank abstützen. Beine ausstrecken und in eine Liegestützposition kommen.

B

- Beide Arme gleichzeitig beugen und den Oberkörper bis knapp über die Bank absenken. Wieder hochdrücken, nächste Wiederholung. Zehnmal ohne Pause.

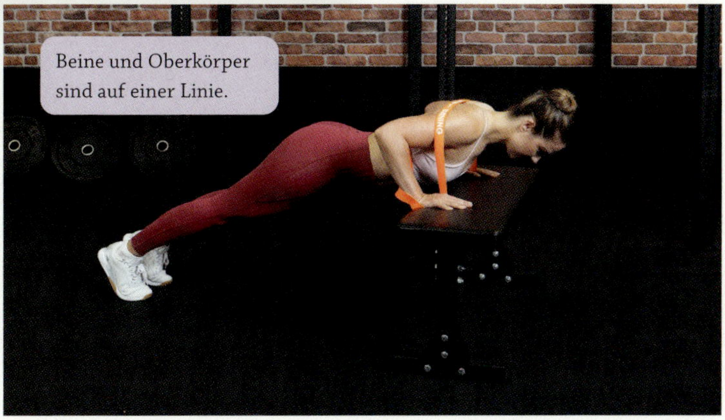

Beine und Oberkörper sind auf einer Linie.

Trizeps-Dips am Stuhl

ÜBUNG 153

Funktionskreise **Rumpf, Arme, Beine** Schwerpunkt(e) **Trizeps** ☐ Cardio ■ Kraft ☐ Stretching/Mobilisation

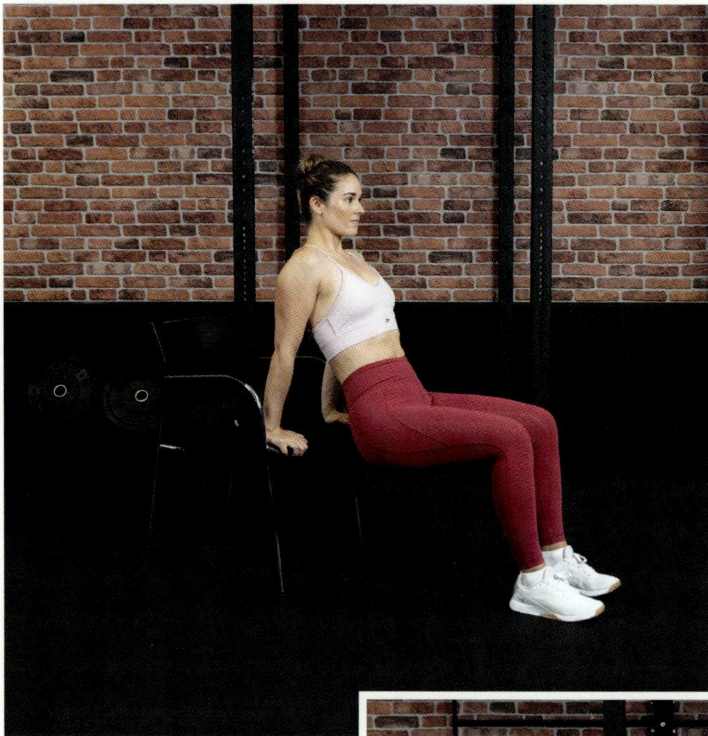

A ▶ Auf eine Hantelbank setzen. Beine geschlossen halten, Hände neben dem Gesäß an die Kante der Bank setzen. Gesäß von der Bank lösen, Rücken strecken und Schultern leicht anspannen.

B ▶ Ellbogen nach hinten beugen und das Gesäß absenken. Wieder hochdrücken, nächste Wiederholung. Zehn Wiederholungen absolvieren.

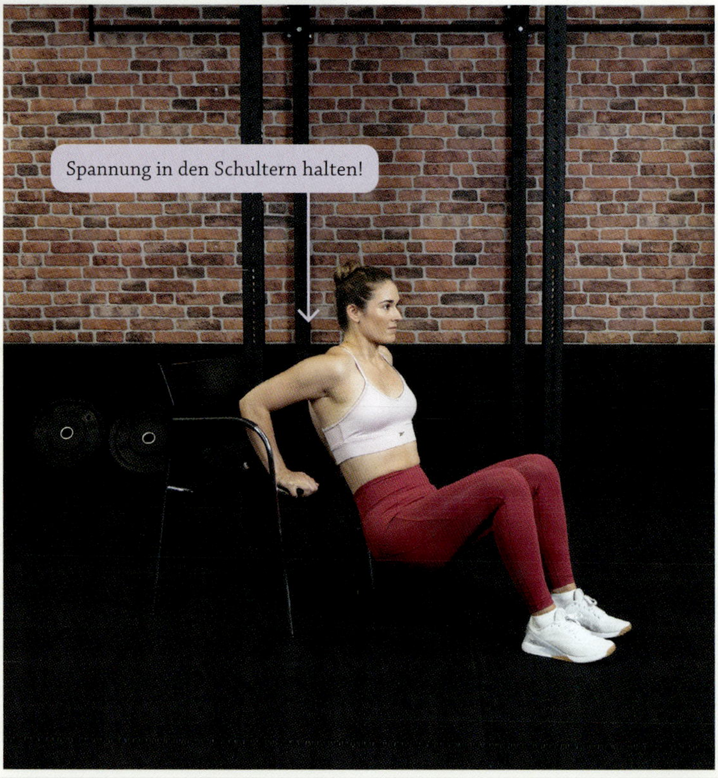

Squat mit Stuhl

Funktionskreise **Kopf, Rumpf, Arme, Beine** Schwerpunkt(e) **Beine, Gesäß**

☐ Cardio ■ Kraft ☐ Stretching/Mobilisation

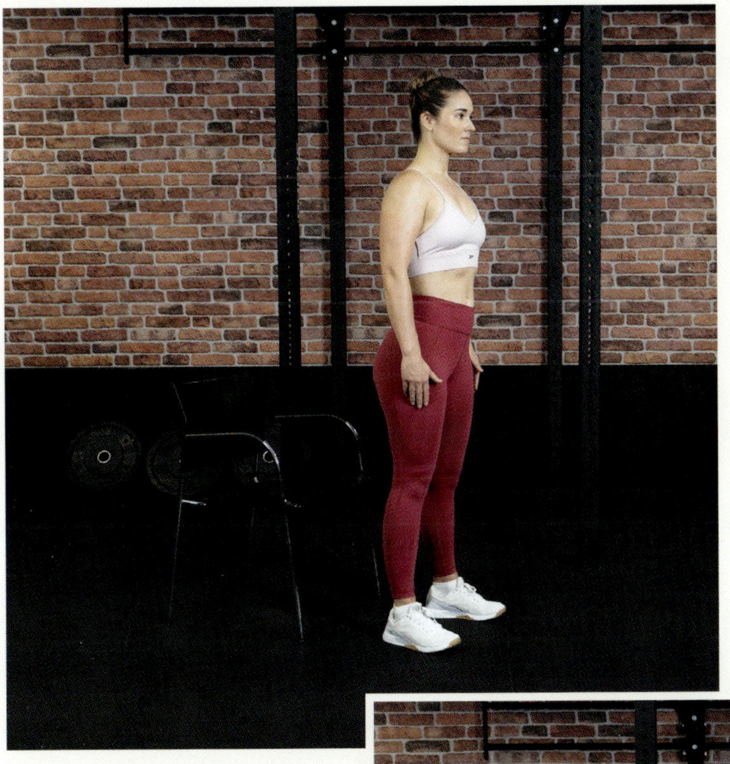

A ▶ Mit dem Rücken vor eine Hantelbank stellen. Füße hüftweit öffnen. Arme locker neben dem Körper halten.

B ▶ Beide Knie gleichzeitig tief beugen, Arme locker nach vorn ziehen und das Gesäß absenken, bis es die Bank fast berührt. Wieder hochdrücken. Nächste Wiederholung anschließen. Zehnmal.

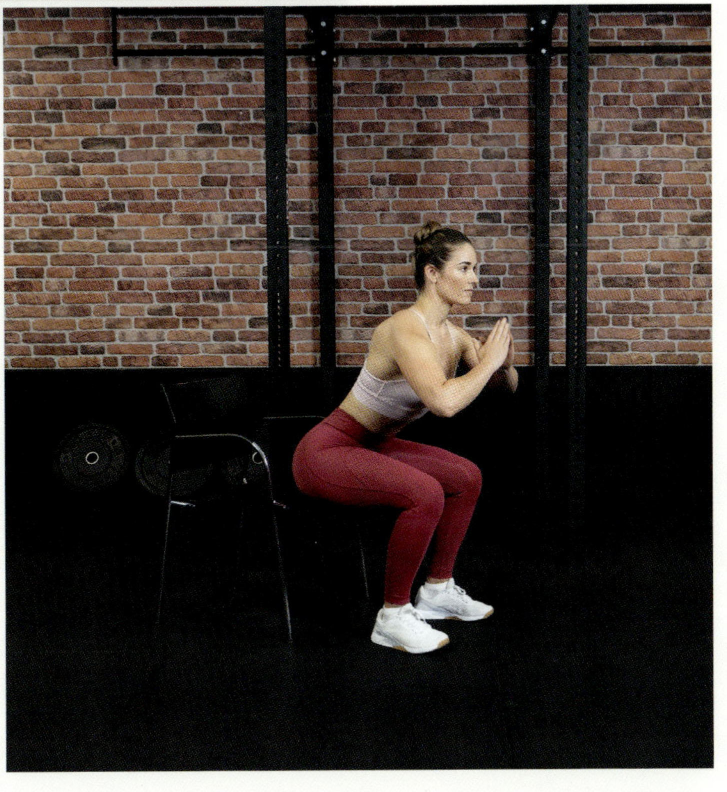

Easy-Burpee mit Stuhl

Funktionskreise **Kopf, Rumpf, Arme, Beine** Schwerpunkt(e) **Ganzkörper, Cardio**

■ Cardio ■ Kraft □ Stretching/Mobilisation

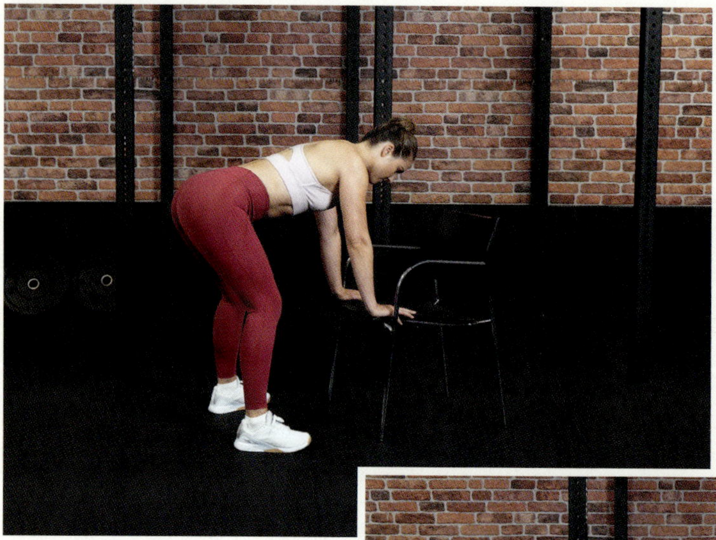

A ▶ Vor einen Stuhl stellen, Füße schulterbreit öffnen. Handflächen auf den Sitz legen. Bauch- und Rückenspannung aktivieren und die Wirbelsäule strecken, Knie leicht gebeugt halten.

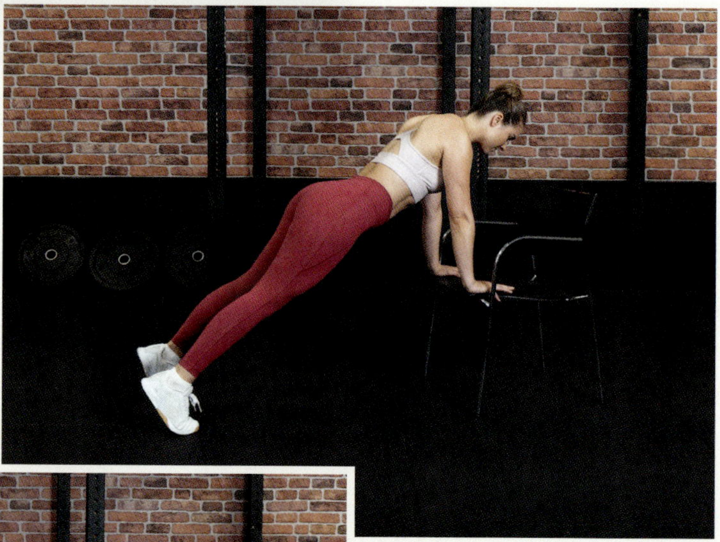

B ▶ Füße mit zwei kleinen Schritten oder einem kleinen Sprung nach hinten setzen.

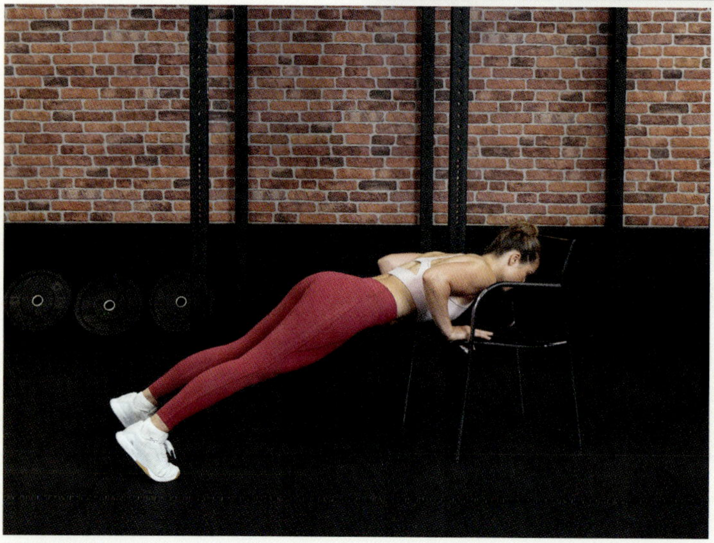

C ▶ Arme beugen und den Oberkörper bis knapp über die Sitzfläche absenken. Dabei die Körperspannung verstärken und darauf achten, dass sich Oberkörper und Beine während der gesamten Übungsausführung auf einer Ebene befinden.

D ▶ Wieder hochdrücken, dann die Füße mit zwei kleinen Schritten oder einem Sprung bis knapp vor den Stuhl bringen. Oberkörper aufrichten.

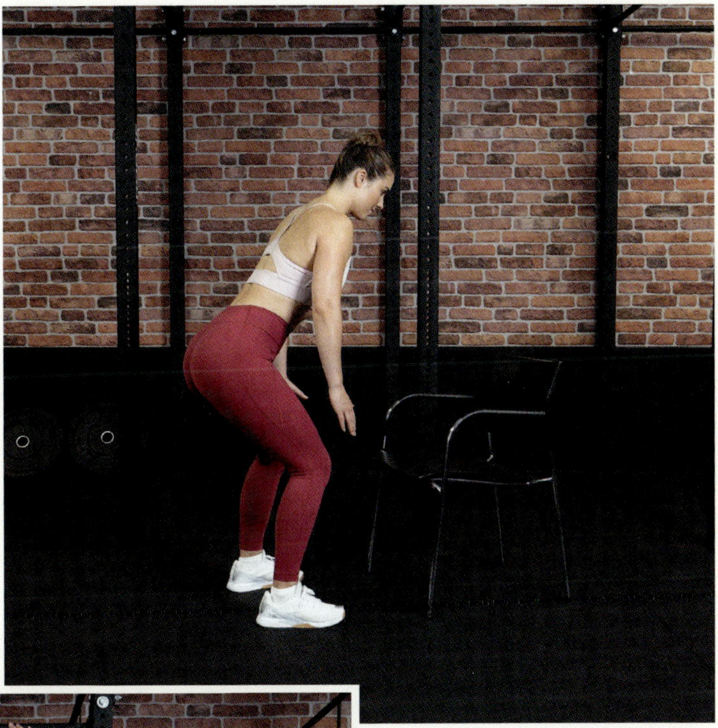

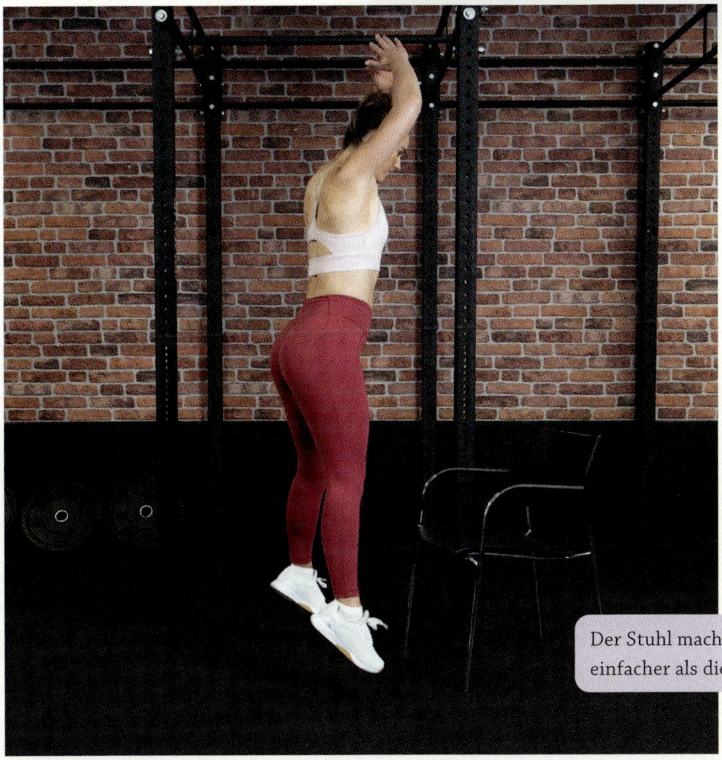

E ▶ Kraftvoll mit beiden Füßen zu einem Sprung hochdrücken, dabei die Arme nach oben ziehen. Nächste Wiederholung. Eine Minute lang so viele Wiederholungen wie möglich absolvieren, dann 20 Sekunden Pause. Drei Sets.

Der Stuhl macht die Übung deutlich einfacher als die Variante am Boden.

Einarmige Brustpresse mit Widerstandsband

Funktionskreise **Rumpf, Arme** Schwerpunkt(e) **Brust, Arme, Schultern** ☐ Cardio ■ Kraft ☐ Stretching/Mobilisation

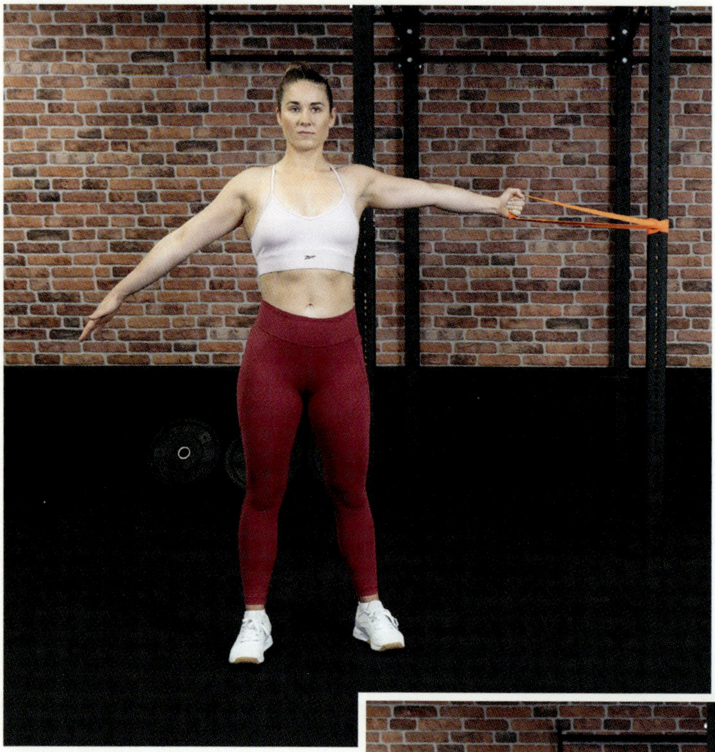

A ▶ Ein Widerstandsband an einem Pfosten oder einer Befestigung auf Schulterhöhe fixieren. Band in die linke Hand nehmen, Oberkörper leicht nach rechts drehen und den rechten Arm auf Schulterhöhe seitlich ausstrecken

B ▶ Den rechten Arm langsam und kontrolliert, auf Schulterhöhe bis vor den Körper führen. Arm wieder zur Seite ziehen, die nächste Wiederholung absolvieren. Zehnmal auf jeder Seite wiederholen.

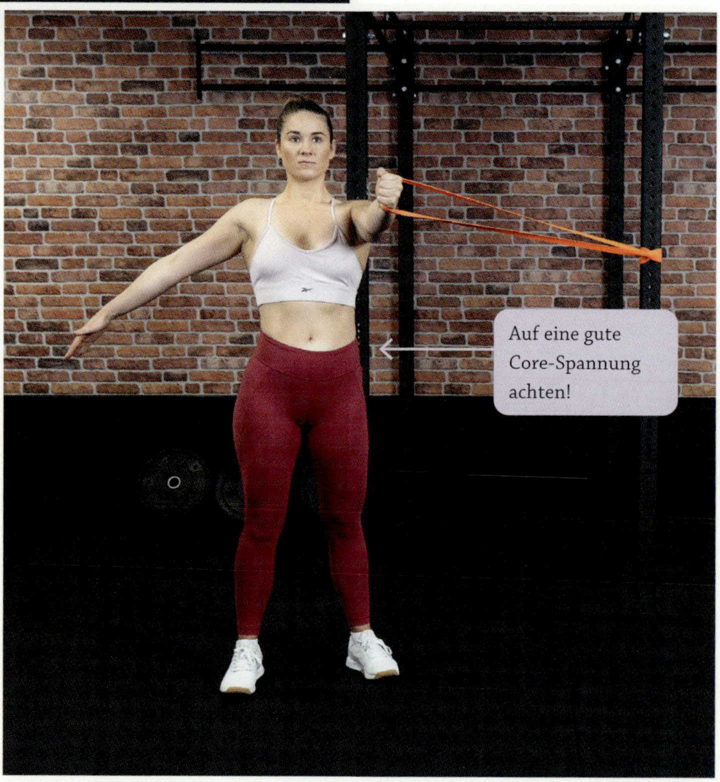

Einbeiniges Kreuzheben mit Stuhl

Funktionskreise **Kopf, Rumpf, Arme, Beine** Schwerpunkt(e) **Rücken, Core-Muskulatur**
☐ Cardio ■ Kraft ☐ Stretching/Mobilisation

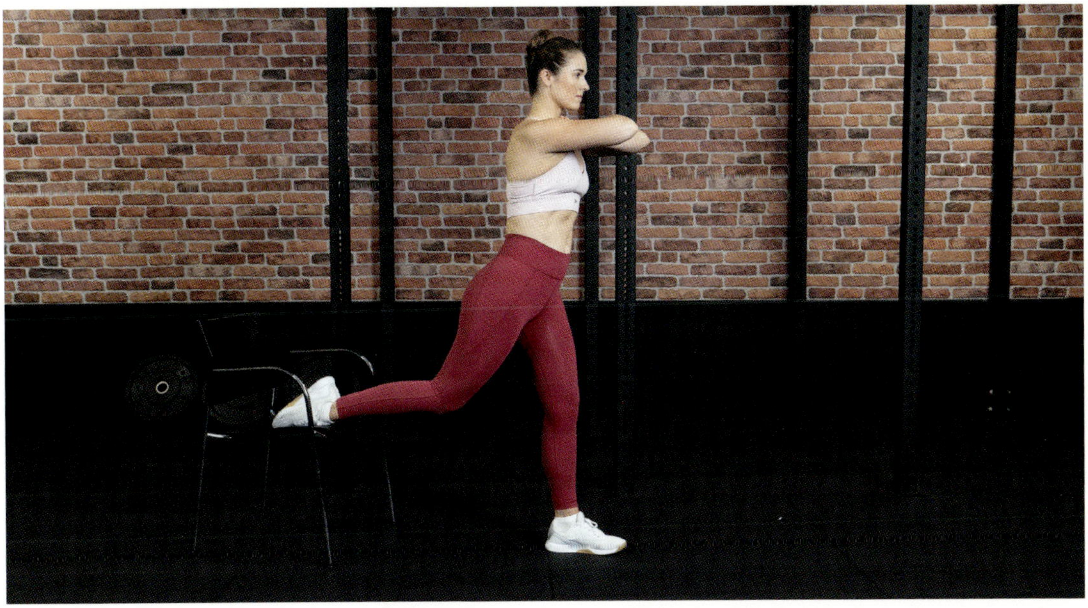

A ▶ Ein Widerstandsband an einem Pfosten oder einer Befestigung auf Schulterhöhe fixieren. Band in die linke Hand nehmen, Oberkörper leicht nach rechts drehen und den rechten Arm auf Schulterhöhe seitlich ausstrecken.

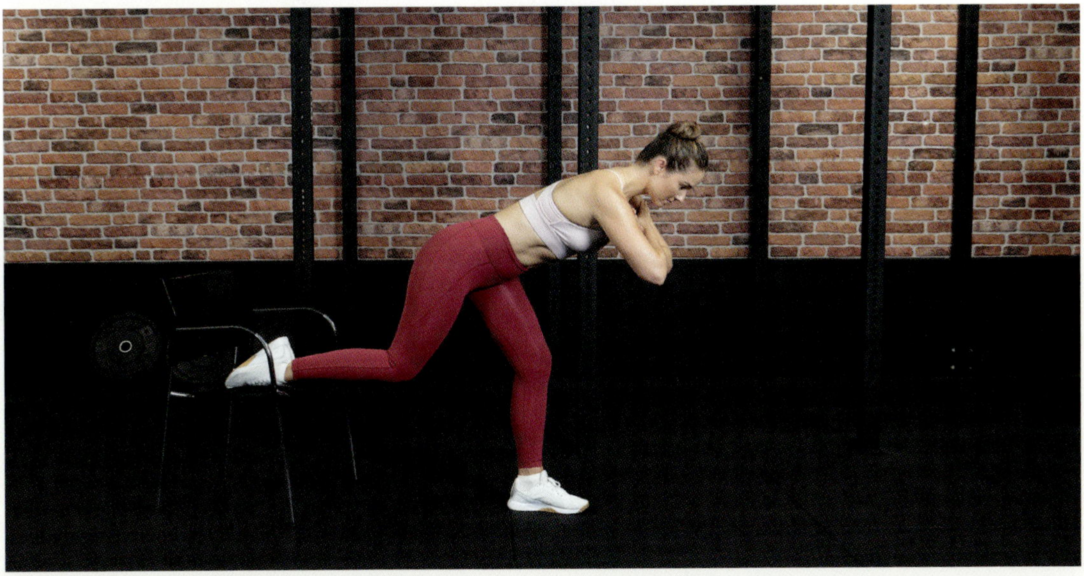

B ▶ Den rechten Arm langsam und kontrolliert, auf Schulterhöhe bis vor den Körper führen. Arm wieder zur Seite ziehen, die nächste Wiederholung absolvieren. Nach zehn Wiederholungen Seite wechseln.

Einbeinige Kniebeuge mit Stuhl

Funktionskreise **Kopf, Rumpf, Arme, Beine** Schwerpunkt(e) **Beine, Gesäß** ☐ Cardio ■ Kraft ☐ Stretching/Mobilisation

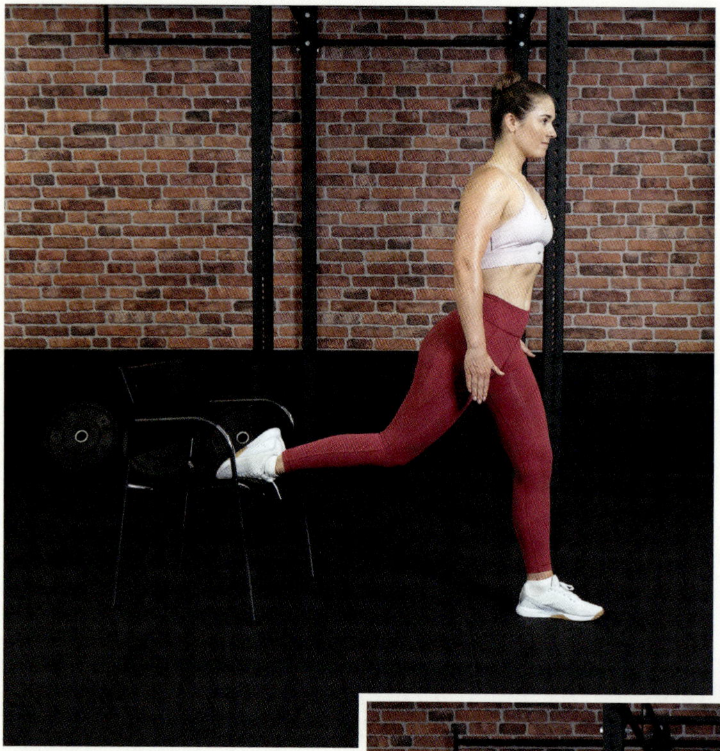

A ▶ Vor einen Stuhl stellen, die Körperrückseite der Sitzfläche zuwenden. Den rechten Fußrücken auf der Sitzfläche ablegen, mit links einen großen Schritt nach vorn machen. Arme locker neben dem Körper halten.

B ▶ Beide Knie tief beugen, den Oberkörper leicht nach vorn neigen und das rechte Knie bis knapp über dem Boden absenken. Wieder hochdrücken, nächste Wiederholung. Insgesamt zehn Wiederholungen je Seite.

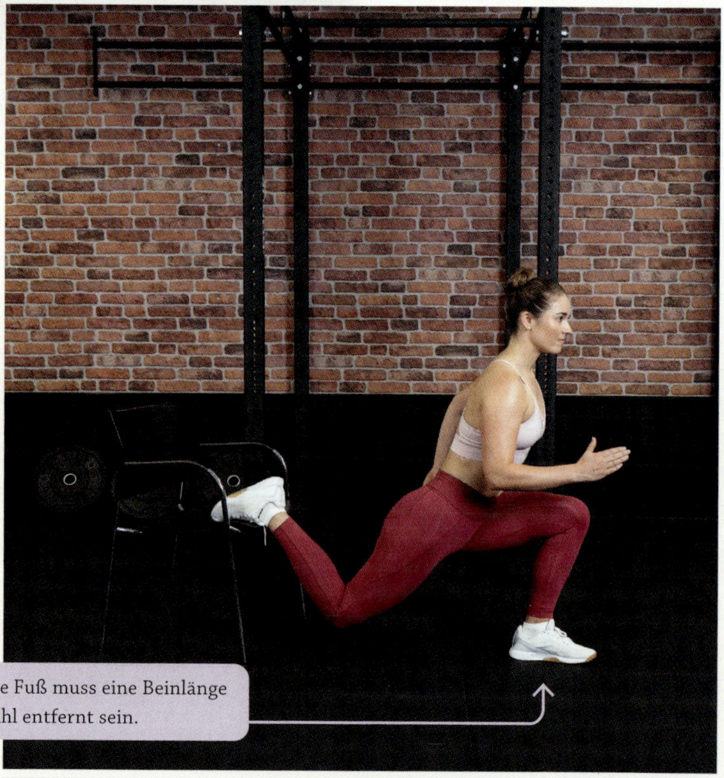

Der linke Fuß muss eine Beinlänge vom Stuhl entfernt sein.

Beckenheben mit Stuhl

Funktionskreise **Rumpf, Beine** Schwerpunkt(e) **Beine, Gesäß** ☐ Cardio ■ Kraft ☐ Stretching/Mobilisation

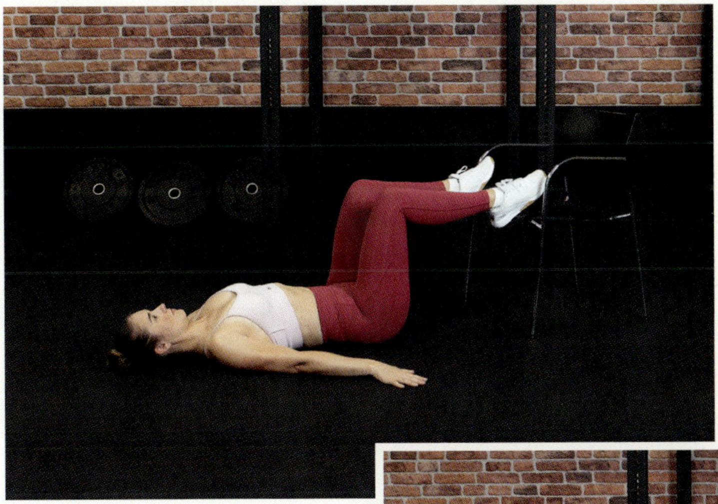

A ▶ Vor einen Stuhl legen und die Füße auf die Kante der Sitzfläche stützen. Ober- und Unterschenkel bilden einen 90-Grad-Winkel. Arme locker neben dem Körper ablegen.

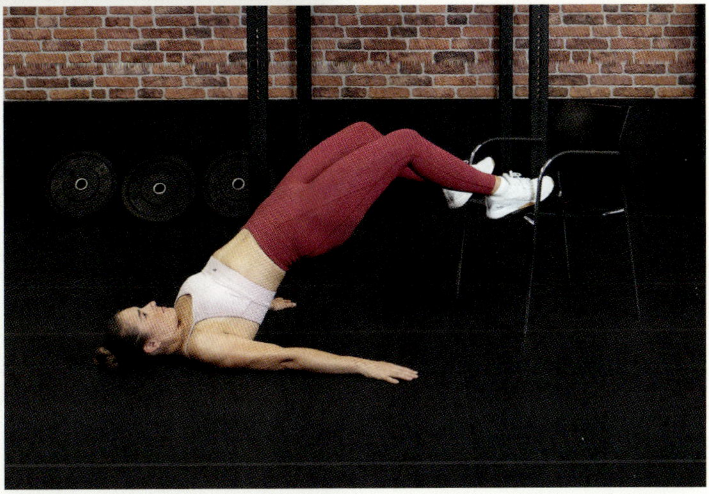

B ▶ Druck aufbauen und das Becken anheben, bis Oberkörper und Oberschenkel sich auf einer Linie befinden. Wieder senken, nicht mehr ablegen und die nächste Wiederholung durchführen. Zehnmal, ggfs. Seite wechseln (Variante).

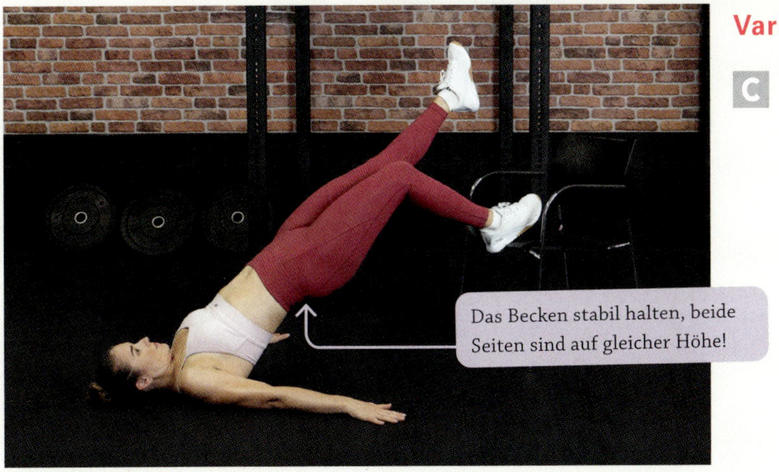
Das Becken stabil halten, beide Seiten sind auf gleicher Höhe!

Variante: mit einem Bein

C ▶ In der Ausgangsposition das rechte Bein von der Sitzfläche lösen und ausstrecken. Becken anheben, das rechte Bein dabei angehoben halten. Becken wieder senken, aber nicht mehr ablegen, nächste Wiederholung.

Squat mit Langhantel und Hantelbank

Funktionskreise **Kopf, Rumpf, Arme, Beine** Schwerpunkt(e) **Beine, Gesäß** ☐ Cardio ■ Kraft ☐ Stretching/Mobilisation

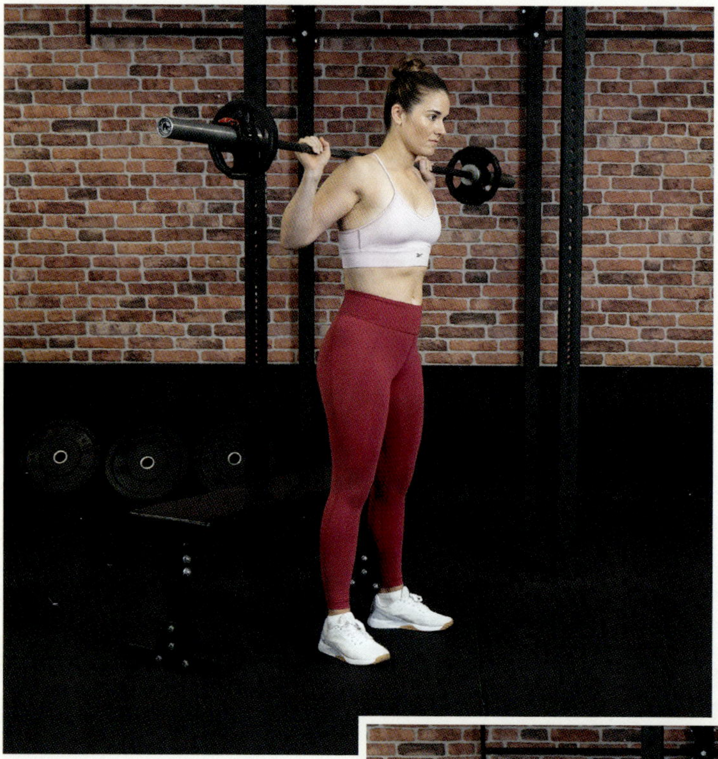

A ▶ Eine Langhantel auf die Schultern legen und vor eine Hantelbank stellen. Körperrückseite der Hantelbank zuwenden. Füße ungefähr hüftweit öffnen. Körperspannung aufbauen, den Rücken gerade halten und den Kopf in Verlängerung der Wirbelsäule halten. Die Langhantel ruht auf der Muskulatur, die Wirbelsäule ist komplett frei.

B ▶ Beide Knie tief beugen und das Gesäß nach hinten bis knapp über die Sitzfläche absenken, dann sofort wieder hochdrücken. Nächste Wiederholung anschließen. Zehn Wiederholungen.

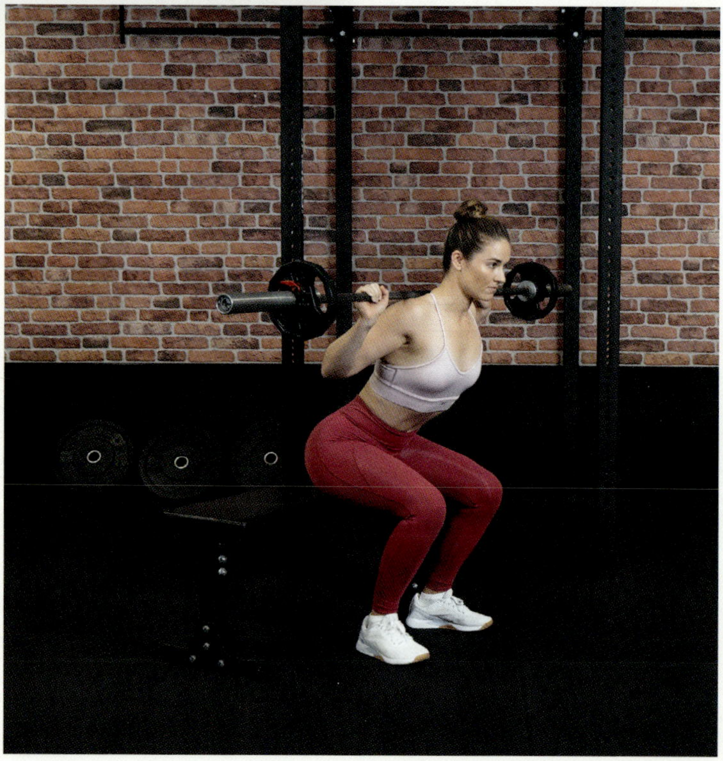

Rückenheben mit Langhantel auf der Hantelbank sitzend

Funktionskreise **Kopf, Rumpf, Arme** Schwerpunkt(e) **Rücken, Core-Muskulatur**
☐ Cardio ■ Kraft ☐ Stretching/Mobilisation

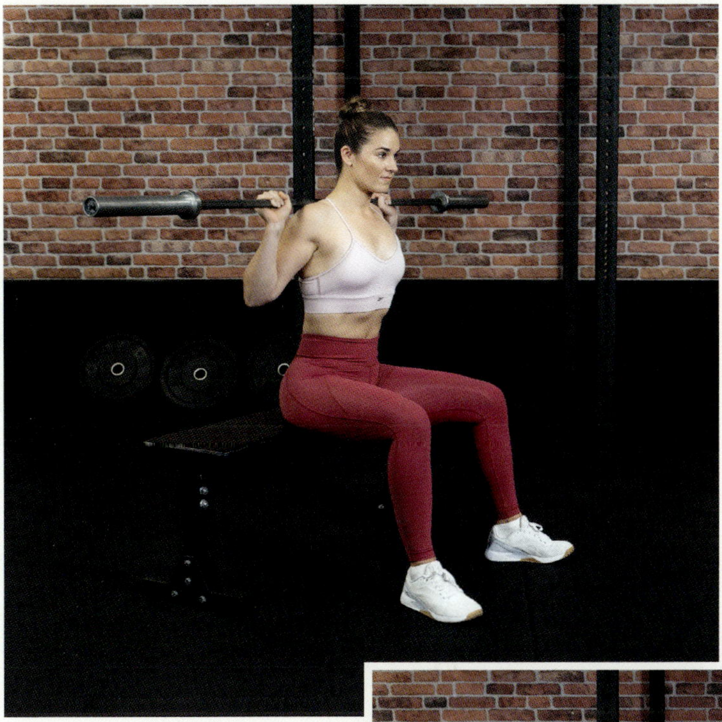

A ▶ Langhantel auf die Schultern legen, dann auf eine Hantelbank setzen. Beine weit öffnen. Bauch und Rücken anspannen.

B ▶ Den Oberkörper gerade aus der Hüfte heraus nach vorn neigen, bis der Oberkörper fast die Beine berührt. Oberkörper gestreckt wieder anheben, dann die nächste Wiederholung durchführen. Zehnmal wiederholen.

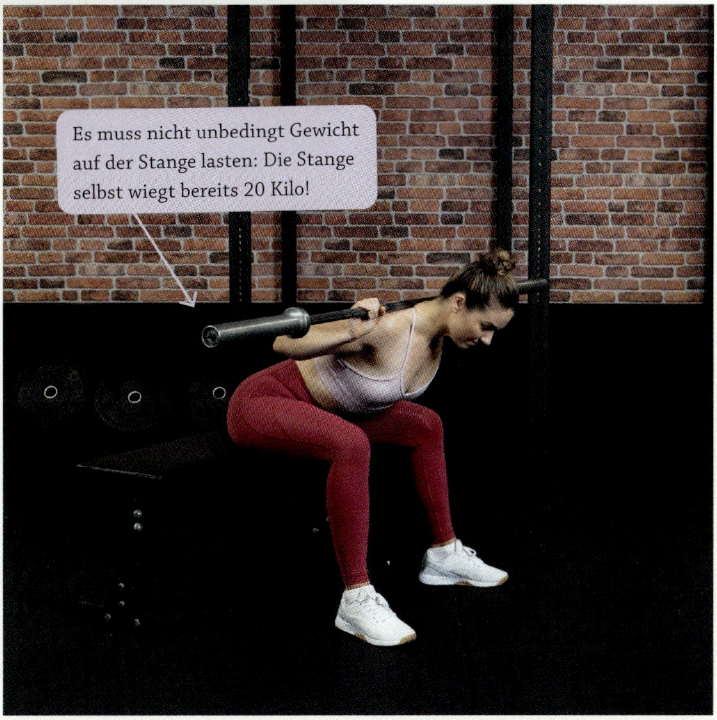
Es muss nicht unbedingt Gewicht auf der Stange lasten: Die Stange selbst wiegt bereits 20 Kilo!

STRETCHING UND YOGA

Der Sonnengruß, auch Sonnengebet genannt, kann langsam oder dynamisch ausgeführt werden. Übst du ihn zügig, kannst du ihn zum Aufwärmen verwenden: Gerade im Sommer eine schöne Option.

A ▸ Aufrecht stehen, Füße hüftweit öffnen. Arme locker neben dem Körper herabhängen lassen.

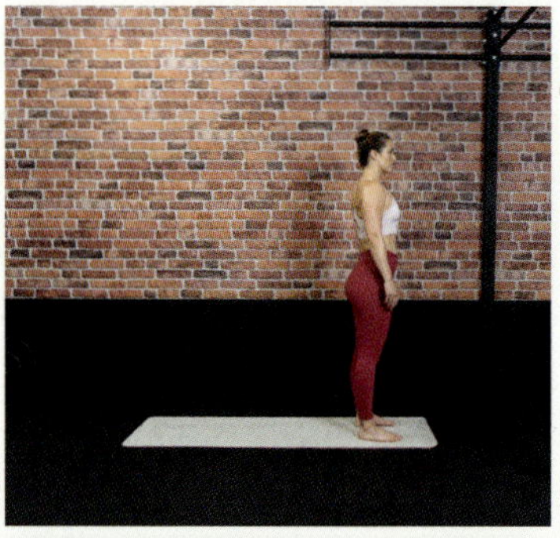

B ▸ Einatmen und die Arme über die Seite nach oben heben.

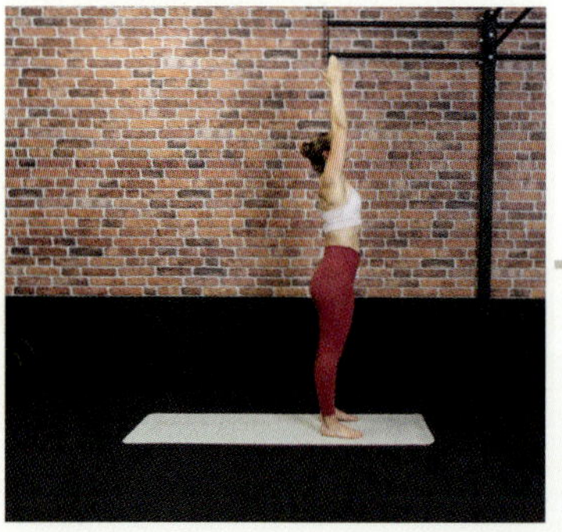

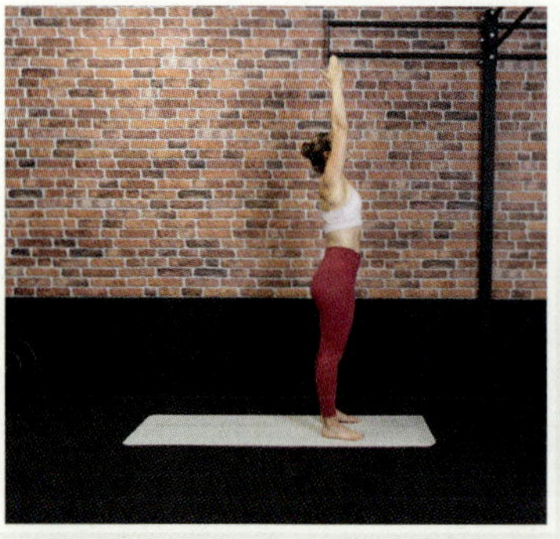

I ▸ Beine strecken, Oberkörper und Arme über die Seiten anheben, einatmen.

J ▸ Arme sinken lassen, ausatmen.

Sonnengruß

Funktionskreise **Kopf, Rumpf, Arme, Beine** Schwerpunkt(e) **Ganzkörper, Cardio**

■ Cardio ■ Kraft ■ Stretching/Mobilisation

▶ Der Sonnengruß sollte drei- bis fünfmal im dynamischen Fluss wiederholt werden.

C ▶ Oberkörper aus der Hüfte heraus nach vorn beugen, Handflächen auf den Boden setzen und dabei ausatmen.

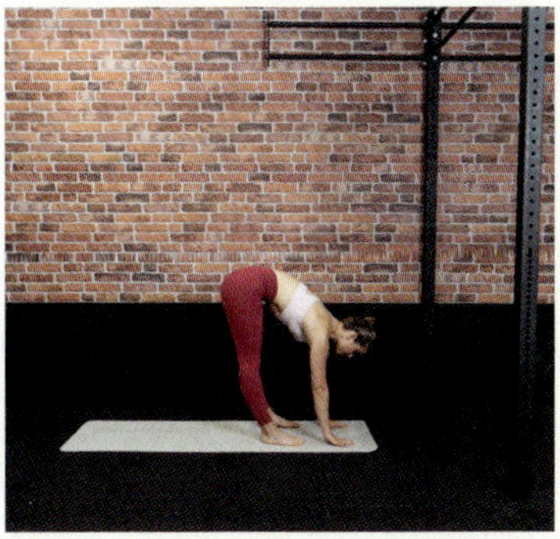

D ▶ Einatmen und mit den Füßen nacheinander nach hinten steigen, in die Liegestützposition kommen.

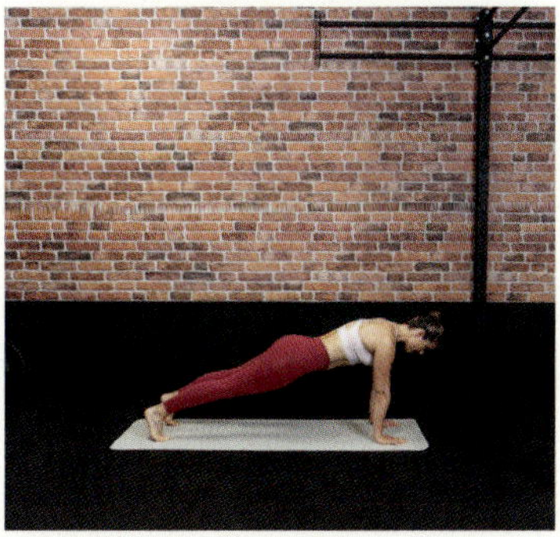

E ▶ Arme beugen, Oberkörper absenken, ausatmen.

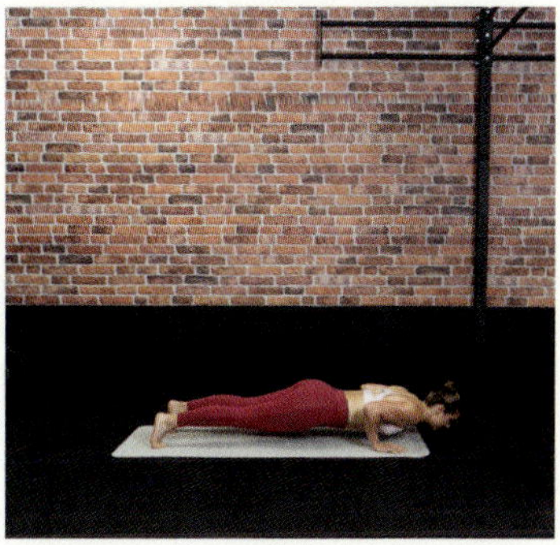

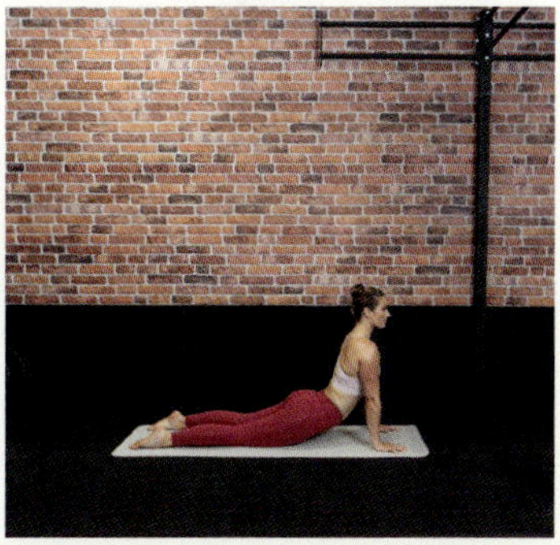

F ▶ Einatmen, Arme durchdrücken, Hüften sinken lassen, aber nicht ablegen.

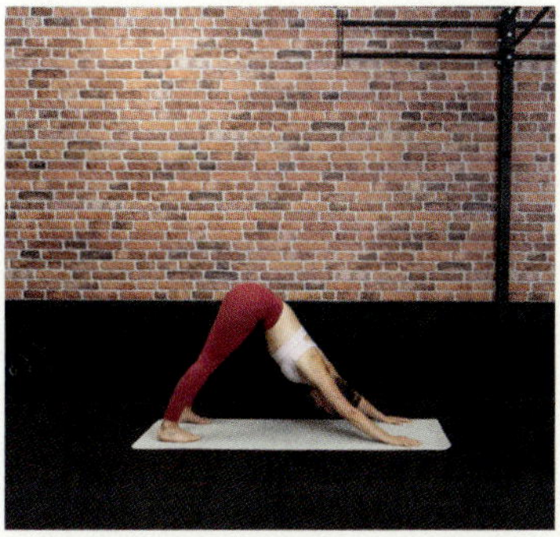

G ▶ Becken nach hinten schieben und anheben, ausatmen, Füße flach auf den Boden setzen. Fersen und Handflächen zum Boden drücken. Der Körper bildet ein umgedrehtes V.

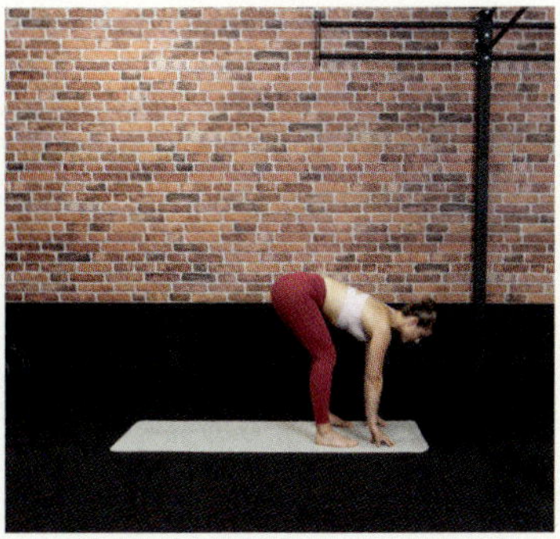

H ▶ Einatmen, mit den Füßen nacheinander nach vorn hinter die Handgelenke steigen. Ausatmen, Oberkörper über die Beine sinken lassen.

Stuhlhaltung

ÜBUNG 163

Funktionskreise **Kopf, Rumpf, Arme, Beine** Schwerpunkt(e) **Beine, Gesäß, Core-Muskulatur**
☐ Cardio ■ Kraft ■ Stretching/Mobilisation

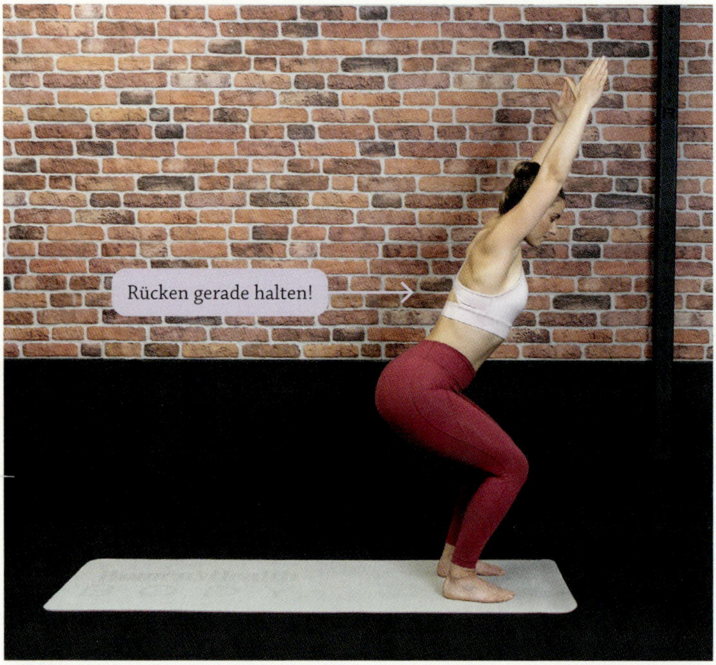

- Im hüftweiten Stand beginnen. Knie beugen, Gesäß nach hinten sinken lassen und die Arme über die Seiten neben die Ohren ziehen. Drei Atemzüge halten, dann aufrichten. Endposition drei bis fünf Atemzüge lang halten. Den Po absenken, so weit es geht. Gewicht dabei tendenziell auf die Fersen verlagern, den Nabel nach innen ziehen und den Rücken gestreckt halten.

Kriegerhaltung 1

ÜBUNG 164

Funktionskreise **Kopf, Rumpf, Arme, Beine** Schwerpunkt(e) **Beine, Gesäß, Dehnung**
☐ Cardio ■ Kraft ■ Stretching/Mobilisation

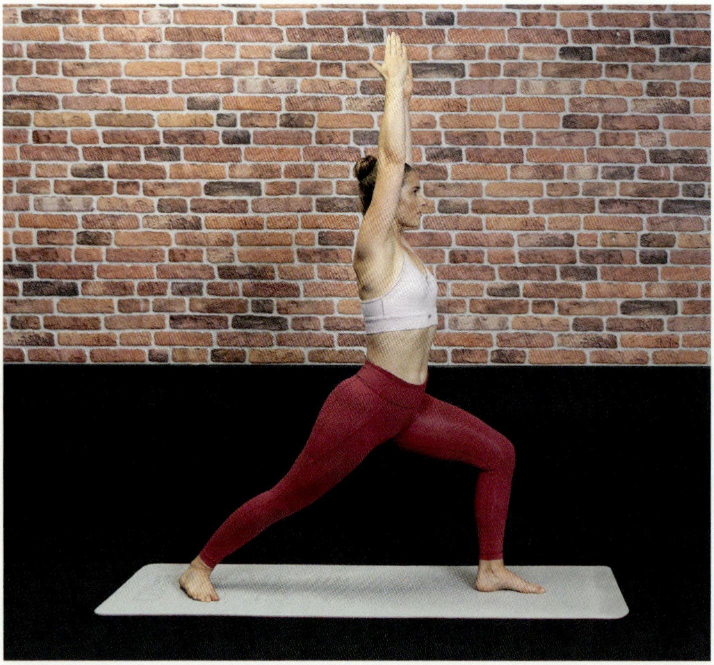

- Im hüftweiten Stand beginnen. Mit rechts einen großen Schritt nach hinten machen, Fuß komplett auf den Boden setzen. Hüfte nach vorn drehen. Arme über die Seiten anheben, linkes Knie beugen. Rechtes Bein ist gestreckt. Die Handflächen berühren sich. Drei Atemzüge, dann lösen und Seite wechseln. Endposition drei bis fünf Atemzüge lang halten, dann lösen und auf der anderen Seite wiederholen.

Kriegerhaltung 2

Funktionskreise **Kopf, Rumpf, Arme, Beine** Schwerpunkt(e) **Beine, Gesäß, Dehnung**
☐ Cardio ■ Kraft ■ Stretching/Mobilisation

- Im hüftweiten Stand beginnen, mit rechts einen großen Schritt nach hinten machen, Fuß auf den Boden setzen. Arme über die Seiten heben, dann Hüften, Arme und Schultern zur rechten Seite öffnen und Arme bis auf Schulterhöhe sinken lassen. Drei Atemzüge halten, dann lösen und auf der anderen Seite wiederholen. Endposition drei bis fünf Atemzüge lang halten, dann lösen und auf der anderen Seite wiederholen.

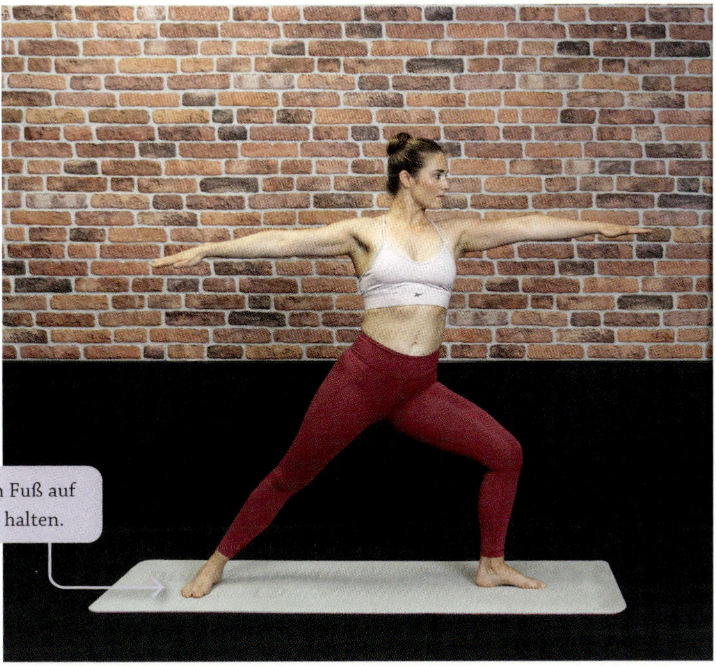

Umgekehrter Krieger

Funktionskreise **Kopf, Rumpf, Arme, Beine** Schwerpunkt(e) **Beine, Flanke, Dehnung**
☐ Cardio ■ Kraft ■ Stretching/Mobilisation

- Im hüftweiten Stand beginnen, mit rechts einen großen Schritt nach hinten machen. Fuß auf den Boden setzen. Linkes Knie tief beugen, rechtes Bein strecken. Linken Arm über den Kopf nach hinten ziehen, dabei den Oberkörper nach hinten neigen. Rechte Hand ruht locker auf dem rechten Oberschenkel. Drei Atemzüge lang halten, dann lösen und Seite wechseln. Endposition drei bis fünf Atemzüge lang halten, dann lösen und auf der anderen Seite wiederholen.

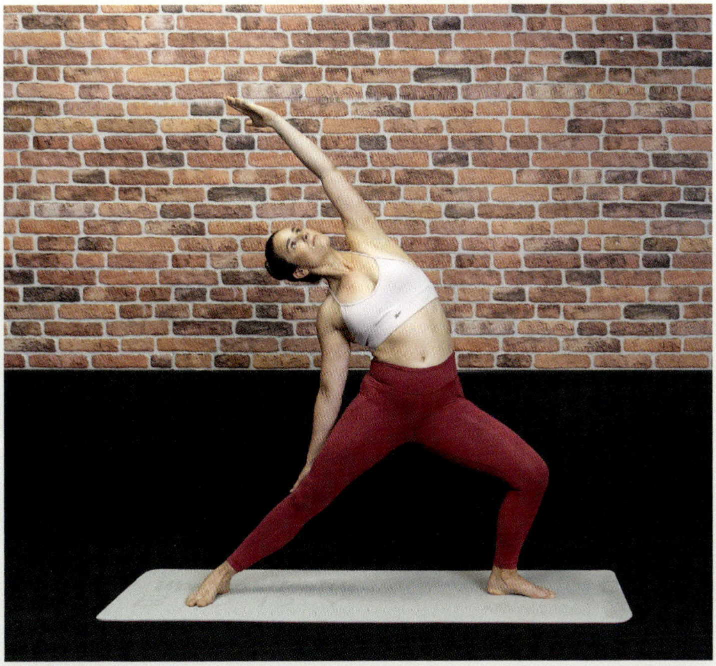

ÜBUNG 167

Gestreckter Winkel

Funktionskreise **Kopf, Rumpf, Arme, Beine** Schwerpunkt(e) **Beine, Flanke, Dehnung**
☐ Cardio ■ Kraft ■ Stretching/Mobilisation

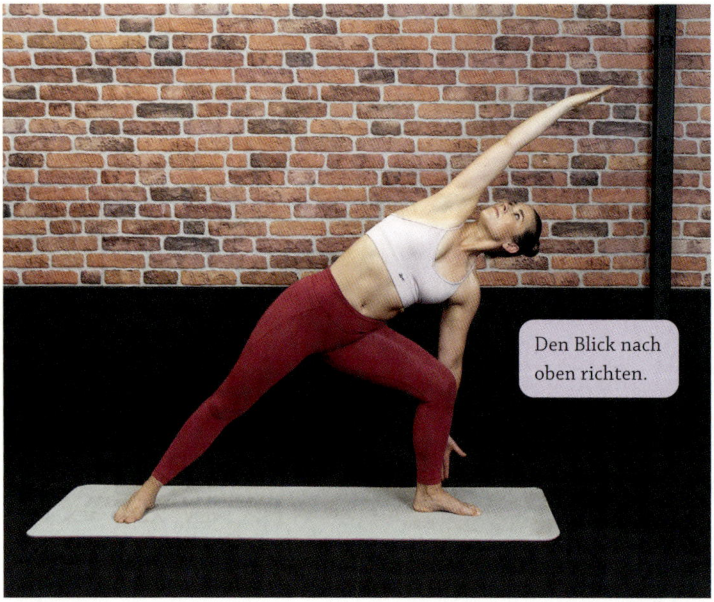

▶ Im hüftweiten Stand beginnen. Mit rechts einen großen Schritt nach hinten machen, Fuß auf den Boden setzen. Linkes Knie tief beugen, rechtes Bein strecken. Linke Hand an der linken Wade Richtung Boden sinken lassen, mit dem rechten Arm einen großen Bogen über den Kopf nach vorn beschreiben und den Oberkörper sinken lassen. Tiefste Position drei Atemzüge lang halten, dann lösen und auf der anderen Seite wiederholen. Endposition drei bis fünf Atemzüge lang halten, dann lösen und auf der anderen Seite wiederholen.

ÜBUNG 168

Kriegerhaltung 3

Funktionskreise **Kopf, Rumpf, Arme, Beine** Schwerpunkt(e) **Beine, Körperspannung, Balance**
☐ Cardio ■ Kraft ■ Stretching/Mobilisation

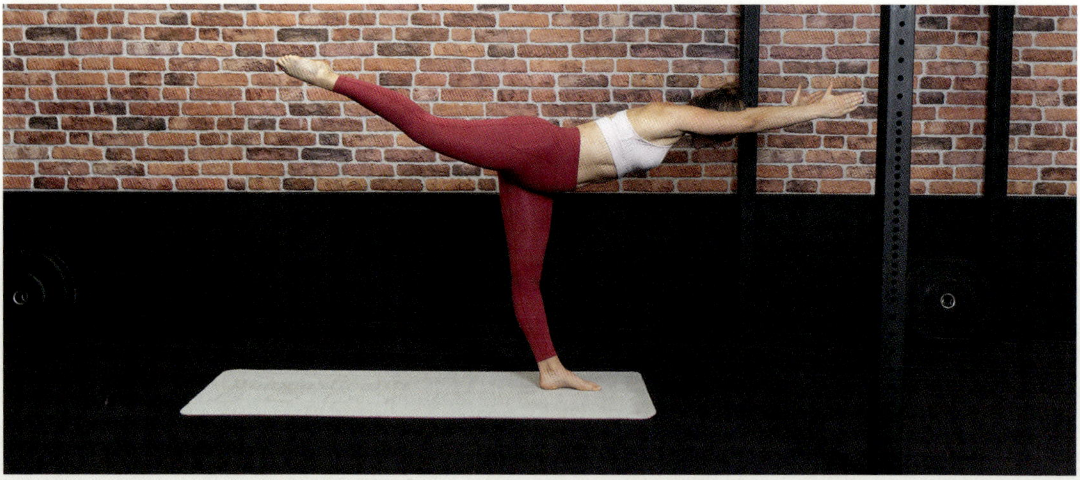

▶ Im Stand beginnen, Füße geschlossen halten. Gewicht auf das linke Bein verlagern, das rechte Bein nach hinten strecken und vom Boden lösen. Hüften parallel halten. Das rechte Bein anheben, gleichzeitig den Oberkörper aus der Hüfte heraus nach vorn neigen, bis er parallel zum Boden ist. Arme neben den Ohren halten und nach vorn ausstrecken. Tiefste Position drei Atemzüge lang halten, dann wieder aufrichten und Seite wechseln. Endposition drei bis fünf Atemzüge lang halten, dann lösen und auf der anderen Seite wiederholen.

Beindehnung im Stehen

Funktionskreise **Kopf, Rumpf, Arme, Beine** Schwerpunkt(e) **Beine, Körperspannung, Balance**
☐ Cardio ■ Kraft ■ Stretching/Mobilisation

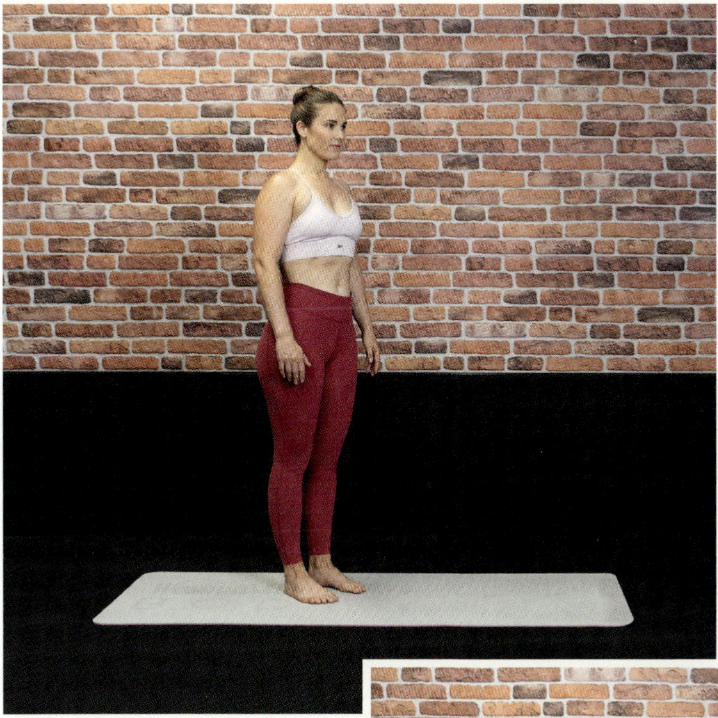

A ▶ Aufrecht stehen, Beine geschlossen halten. Arme locker neben dem Körper halten. Bauchspannung aufbauen. Den Blick nach vorn richten und den Kopf in Verlängerung der Wirbelsäule halten.

B ▶ Rechtes Knie beugen und den Fuß mit der rechten Hand greifen, dann das rechte Bein nach vorn ausstrecken. Linke Hand an die Hüfte. Drei Atemzüge lang halten, dann die Seite wechseln. Endposition drei bis fünf Atemzüge lang halten, dann lösen und auf der anderen Seite wiederholen.

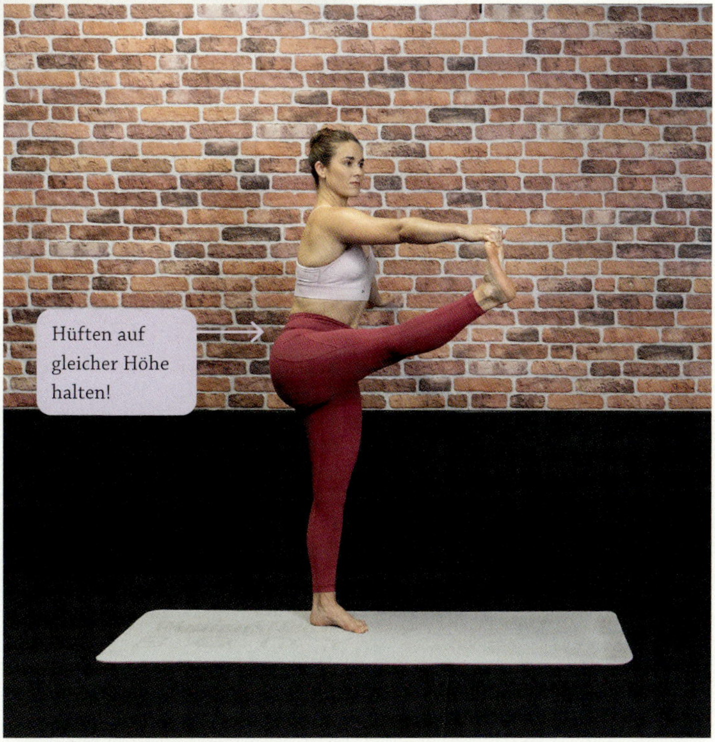

Halbmondhaltung

Funktionskreise **Kopf, Rumpf, Arme, Beine** Schwerpunkt(e) **Beine, Balance**

☐ Cardio ■ Kraft ■ Stretching/Mobilisation

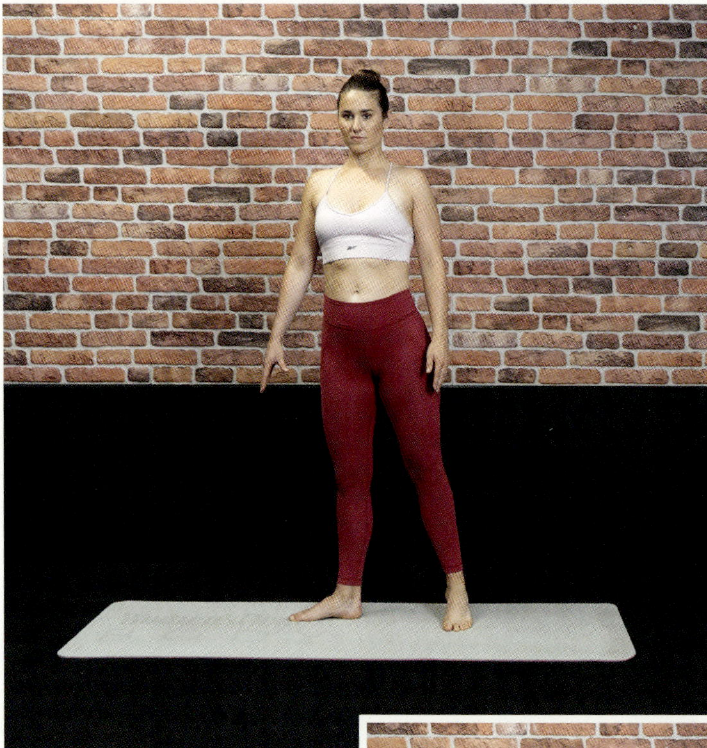

A ▶ Aufrecht hinstellen, dann das Gewicht auf das rechte Bein verlagern und das linke Bein zur Seite abspreizen. Arme locker neben dem Körper halten. Rechtes Knie aktivieren und Kniescheibe hochziehen, der Oberschenkel ist angespannt.

B ▶ Rechte Hand vor dem rechten Fuß auf den Boden setzen, dann das linke Bein anheben, bis es sich auf Hüfthöhe befindet. Den linken Arm nach oben strecken, Blick nach vorn richten. Rechtes Bein ist gestreckt. Drei Atemzüge lang halten, dann die Seite wechseln. Endposition drei bis fünf Atemzüge lang halten, dann lösen und auf der anderen Seite wiederholen.

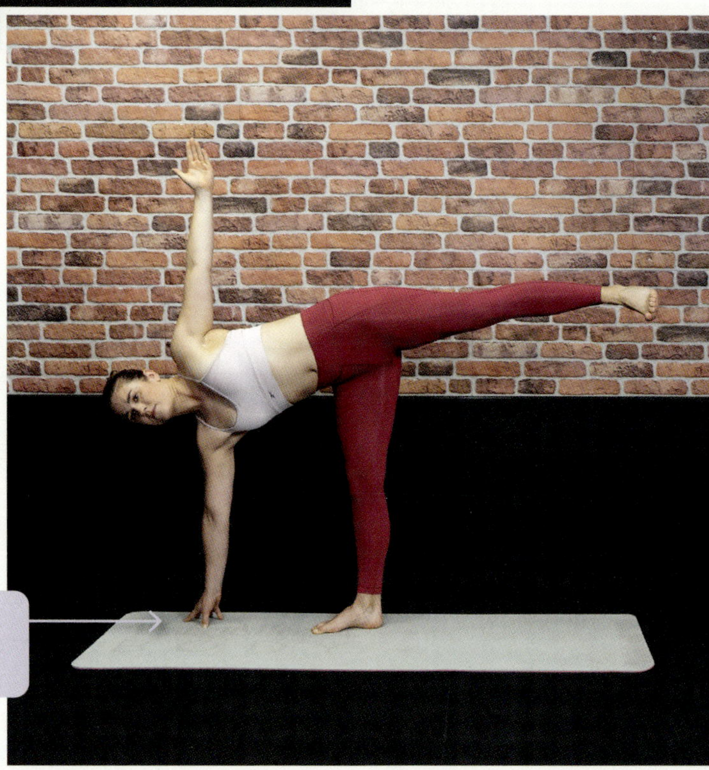

Wenn die Hand noch nicht den Boden erreicht, einen Block oder ein dickes Buch unterlegen!

Vorbeuge in der Grätsche

Funktionskreise **Kopf, Rumpf, Arme, Beine** Schwerpunkt(e) **Beinrückseiten, unterer Rücken**
☐ Cardio ■ Kraft ■ Stretching/Mobilisation

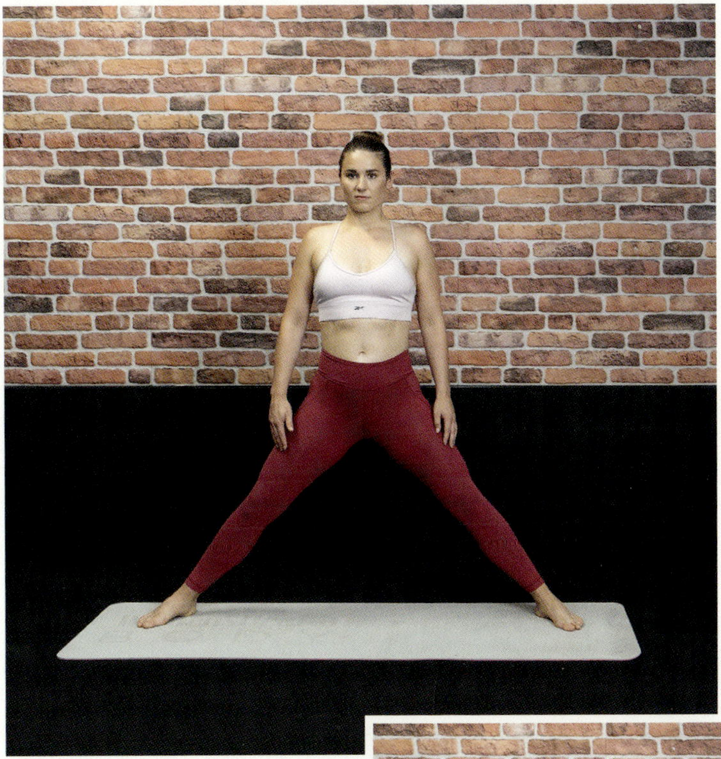

A

- Beine sehr weit grätschen, Oberkörper aufrecht halten, Arme locker neben dem Körper halten.

B

- Oberkörper aus der Hüfte heraus gestreckt nach vorn neigen. Handflächen in Linie mit den Füßen aufstellen, den Scheitel wenn möglich zum Boden bringen. Fünf Atemzüge halten, dann lösen. Endposition drei bis fünf Atemzüge lang halten, dann langsam lösen.

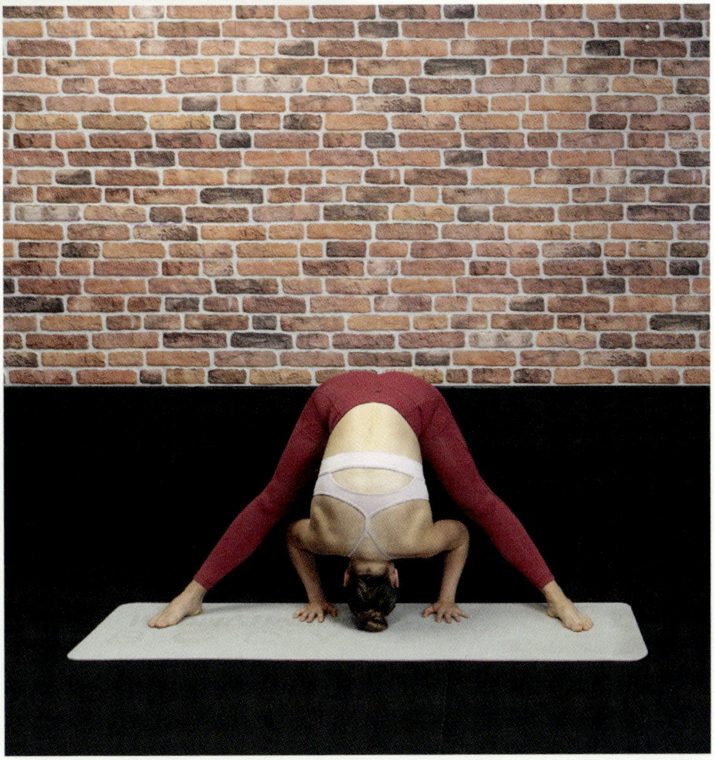

Krähen-Haltung

Funktionskreise **Kopf, Rumpf, Arme, Beine** Schwerpunkt(e) **Arme, Schultern, Balance**
☐ Cardio ■ Kraft ■ Stretching/Mobilisation

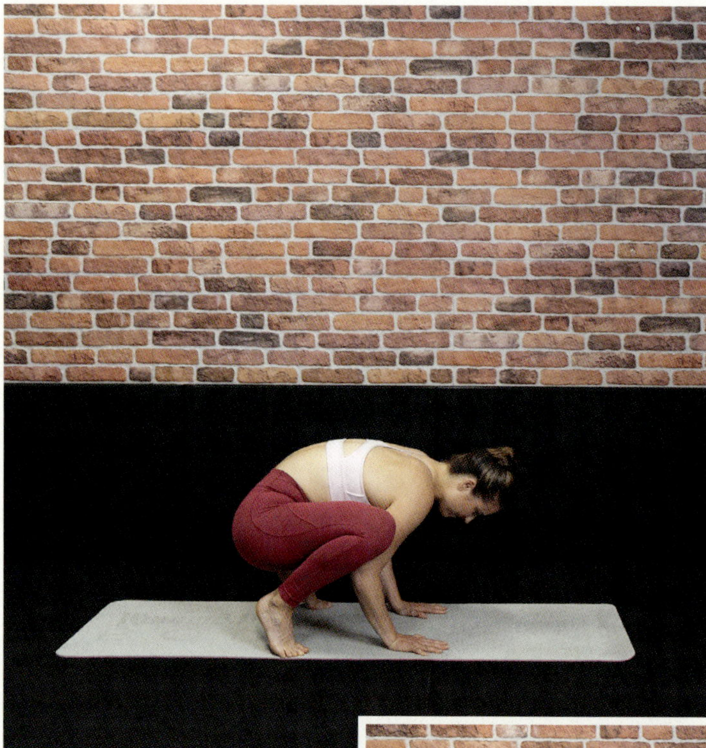

A ▶ Beine schulterweit grätschen, dann die Hände vor den Füßen zum Boden bringen. Knie knapp unterhalb der Achseln auf die Oberarme setzen, Fersen anheben und Gewicht auf die Arme verlagern.

B ▶ Das Gewicht dann komplett auf die Hände verlagern. Gesäß und Füße anheben. Die schwebende Position drei Atemzüge lang halten, dann langsam lösen. Endposition drei bis fünf Atemzüge lang halten, dann kontrolliert und langsam lösen.

Wenn sich noch nicht beide Füße vom Boden heben lassen, mit einem Fuß beginnen!

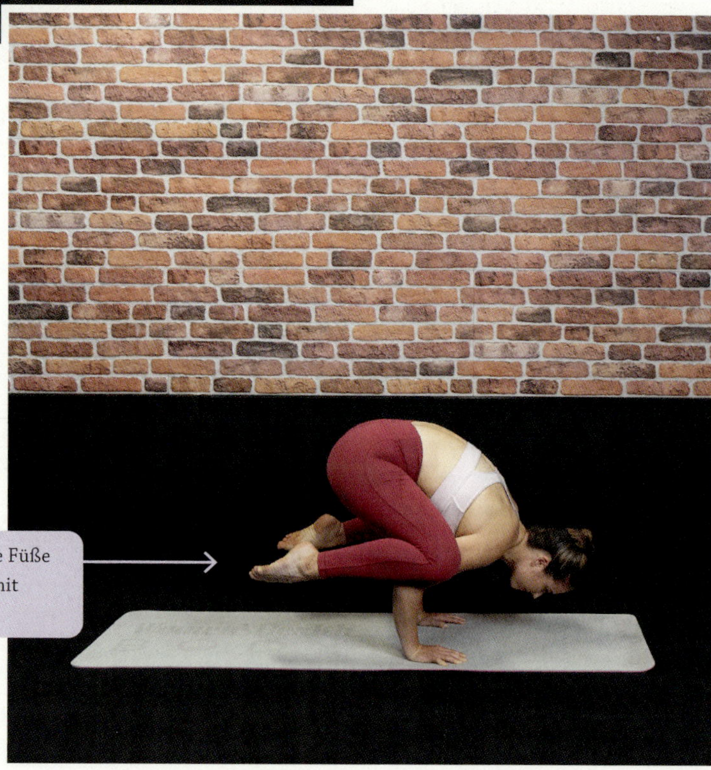

Krokodilhaltung

ÜBUNG 173

Funktionskreise **Kopf, Rumpf, Arme, Beine** Schwerpunkt(e) **Wirbelsäule, Entspannung**

☐ Cardio ☐ Kraft ■ Stretching/Mobilisation

- In der Rückenlage beginnen. Füße flach auf den Boden stellen, Beine geschlossen, halten. Arme auf Schulterhöhe seitlich ausstrecken. Beide Knie langsam und kontrolliert nach links sinken lassen, den Blick nach rechts richten. Fünf Atemzüge lang halten, dann lösen und die Seite wechseln. Endposition drei bis fünf Atemzüge lang halten, dann lösen und auf der anderen Seite wiederholen.

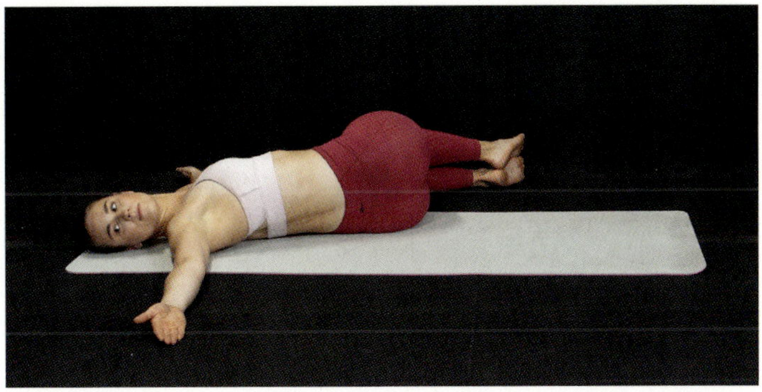

Rückendehnung

ÜBUNG 174

Funktionskreise **Kopf, Rumpf, Arme, Beine** Schwerpunkt(e) **Rücken, Entspannung**

☐ Cardio ☐ Kraft ■ Stretching/Mobilisation

- Die Beine im Sitzen kreuzen. Oberkörper aufrichten und aus der Hüfte heraus so gerade wie möglich nach vorn neigen, dabei die Arme ebenfalls nach vorn ziehen. Den Kopf in der tiefsten Position sinken lassen. Fünf Atemzüge lang halten, dann langsam wieder aufrichten. Endposition drei bis fünf Atemzüge lang halten, dann lösen.

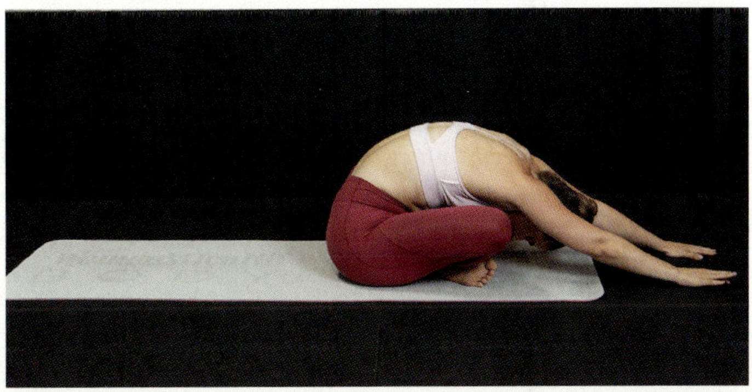

Bein- und Schulterdehnung

ÜBUNG 175

Funktionskreise **Kopf, Rumpf, Arme, Beine** Schwerpunkt(e) **Beine, Dehnung**

☐ Cardio ■ Kraft ■ Stretching/Mobilisation

- In der Liegestützposition beginnen. Handgelenke unter den Schultern aufsetzen. Beine und Oberkörper zunächst auf einer Linie halten. Dann das Becken anheben, bis der Körper ein umgedrehtes V bildet. Gewicht auf die rechte Hand verlagern und mit der linken Hand von außen an den rechten Knöchel greifen. Drei Atemzüge lang halten, dann zurück in das umgedrehte V kommen und die Bewegung zur anderen Seite wiederholen. Endposition drei bis fünf Atemzüge lang halten, dann lösen und auf der anderen Seite wiederholen.

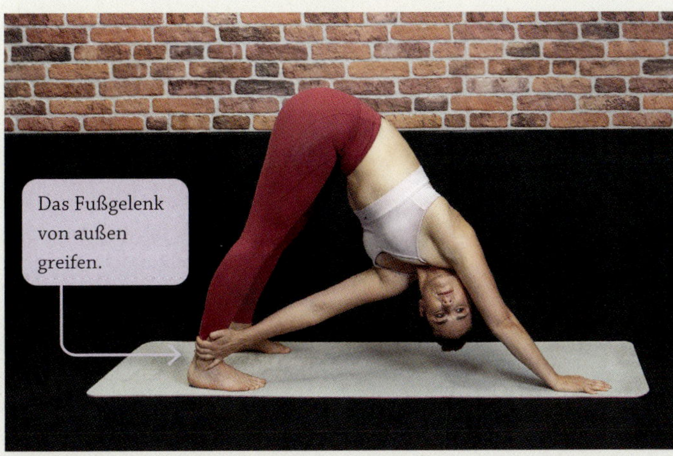

Dreieckshaltung

Funktionskreise **Kopf, Rumpf, Arme, Beine** Schwerpunkt(e) **Beine, Flanke, Dehnung**
☐ Cardio ☐ Kraft ■ Stretching/Mobilisation

ÜBUNG 176

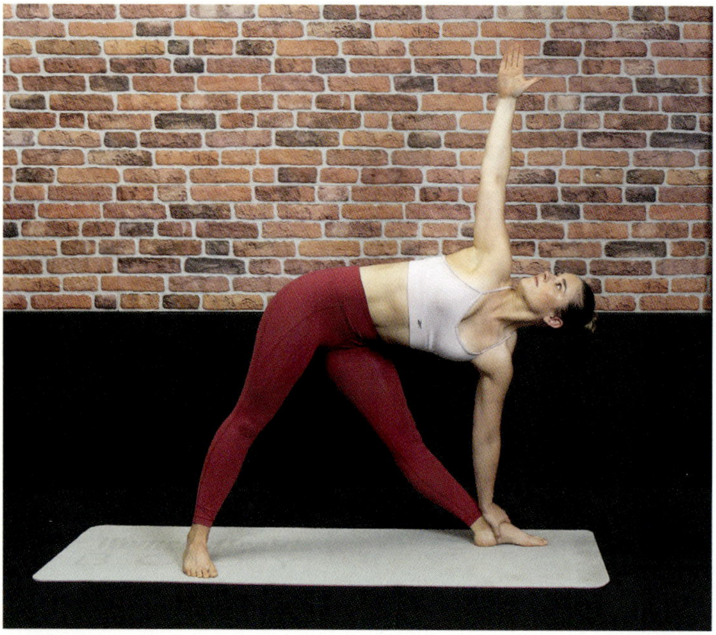

▶ Im Stand beginnen. Mit rechts einen großen Ausfallschritt nach hinten machen, den ganzen Fuß auf den Boden setzen. Beide Beine strecken. Arme auf Schulterhöhe ausstrecken. Den linken Arm weit nach vorn ziehen, dann Richtung linken Knöchel sinken lassen. Den rechten Arm nach oben ausstrecken, den Blick zur rechten Hand richten. Drei Atemzüge lang halten, dann lösen und auf der anderen Seite wiederholen. Endposition drei bis fünf Atemzüge lang halten, dann lösen und auf der anderen Seite wiederholen.

Dehnung der Beinrückseite

Funktionskreise **Kopf, Rumpf, Arme, Beine** Schwerpunkt(e) **Beine, Flanke, Dehnung**
☐ Cardio ☐ Kraft ■ Stretching/Mobilisation

ÜBUNG 177

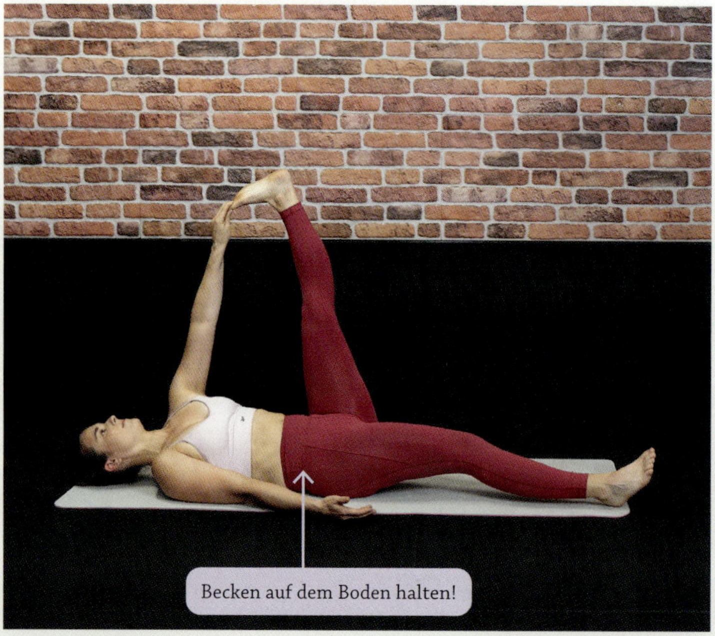

▶ In der Rückenlage beginnen. Beide Beine ausstrecken, die Arme neben dem Körper ablegen. Linkes Knie zur Brust ziehen und die Fußspitze mit der linken Hand fassen. Beide Beine sind gestreckt, die rechte Ferse und die rechte Wade dabei in den Boden drücken. Drei Atemzüge lang halten, dann lösen und mit dem anderen Bein wiederholen. Endposition drei bis fünf Atemzüge lang halten, dann lösen und auf der anderen Seite wiederholen.

Katze-Kuh-Rückendehnung

Funktionskreise **Kopf, Rumpf, Arme, Beine** Schwerpunkt(e) **Rücken** ☐ Cardio ☐ Kraft ■ Stretching/Mobilisation

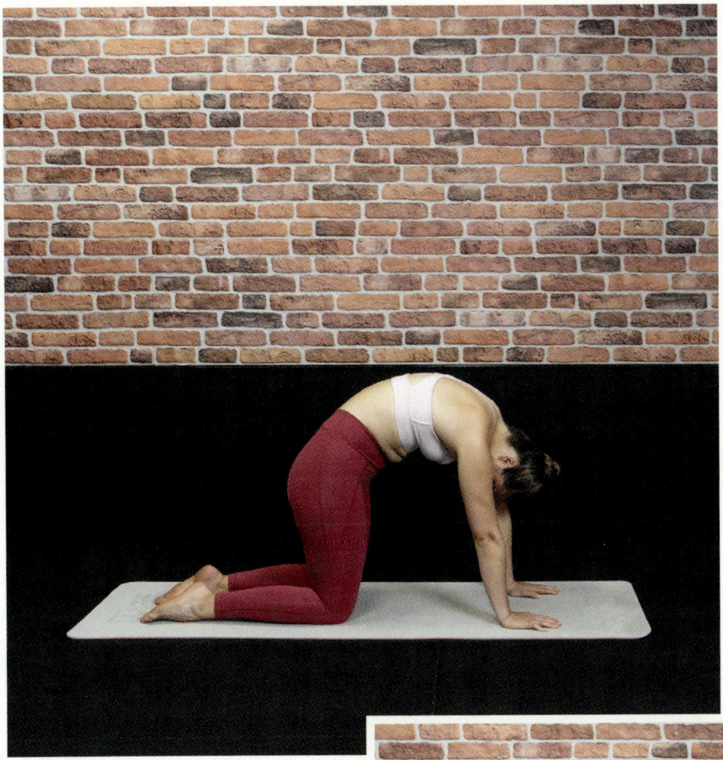

A ▶ In den Vierfüßlerstand kommen. Handgelenke unter den Schultern, Knie unter den Hüften aufsetzen. Fußrücken auf dem Boden ablegen. Den Rücken runden und das Kinn zur Brust ziehen.

B ▶ Dann den Rücken strecken, überstrecken und in ein leichtes Hohlkreuz ziehen, den Kopf dabei anheben. Die Bewegung im fließenden Wechsel fünf Mal durchführen, dann lösen. Drei bis fünf Wiederholungen im langsamen Wechsel der beiden Haltungen ausführen.

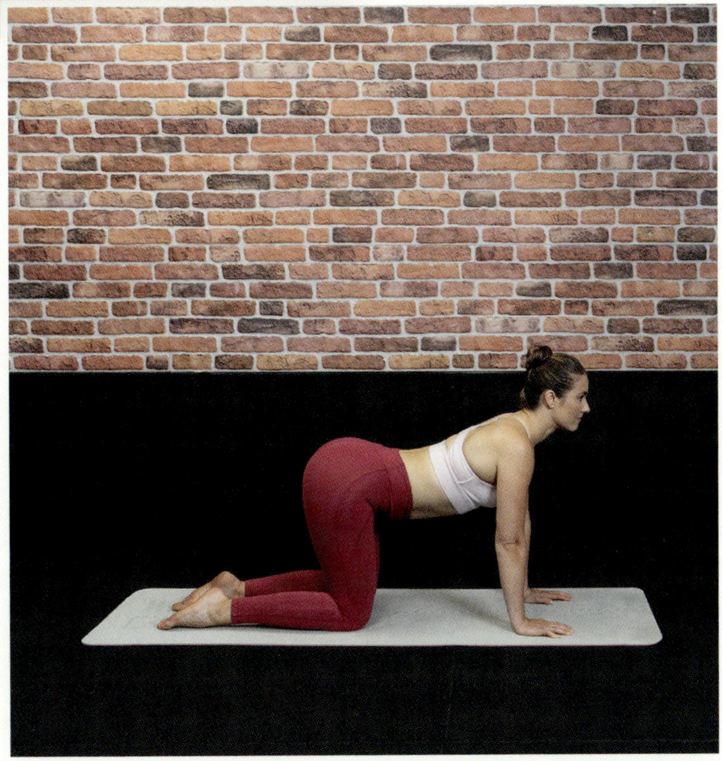

Boot-Haltung

Funktionskreise **Kopf, Rumpf, Arme, Beine** Schwerpunkt(e) **Bauch, Core-Muskulatur, Balance**
☐ Cardio ■ Kraft ■ Stretching/Mobilisation

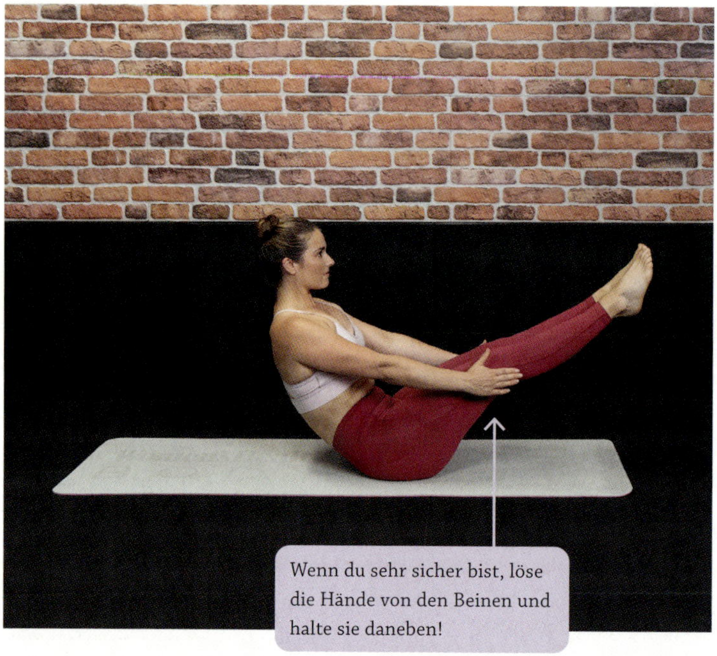
Wenn du sehr sicher bist, löse die Hände von den Beinen und halte sie daneben!

- Gerade hinsetzen. Füße flach auf den Boden setzen. Mit den Händen die Kniekehlen greifen und den Rücken aufrichten. Gewicht langsam auf das Gesäß verlagern und die Füße vom Boden lösen. Beine ausstrecken. Fünf Atemzüge lang halten, dann lösen. Endposition drei bis fünf Atemzüge lang halten, dann lösen.

Brust- und Beindehnung

Funktionskreise **Kopf, Rumpf, Arme, Beine** Schwerpunkt(e) **Arme, Schultern, Dehnung**
☐ Cardio ■ Kraft ■ Stretching/Mobilisation

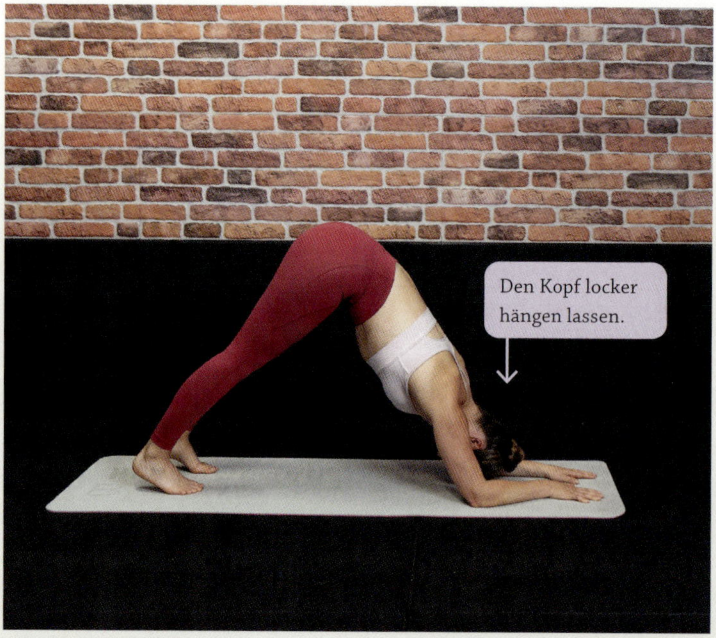
Den Kopf locker hängen lassen.

- Im Unterarmstütz beginnen: Die Ellbogen unter den Schultergelenken halten, Schultermuskulatur aktivieren. Beine und Oberkörper bilden zunächst eine Linie. Dann das Becken anheben, Fersen in den Boden drücken und den Po weit anheben. Fünf Atemzüge lang halten, dann lösen. Endposition drei bis fünf Atemzüge lang halten, dann lösen.

Gesäßdehnung

Funktionskreise **Rumpf, Arme, Beine** Schwerpunkt(e) **Gesäß, Dehnung, Entspannung**
☐ Cardio ☐ Kraft ■ Stretching/Mobilisation

ÜBUNG 181

- Auf den Rücken legen. Die Füße flach auf dem Boden abstellen. Rechten Fuß auf dem linken Oberschenkel knapp oberhalb des Knies ablegen. Mit beiden Händen das linke Bein greifen und zur Brust heranziehen. Rechtes Knie leicht nach außen drücken. Fünf Atemzüge halten, dann die Seite wechseln. Endposition drei bis fünf Atemzüge lang halten, dann lösen und auf der anderen Seite wiederholen.

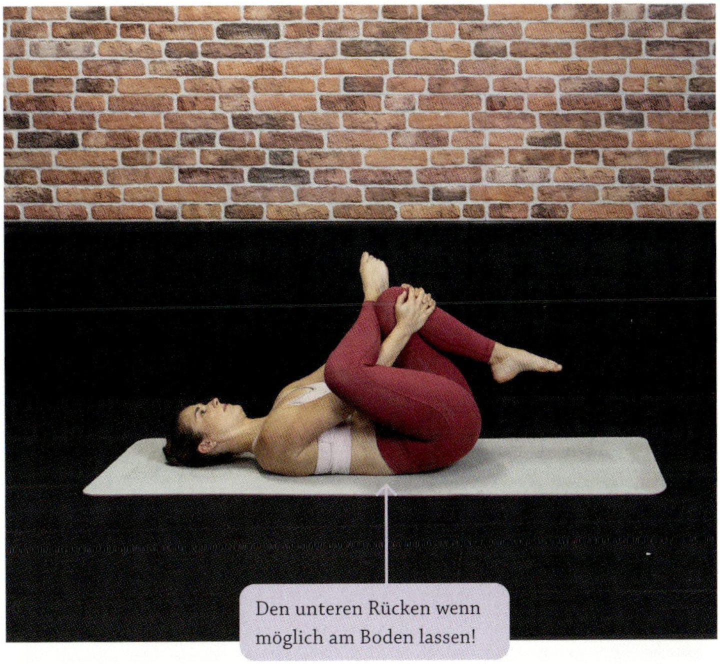

Kindhaltung

Funktionskreise **Kopf, Rumpf, Arme, Beine** Schwerpunkt(e) **Rücken, Entspannung, Dehnung**
☐ Cardio ☐ Kraft ■ Stretching/Mobilisation

ÜBUNG 182

- Im Fersensitz beginnen. Den Oberkörper nach vorn neigen und die Stirn auf dem Boden ablegen. Arme links und rechts der Beine nach hinten strecken. Nacken entspannen, Schultermuskulatur loslassen. Zehn tiefe Atemzüge, dann langsam zum Sitzen aufrollen. Endposition drei bis fünf Atemzüge lang halten, dann lösen.

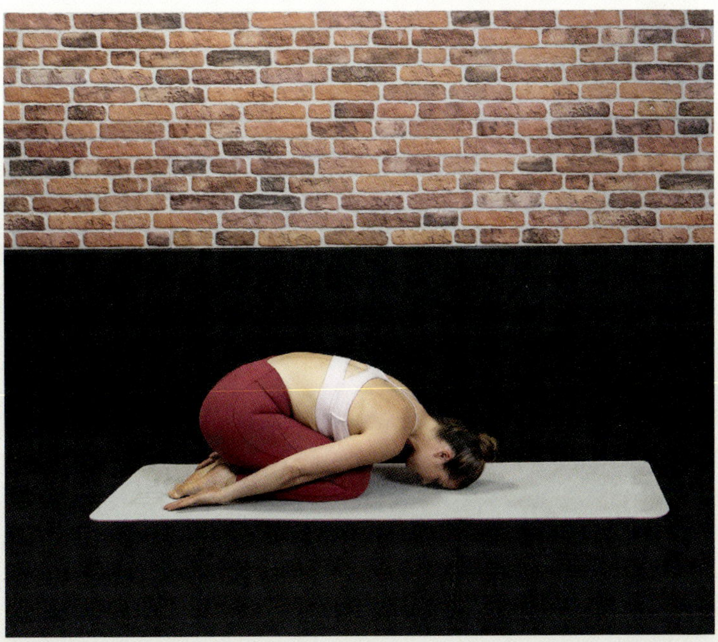

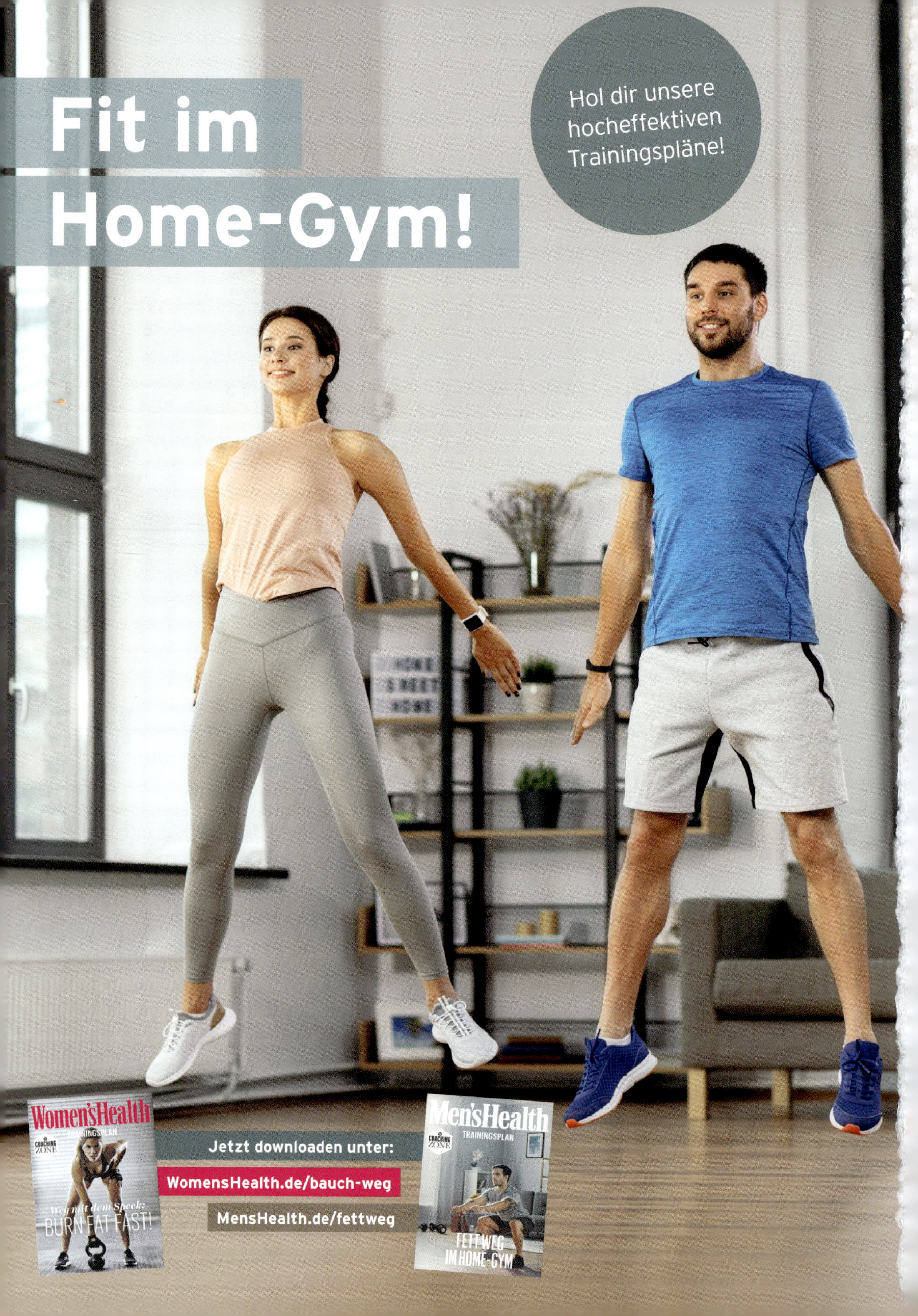
Fit im
Home-Gym!
Hol dir unsere hocheffektiven Trainingspläne!
Women'sHealth
TRAININGSPLAN
COACHING ZONE
Weg mit dem Speck:
BURN FAT FAST!
Jetzt downloaden unter:
WomensHealth.de/bauch-weg
MensHealth.de/fettweg
Men'sHealth
TRAININGSPLAN
COACHING ZONE
FETTWEG
IM HOME-GYM